食品成分表
八訂対応

健康管理する人が
必ず知っておきたい

改訂版

栄養学の○と×

個人においては、誤った情報に惑わされることなく、科学的根拠に基づいた正しい知識を身につけ、その知識をもとに、より望ましい生活習慣を送るよう心掛けることではないでしょうか。本書においては、こうした行動を起こすことのできる力を「健康力」と位置付けています。この「健康力」のアップこそが健康のレベルを上げることにつながっていくことでしょう。

本書は、「健康力」アップに貢献する栄養士やダイエット指導者と、指導者を目指す学生の皆さんに、正しい知識を実践に促した形で身につけてもらうことを目的に著した一冊です。正しい知識が「気がついたら身についている」ように、皆さんが関心のあるトピックを中心に構成し、楽しく栄養学を学べるように心がけました。どの項目、どのページから読んでいただいても結構です。そして読み終えた皆さんに、正しい知識に触れることの楽しさを感じていただければ幸いです。また、皆さんが本書によって「健康力」アップの第一歩を踏み出されることを願っております。

なお、本書で紹介した内容が問題に盛り込まれた「健康検定協会認定試験」も実施されています。この試験では、すぐに実践できるよう、日常生活に密着した内容をベースに、健康に関する雑学からも出題されています。

本書の内容の理解を深め、さらに健康力を高める方法のひとつとして、チャレンジしてみてはいかがでしょうか。本書や認定試験をきっかけに、栄養士や管理栄養士、そのほか健康に携わるエキスパートが増えていくことを心より願っております。

医学博士 **木村康一**

管理栄養士 **望月理恵子**

「健康力」のアップ —「はじめに」にかえて—

「健康とは身体的、精神的、社会的に完全に良好な状態であって、単に疾病や虚弱が無いというだけではない（1948年）」

これは、WHOによる健康憲章の前文にある、世界で最も有名で、かつよく使われている健康の定義です。しかしながら、あまりにも健康の条件が厳しすぎ、ほとんどの人が享受できない状態となってしまうため、今では目指すべき究極の目標として捉えることが多いのです。ちなみに、虫歯があったり、視力が弱いというだけでもWHOのいう健康ではなくなってしまいます。なかなか厳しいですね。

そこで健康をある状態として捉えるのではなく、つまり健康であるのか、そうではないのかというような二者択一で捉えるのではなく、連続的に変化していく「レベル」として捉える考え方にシフトしてきています。この捉え方のメリットは、いかなるレベル（通院中や入院中にかかわらず）の人でも、そのレベルから少しでも上げることができた時に、人は幸福を感じることができる点にあるといえます。このように捉えることで、健康の問題がすべての人のものとなり、健康のレベルを上げることは、すべての人の願いとなっていくことでしょう。

ただし、健康のレベルを上げることは、決して人生の目的ではありません。あくまでも手段です。健康のレベルを維持したり、上げることができれば、美味しいものを食べることができ、行きたいところへ旅行に行け、仲間と一緒にスポーツを楽しみ、孫と一緒に遊ぶなど、したいことの可能性がどんどん広がっていきます。こうした行動の延長上に、二次的幸福感があるのでしょう。

では、どのようにすれば健康のレベルを上げることができるのでしょうか。

CONTENTS

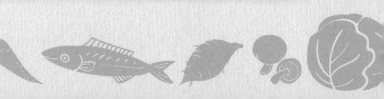

第2章

今日から活用できる栄養学のアラカルト

最新栄養学で○×判定！ テーマ別62トピック

栄養学の基礎編

ダイエット・健康編

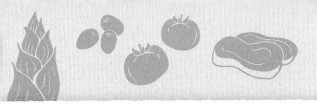

ダイエット・健康編

食材・料理編

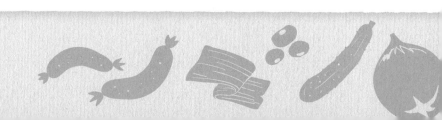

食の迷信編

第3章 食べて治せる!? 症状・悩み別栄養学

医学的エビデンスに基づく食べ方がわかる!

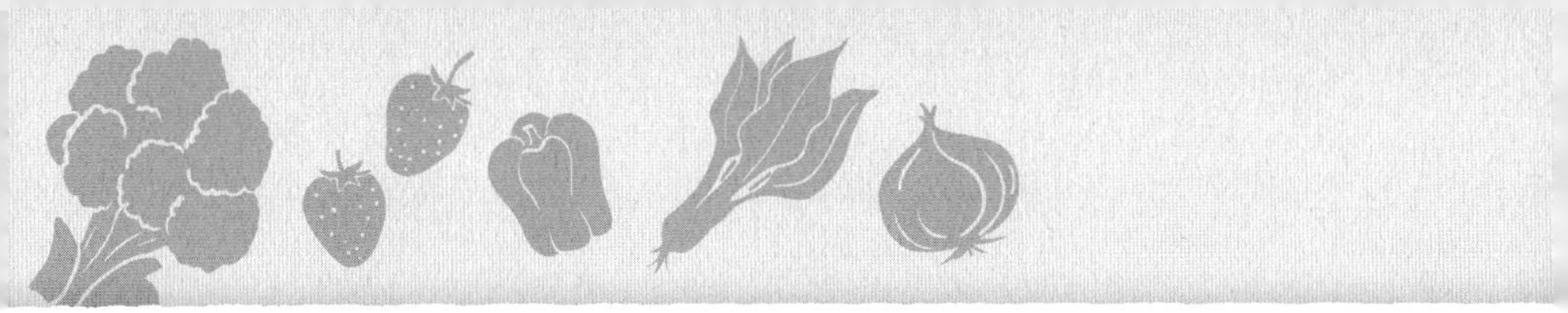

第4章 検査データからわかる ヘルスケア栄養

ブックデザイン／なかむら：しずこ　イラスト／齊藤 恵　編集／保科隆子

本書は2016年に出版された『健康管理する人が必ず知っておきたい栄養学の○と×』の改訂版です。

第1章

＊ ＊ ＊ ＊ ＊

健康管理する人は知っておきたい！

食と健康の最新情報のウソ？ ホント？

＊ ＊ ＊ ＊ ＊

おこめのエネルギー量が減った？
日本食品標準成分表の2020年版（八訂）

私たちが日頃活用している食品について、標準的な成分値を収載するのが「**日本食品標準成分表**」（以下 食品成分表）です。給食管理や食事制限、治療食などの栄養指導面だけでなく、一般家庭での日常生活や日本人の食事摂取基準の策定や国民健康・栄養調査などの各種調査、食料需給表の作成など重要施策の基礎資料として行政でも利用されています。

この食品成分表に記載しているほとんどの食品は、国内において年間を通じて普通に摂取する場合の全国的な数値として示されています。

食品成分表は、２０２０年には２０２０年版（八訂）として改訂版が発表されました。

この最新の食品成分表では、給食事業や栄養成分表示をする事業者、個人の食事管理におけるニーズの高まりに応えるために、全面改訂が行われました。

今回の改訂では、様々な変更がありました。変更点の中でも、特に注目したいのが「エネルギー値の算出方法の変更」です。計算方法が異なるため、今までの食品成分表よりも、平均値で約10％低い値になっていますが、きのこ類や藻類では増加しています。

新たな計算方法によってエネルギー値が最も変動が大きく増加したのは「ピュアココア」でプラス１１５kcal、エネルギー値が最も大きく減少した食品は「せん茶（茶葉）」でマイナス１１４kcalです。摂取頻度が高い食品では「こめ（水稲めし）」でマイナス36.０kcal、「鶏卵」でマイナス9.７kcalの減少です。

また、前回の七訂追補からも検討・追加されていたナイアシン当量や難消化性オリゴ糖などを含む食物繊維の数値も追加されています。例えば、鶏卵【２０１９年データ更新など で卵黄・卵白 及び全卵を再分析】を使ったただし巻き卵、カステラ等の81食品の成分値は再計算されています。

さらにカップラーメンの汁を飲まない場合の成分値や、減塩志向が進んでいるため流通する漬物類の再分析や減塩タイプ食塩の追加。果実類のビタミンKの分析もされています。前回までの「めばち　生」は赤身と脂身に、前回の「しいたけ 生」は菌床と原木に細分

日本食品標準成分表 2020 年版の主な変更点

- エネルギー値の算出方法の変更。
- 新規収載食品として、調理済み食品や地域性の高い食品及び伝統食品を充実。生産・流通実態に合わせ細分化した食品などを収載。
- 新たなエネルギー計算に役立つようアミノ酸、脂肪酸、炭水化物の各組成成分の収載を充実。
- 調理済み食品を充実させるとともに、調理条件や調理による重量や成分の変化を詳細に記録。
- 減塩化などの食品成分の変化に応じた食品の再分析の実施。
- 食物繊維は、低分子量・高分子量の水溶性、不溶性及び総量を収載。
- アルコールの数値が項目として追加され、主に「し好飲料類」と「調味料及び香辛料類」でアルコールの値を考慮する際に活用しやすくなった。

引用：文部科学省／日本食品標準成分表の改訂について

Point

日本人の食事摂取基準も2020年版に改訂

この食品成分表の改訂に伴い、たんぱく質、脂質及び炭水化物（利用可能炭水化物、糖アルコール、食物繊維、有機酸）の組成については、アミノ酸成分表編、脂肪酸成分表編、炭水化物成分表編として、日本食品標準成分表2020年版（八訂）に発表された。

アミノ酸成分表は1,954食品（396 食品増）、脂肪酸成分表は1,919食品（137食品増）、炭水化物成分表は1,075食品（223 食品増）と充実した内容になっている。

同じよう5年ごとに改訂している、国民の健康の保持・増進、生活習慣病の予防を目的に、エネルギーおよび各栄養素の摂取量の基準を定めた「日本人の食事摂取基準（2020年版）」では、多くの日本人が不足気味のビタミンD の目安量の引き上げ、生活習慣病予防のために、ナトリウムの食塩相当量の目標量の引き下げや飽和脂肪酸の目標量の上限設定。高齢者の低栄養予防やフレイル予防のために目標量の引き上げなどが行われた。

引用：日本食品標準成分表2020年版（八訂）
炭水化物成分表編 - 文部科学省

収載食品群と食品数

食品群	食品数
① 穀類	205
② いも及びでん粉類	70
③ 砂糖及び甘味類	30
④ 豆類	108
⑤ 種実類	46
⑥ 野菜類	401
⑦ 果実類	183
⑧ きのこ類	55
⑨ 藻類	57
⑩ 魚介類	453
⑪ 肉類	310
⑫ 卵類	23
⑬ 乳類	59
⑭ 油脂類	34
⑮ 菓子類	185
⑯ し好飲料類	61
⑰ 調味料及び香辛料類	148
⑱ 調理済み流通食品類	50
合計	2,478

化されたりしています。

収載食品数は2478食品と、前回よりも287品目多く掲載されています。特に、冷凍、チルド、レトルトなどの調理済み食品の情報の充実として、前回は「調理加工食品類」だったものを「調理済み流通食品類」の食品群とし、カレーなど、たくさんの食品が新たに掲載されました。

考えたい 食品ロス問題
SDGsでの食の取り組み

SDGsとは、2030年に向けて、すべての人々が豊かで平和に暮らし続けられる社会をめざして掲げられた「持続可能な開発目標（Sustainable Development Goals）」のことです。2015年9月に、環境・経済・社会の3つの側面のバランスがとれた社会を目指す世界共通の目標として設定されました。

対象となるのは、先進国・途上国すべての国。17のゴールとその課題ごとに設定された169のターゲットから構成されています。

そして、食の観点「**食品ロス**対策」も、「つくる責任　つかう責任」という目標への取り組みの一つとなっています。

人が生きるためには食事をしなければならず、そのための食材を農業や畜産などで得ています。それらの食材は無駄なく調理され、すべて食べて消費できればいいのですが、実際には様々な要因で食品が大量に廃棄されています。

食品ロスが問題となる理由の1つは、廃棄するために多大なコストがかかること。そして、廃棄する施設や適切な廃棄方法をとらなければ、環境や景観などにも悪影響を及ぼします。食品ロスは可燃ごみとして扱われますが、適切に処理できる施設でないと、二酸化炭素の排出や焼却後の灰の埋立てなどによる環境負荷も問題となります。

食品ロス対策は個人でもできます。例えば『賞味期限・消費期限の早いものから食べる』『必要なものを必要な量買う』『適切な保存をする』。そして外食の際には、『食べられる量を頼む』を心がけましょう。どうしても食べきれない場合には、ドギーバッグ（外食時の食べ残しを持ち帰る容器）で持ち帰りができるか聞いてみると良いですね。

また家庭で余った食品を集めて、フードバンク団体や地域の福祉施設・団体などを通じて、必要な人へ寄付する『フードドライブを利用する』ということも食品ロス対策になります。まずは身近なところから一人一人が協力していきましょう。

食品ロス対策以外でも、SDGsに対して行っている食の取り組みがあります。

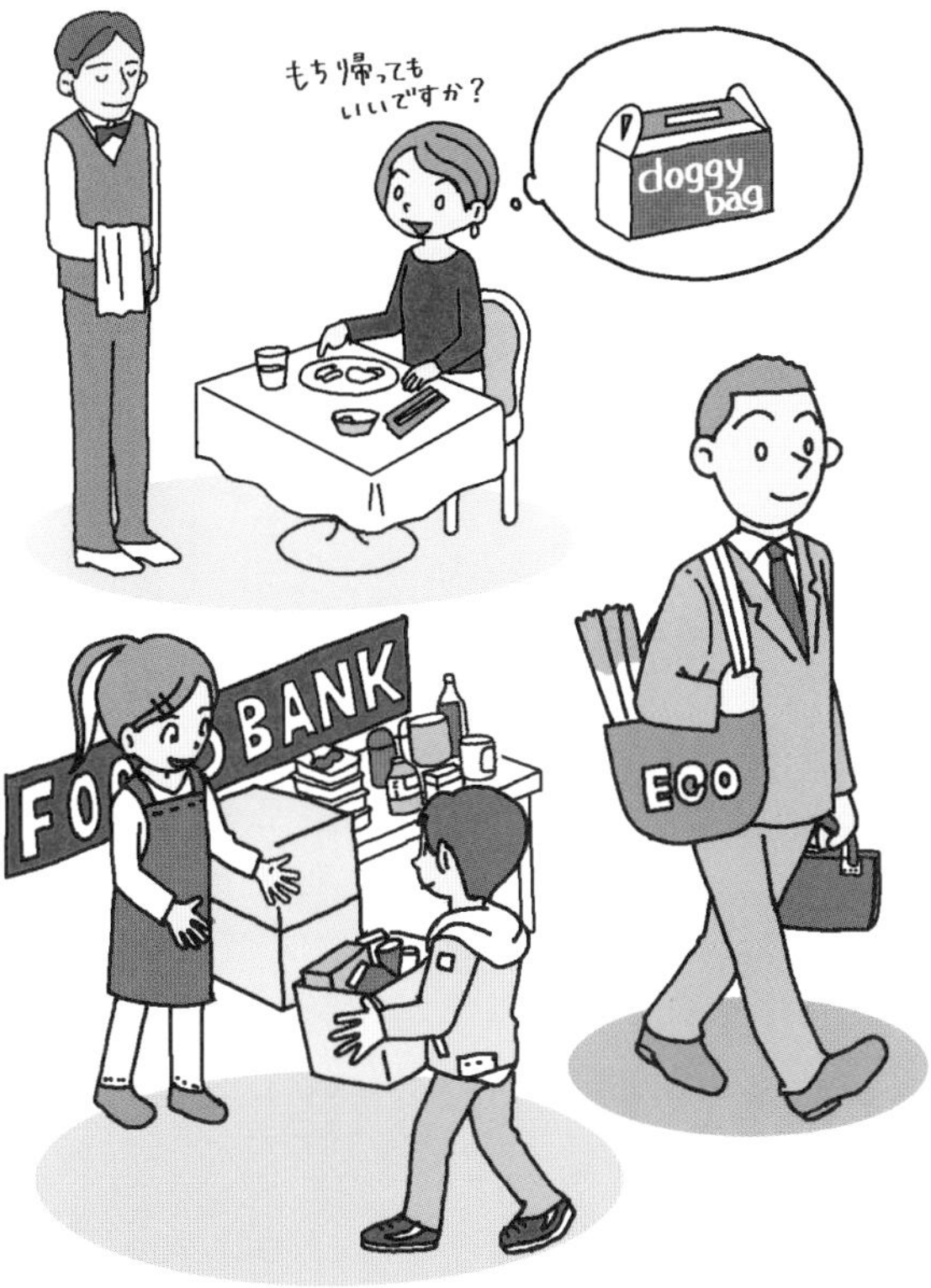

その1つが、食品産業では幅広く活用されているプラスチック製品についての取り組みです。軽量で破損しにくく、加工や着色が容易、水分や酸素を通しにくく食品を効果的に保護できるなどの理由から利用が進みました。しかし、使用済プラスチックの処理が、環境に多大な悪影響を及ぼしています。特にマイクロプラスチックによる海洋生態系への影響が懸念されています。

そこで、制定されたのが「**容器包装リサイクル法**」です。これは、家庭から出るごみの6割（容積比）を占める容器包装廃棄物を資源として有効利用することで、ごみの減量化を図るための法律です。

その他、多くの食品産業事業者は、地域貢献や環境保護の観点で、生産拠点や店舗周辺での清掃活動を行ったり、地域の環境美化活動に参加したりしています。

最近ではエコバックやマイボトルの使用、テイクアウト商品購入時にプラスチック製のカトラリーやストローを断るなど、日常生活でできる取り組みを行っている消費者も多くなっています。

SDGsを意識して行動することは、貧しい国を助けたり、食を通して豊かさを追求しながら地球環境を守ることにもつながります。一人ひとりが意識することで、多くの人が幸せになる取り組みとも言えます。

時間栄養学に基づく食べ方とは？

これまでは「何をどれだけ食べるか」ということが食事をする上で大切とされていました。昨今はそれに加え、「いつ」食べるかを考える体内時計を考慮に入れた「時間栄養学」が注目されています。よく「夜遅い食事は太る」といわれますが、これも**時間栄養学**が関係しています。

私たちの身体には脂肪を溜め込んだり、新しい脂肪細胞を作り出すたんぱく質「**B-MAL1**（ビーマルワン）」が存在します。このB-MAL1は14時頃一番少なく、夜中2時頃に最も多く体内に存在します。そのため、夜遅めの食事や、夜間の油っこい食事は脂肪として蓄積されやすくなってしまうのです。

同じ摂取カロリーでも、夕食の摂取時刻が18時から21時へと3時間遅くなるだけで、食後血糖値が上昇し、1日の血糖変動が大きくなり、脂肪が蓄積されやすくなります。このような場合、夕方と夜に食事を分けるのもコツです。夕刻にちょっとした野菜とおにぎり、帰宅後の遅い時刻には野菜とおかずのみと2回に分けて摂ると、食後の血糖上昇が抑制され、脂肪として蓄積されにくくなります。

夜型生活はエネルギー代謝量も低くなりますので、朝型生活で、甘いものは14時頃に少し食べるのがいいでしょう。

1日は24時間ですが、体内時計は24時間よりも多少前後しています。そのため一度崩れてしまうと、どんどん体内時計がずれてしまいます。高脂肪の食事は体内時計を遅らせ、さらに全体のリズムも崩します。またエネルギー不足や炭水化物不足、高塩分の食事は体内時計を早め、カフェインは体内時計を遅らせてしまうことも報告されています。低炭水化物ダイエットは、体内時計を狂わせてしまう恐れがあるので注意したいものです。

体内時計が長期間ずれてしまうと、高血圧、高血糖が発症し、生活習慣病である糖尿病を引き起こしやすくなります。

ずれてしまった体内時計をリセットするのに役立つのは食事です。朝にたんぱく質と糖質を摂ることで、ずれていた体内時計がリセットされることがわかっています。朝食はコーヒー1杯ではなく、フルーツを入れた

栄養素のおすすめ摂取タイミング

DHA・EPA	朝
ビタミンC	満腹時
カルシウム	夕方以降／空腹時
リコピン	朝
ナトリウム	夜
ビタミンB_{12}	午後の早い時間

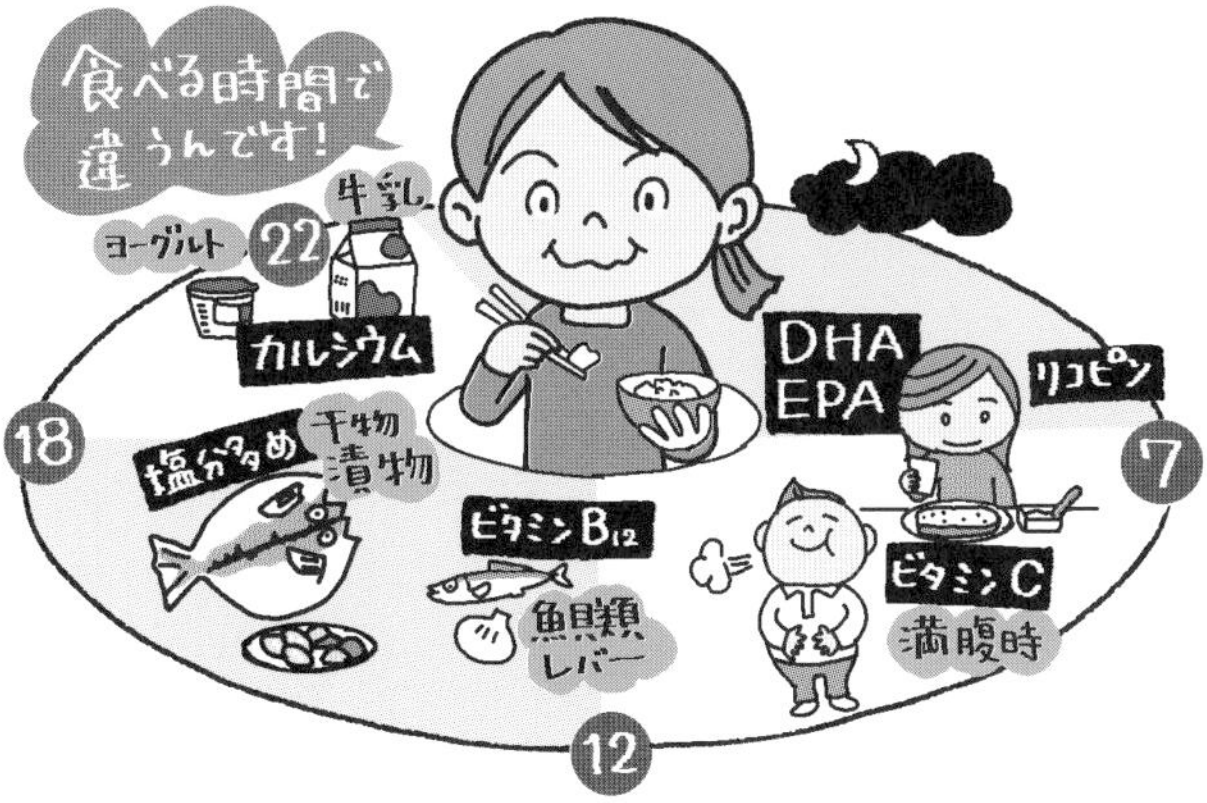

ヨーグルトを食べる方がいいでしょう。

私たちの臓器は時間によって、活発に動いているときと、休んでいるときがあります。例えば余分な**塩分**を排泄する機能がある腎臓は朝より夜に活発に働きます。朝と夜、同じ塩分量の食事をしても、夜の方が、塩分排泄量が高いということがわかっています。

干物や漬物、梅干しといった塩分の多い食事は、塩分排泄機能が高い夜に食べるのがおすすめです。

摂取する時間帯によって、栄養素の吸収率も変わります。脳や網膜に働く**DHA**や、血行促進に働く**EPA**など、いわゆる健康によい油の「オメガ3系多価不飽和脂肪酸」は、夜より朝に摂取したほうが効率的に吸収されることもわかっています。朝食のパンにオメガ3の多い油をつけて食べてもいいでしょう。

多くの日本人が不足している**カルシウム**は、夕方以降体内に蓄積されやすい栄養素です。空腹時のほうが吸収がいいので、夕食前もしくは夕食後1時間ほどしてから牛乳やヨーグルトを摂ると、蓄積されやすくなります。

このように、〝いつ〟食べるかを考慮して食事をすると、今まで以上に効率よく栄養素を摂取することができます。

防災のための
食事ストック術

地震大国日本といわれるように、各地で地震が頻繁に起きています。内閣府の発表によると今後30年以内にマグニチュード7クラスの首都直下型地震が起きる確率は70%と言われています。これは、いつ大きな地震が起こってもおかしくないということ。そこで大切なのが各家庭での食料の備蓄です。

食料をストックする場合、まずはどれくらいの量を用意すべきか把握する必要があります。一般的に水や食糧は、最低「人数×3日分」は確保すべきとされています。震災被害により物流が滞ることやライフラインの復旧にかかる時間などを考慮し、できれば1週間分あると安心です。水は、調理に利用する分も含め1人当たり1日3ℓ。食糧は主食（ご飯、麺、パンなど）＋主菜（肉、魚、卵、乳製品、大豆製品）を中心に、副菜（野菜や果物など）やし好品（菓子類やコーヒー、紅茶など）などを用意すると良いでしょう。

非常食は昨今注目を浴びている**ローリングストック法**で備蓄しておくのがおすすめです。

ローリングストック法とは、日常的に非常食を食べ、食べた分を補充し、常に新しい非常食を備蓄する方法のこと。日々消費しながら入れ替えていく方法なので、備蓄スペースを余分に確保しなくて良いのが最大のメリットです。

普段から少し多めに購入し、古いものから食べる。食べたら補充するというサイクルを徹底することで、常に新鮮な食糧を確保できます。

また、食品の消費期限を気にする必要がないため、期限の短い食品や普段口にしているカップメン（通常賞味期限 6か月）やレトルトパックの味噌汁やおでんといったおかず類（通常1年未満）も災害食としてストックでき、備蓄のバリエーションが広がります。食品の選択肢が多いことや日頃食べ慣れたものを口にできることは、災害時でも食べる楽しみや安心感を得られます。

一方で、ストックする食品をしっかりと選ばないと、いつも同じものばかり食べることになったり、災害時に調理器具が使えず食べられなかったりするので注意が必要です。

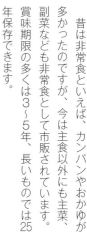

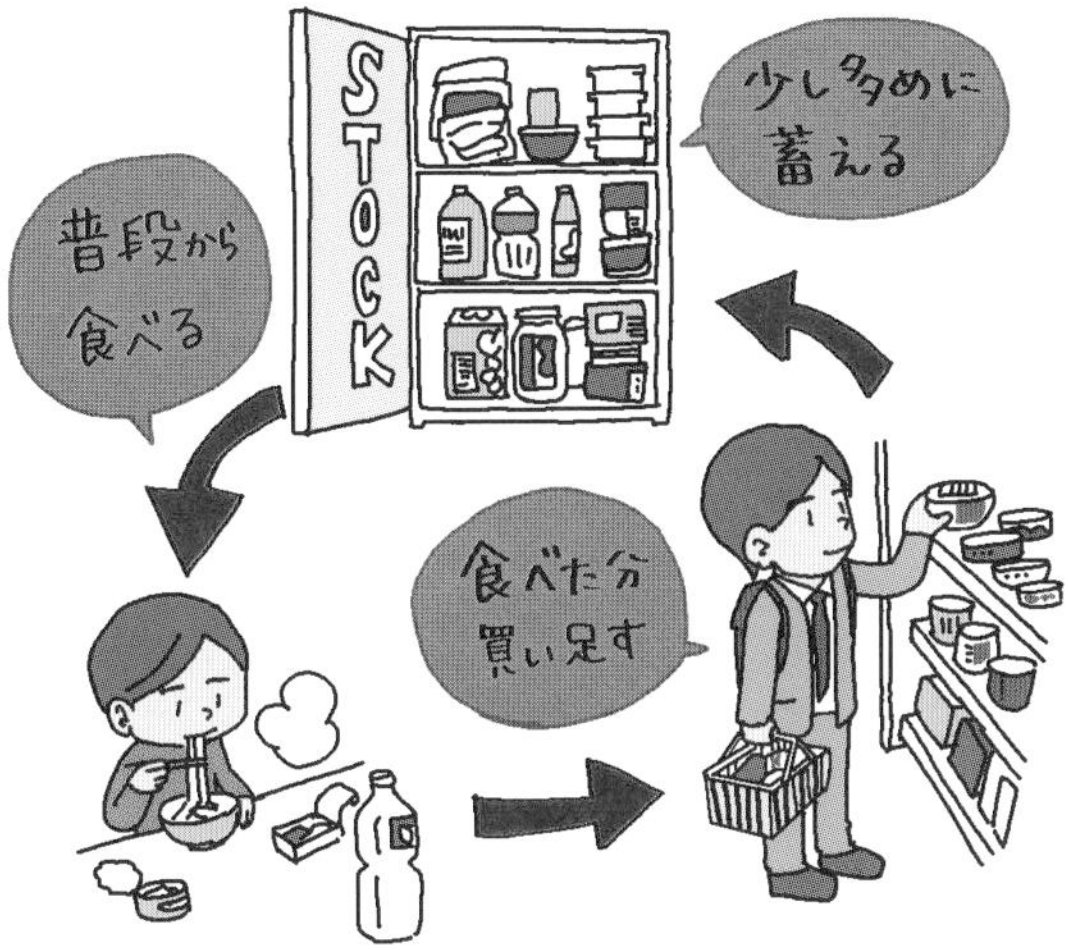
STOCK
少し多めに蓄える
普段から食べる
食べた分買い足す

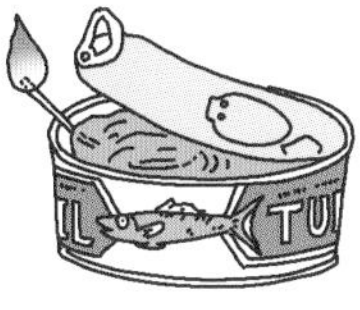

昔は非常食といえば、カンパンやおかゆが多かったのですが、今は主食以外にも主菜、副菜なども非常食として市販されています。賞味期限の多くは３～５年、長いものでは25年保存できます。

主食系では、アルファ化されたごはんや缶入りのパン、真空パックのうどんなど、種類もバラエティ豊か。アレルギー物質不使用の商品もあり、アレルギーがある方でも安心です。主菜にはハンバーグやサバの味噌煮、野菜カレー、副菜には野菜ジュースやスープなどもあり、災害時に不足しがちな野菜を補えます。甘いものは疲れを取り、心に癒しを与えてくれます。チョコレートやドロップ、グミなど手軽に食べられるものを用意しておくとよいですね。

油漬けのツナ缶をストックしておくと、停電時にろうそくとしても活用できます。アルコールランプのイメージですが、フタを少しだけ開け、芯として細長く丸めたティッシュを缶詰に差し込み、数分経って芯の先端までツナ缶の油が染みこめば、火が点けられます。このとき、水煮のツナ缶では火が点きませんので、ストックする際には油漬けを選びましょう。中身のツナはろうそくとして使った後も食べられます。

災害時に貴重な水や熱源を有効に使うためには、耐熱用の「ポリ袋」の活用も有効です。ポリ袋はそのまま器として使うことができ、洗う水も節約できます。

ポリ袋にお米１００gに対して水１３０ccを入れ30分ほど浸水させ、その後沸騰した湯の中で30分ほど煮ると、炊飯器がなくてもお米が炊けます。煮た水は他の調理にも再利用できます。

上手に保存食をストックして、いざというときに備えましょう。

脳機能に働きかける「ブレインフード」

脳に働く食品、「**ブレインフード**」といわれる食べものが注目を浴びています。魚に含まれるDHAには学習機能を上げたり、集中力を高めたりする働きがあり「魚は頭をよくする」ということは有名です。魚だけではなく他の身近な食べものでも、脳機能をサポートする食品はたくさんあります。

数十年前には、毎日のように日本の食卓にのぼったぬか漬けや玄米。実はぬか漬けやキムチのような発酵食品や玄米には「**GABA**（ギャバ）」が多く含まれています。GABAはアミノ酸の一種で、人の脳に多く存在する栄養素の1つ。脳細胞の働きを高め、脳の老化を抑える働きがあります。1日の摂取量は10㎎で十分で、発芽玄米には白米の10倍ものGABAが含まれているので、主食を発芽玄米にするのもおすすめです。

ブロッコリーやレバーには細胞の栄養源となる**コエンザイムQ10**が含まれています。コエンザイムQ10をしっかり摂れば、脳細胞が活性化されます。脳細胞がエネルギーを作り出す時、他の臓器と同様に体をサビさせる活性酸素が発生しますが、細胞内にある唯一の**抗酸化物質**であるコエンザイムQ10が細胞のサビ予防に働き、脳の老化を抑えます。

コエンザイムQ10はイワシや牛肉、ほうれん草などに含まれていますが、1つの食品で十分な量を摂るのは難しいので、日頃から色々な食品でこまめに摂るようにするといいでしょう。

エビやカニ、サケなどの赤い色素でもある「**アスタキサンチン**」。ビタミンEの数百倍、β-カロテンの数十倍の効力を持つ強力な抗酸化物質です。アスタキサンチンは脳に入ることのできる数少ない抗酸化物質で、脳内の活性酸素を抑えることで、脳細胞の死滅を予防したり、脳の血行促進に働きかけたりしています。サケなら刺身3切ほどで、1日の必要量が摂取できます。

聞き慣れないかもしれませんが、「**コリン**」という水溶性ビタミンのような栄養素は、脳の神経伝達物質であるアセチルコリンに変化するので、学習能力や記憶力のサポートをします。大豆からつくられる納豆や豆腐もコリ

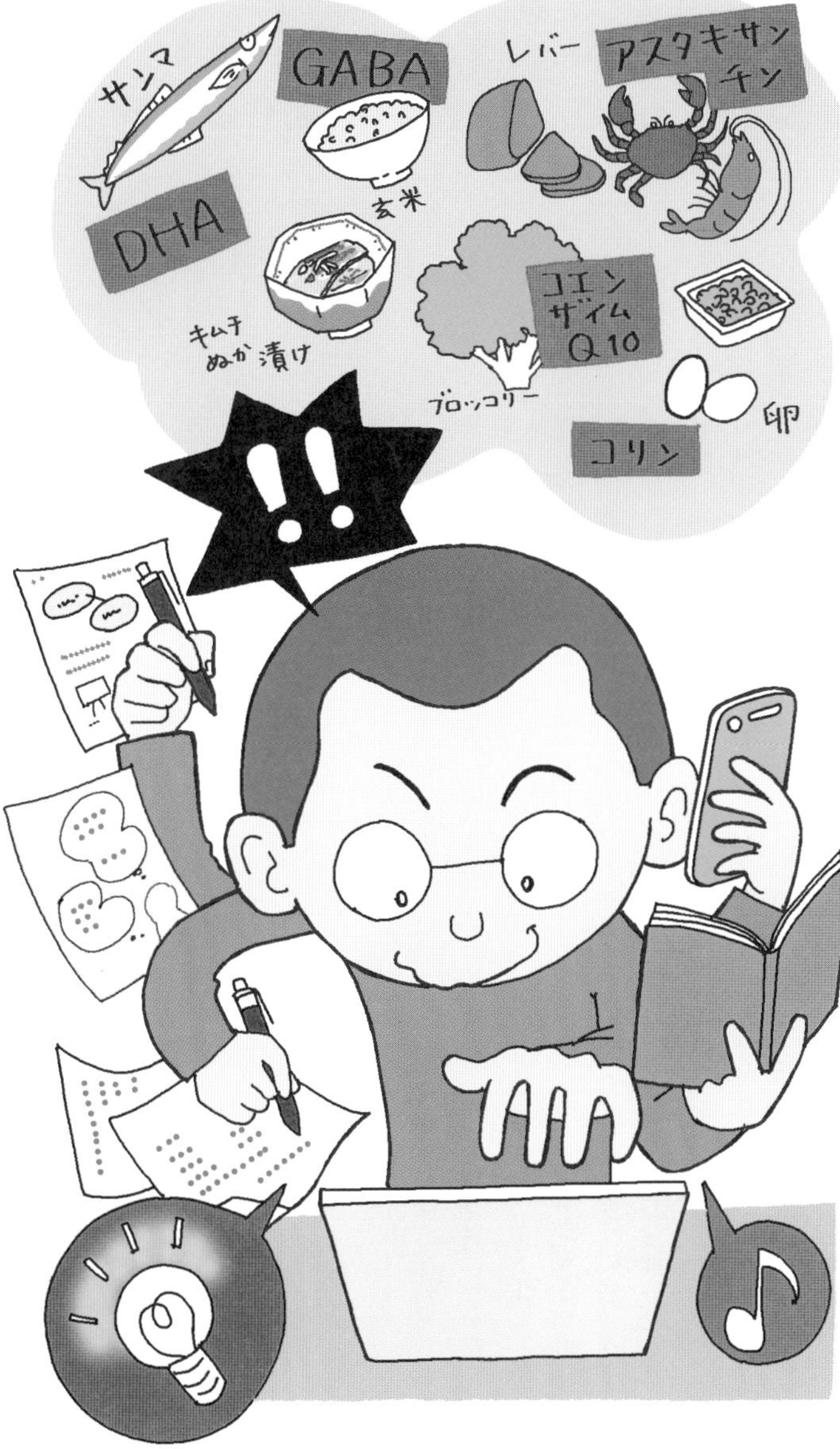

ンが多い食品です。牛乳やレバーにも含まれています。卵であれば3個で成人の目安量、2個で子どもの目安量のコリンが摂れます。

しかし、1日に何個も卵を食べるのは栄養バランスが偏るため、納豆や豆腐、煎り大豆などを組み合わせて食べるようにしましょう。

要介護のリスクが高まり 健康寿命をも縮める“ロコモ”

〝メタボ（メタボリックシンドローム）〟という言葉が世の中に浸透してきましたが、それに加え〝ロコモ〟という言葉も出てきています。これは正式名称を**ロコモティブシンドローム**（運動器症候群）といい、運動器の障害により、要介護になるリスクの高い状態になることをいいます。

筋肉、骨、関節、軟骨、椎間板といった運動器のいずれか、あるいは複数に障害が起こり、「立つ」「歩く」といった機能が低下している状態をロコモと呼んでいます。

現在、ロコモはメタボや認知症と並び、健康寿命を短くする要因の1つになっています。今や国民病ともいわれ、近年問題となっているのです。このロコモに加え、高齢化による身体機能や精神機能の低下、社会との繋がりの希薄さによって心身が弱った状態のフレイル、加齢に伴い骨格筋の萎縮、筋力の低下、身体機能が低下した状態のサルコペニアの進行により要介護状態や寝たきり状態をまねきます。

歳を重ねるとどうしても筋肉が衰えてしまうので、「**加齢性筋肉減少症＝サルコペニア**」ともいわれますが、実は若年層にもこのような問題が起きています。階段を使わない、乗り物で移動する、歩かないということが増え、昔よりも早い年齢で運動能力の低下が目立ってきています。

通常人間の筋肉は20代後半から衰え始めます。もちろん急激に衰えるのではなく、段々と低下していきます。日頃の運動量、活動量にも影響しますが、近年は昔に比べ特に若い世代から運動する機会がとても減り、衰えが早くなっているようです。昭和の頃と現代の生活を比べると、便利さゆえに身体を動かさなくなってきたことが筋力を低下させています。例えば、和式から洋式にトイレが変わったことで身体を支える足の筋力が減ったり、床拭き（雑巾掛け）が掃除機に変わったことで腰を曲げたりする筋力が減ってきたりしています。他にも、食べものの変化（例：玄米から精白米）により、咀嚼量が減っています。

適度な運動がロコモ予防になりますが、エレベーターやエスカレーターなど、移動手段

ロコモ度をチェック！

- □ 片足立ちで靴下がはけない
- □ 家の中でつまずいたり滑ったりする
- □ 階段を上るのに手すりが必要である
- □ 家のやや重い仕事が困難である
  （掃除機の使用、布団の上げ下ろしなど）
- □ 2kg程度の買い物をして持ち帰るのが困難である
  （1リットルの牛乳パック2個程度）
- □ 15分ぐらい続けて歩くことができない
- □ 横断歩道を青信号で渡りきれない

これらに1つでも当てはまる人は要注意。

参考：ロコモ チャレンジ！推進協議会HP

要支援・要介護になった原因

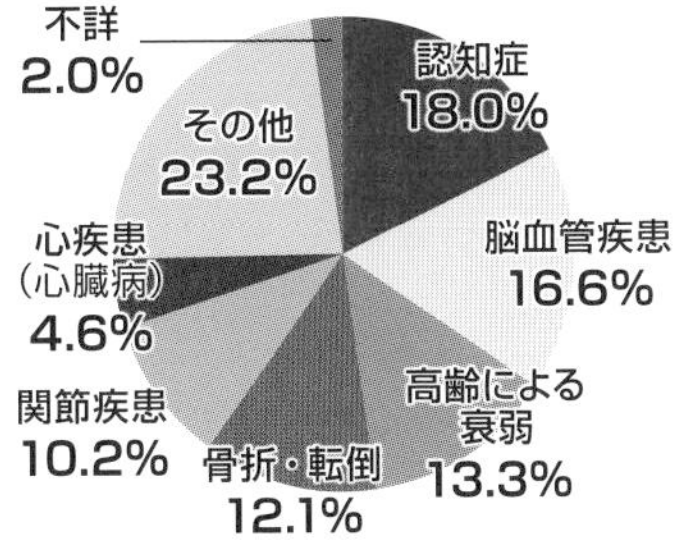

出典：平成30年 国民生活基礎調査（平成28年）の結果からグラフでみる世帯の状況

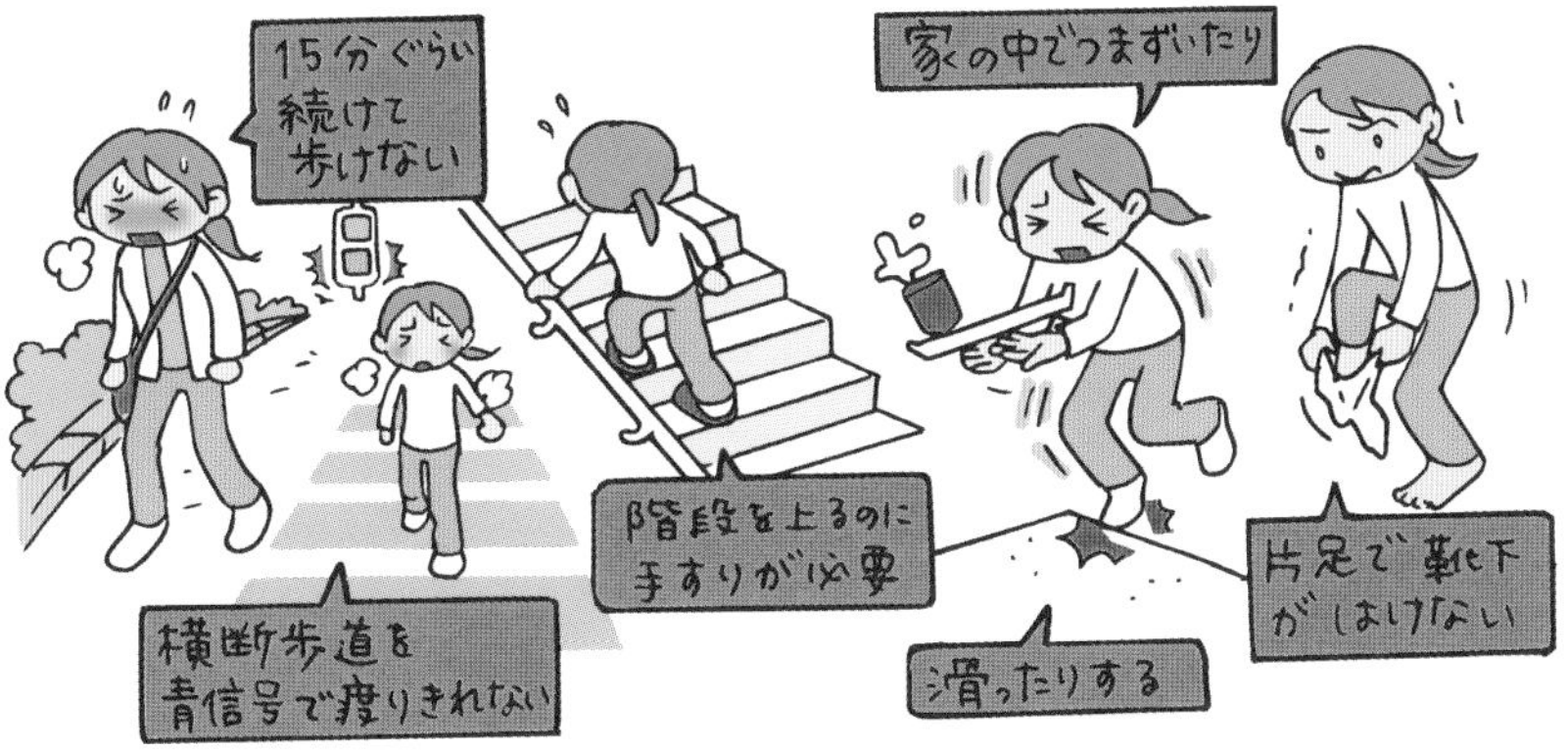
15分ぐらい続けて歩けない
家の中でつまずいたり
階段を上るのに手すりが必要
片足で靴下がはけない
横断歩道を青信号で渡りきれない
滑ったりする

も便利になり、身体を動かす機会はぐっと減ってきています。

健康日本21（第二次）で定められた1日あたりの平均歩数の目標値は男性が9000歩、女性が8500歩ですが、現状は男性が約7000歩、女性が約6000歩です。

日常、身体を動かす機会は実はどこにでもあります。駅では階段を使う、電車に乗ったら立つ、座ったとしても背筋を伸ばして深い呼吸を続ける、湯船の中で身体を腰からひねってその状態を保つ、テレビを見ながら足上げ、歯磨きの時にスクワットなど、〝○○しながら〟身体を動かせば、一石二鳥です。

身体は動かさなければ衰えますし、逆に動かせば筋肉もついて若々しい運動能力を付けることができます。現状よりも10分多く歩く、こまめに動く、遠回りをして歩くなど、ちょっとしたことがロコモ予防になります。

食事も低栄養に注意し、主菜・副菜は毎食、牛乳や乳製品・果物は1日1回は摂るようにしたいもの。加えて、骨や筋肉を強くする栄養成分も摂っていきたいですね。

健康食品の仲間!?
機能性表示食品とは?

特定保健用食品（トクホ）や病者用食品、**栄養機能食品**とは別に、新しい食品の機能性表示制度として「**機能性表示**」というカテゴリーができました。２０１５年4月から表示が始まっています。機能性を表示した商品をもっと増やし、消費者が正しい情報を知ることができ、商品を選択できるようにしたのが、この制度の狙いです。

機能性表示食品とは「事業者の責任において、科学的根拠に基づいた機能性を表示した食品」のこと。特定保健用食品とは異なり、販売前に安全性及び機能性の根拠に関する情報などを消費者庁長官へ届け出る必要はありますが、消費者庁長官の個別の許可を受けたものではありません。

機能性表示食品のパッケージには「おなかの調子を整えます」「脂肪の吸収をおだやかにします」など、特定の保健の目的が期待できる（健康の維持及び増進に役立つ）という食品の機能性を表示することができます。

反面、科学的な根拠に基づき十分に説明できない機能性に関する表現はできません。ほかにも「診断」「予防」「治療」「処置」などの医学的な表現も使用できません。「糖尿病の方へ」といった特定の疾患の方を対象としたり、治療効果、予防効果を暗示する表示をしたりすることも禁じられています。

健常人に対しても「肉体改造」「増毛」「美白」など意図的な健康の増強を標ぼうするような表現や、未成年者・妊産婦（妊娠を計画している者を含む）、授乳婦に対し、機能性を訴求するような表示も禁止されています。

●**禁止表示例**

■**本品には食酢の主成分である酢酸が含まれます。酢酸には肥満気味の方の内臓脂肪を減少させる機能があることが報告されています。内臓脂肪が気になる方に適した食品です。**

■**本品にはラクトフェリンが含まれるので、内臓脂肪を減らすのを助け、高めのＢＭＩの改善に役立ちます。**

このほか、一日当たりの摂取目安量当たりの機能性関与成分の含有量、摂取方法や摂取する上での注意事項などの注意喚起事項、事

食品の分類

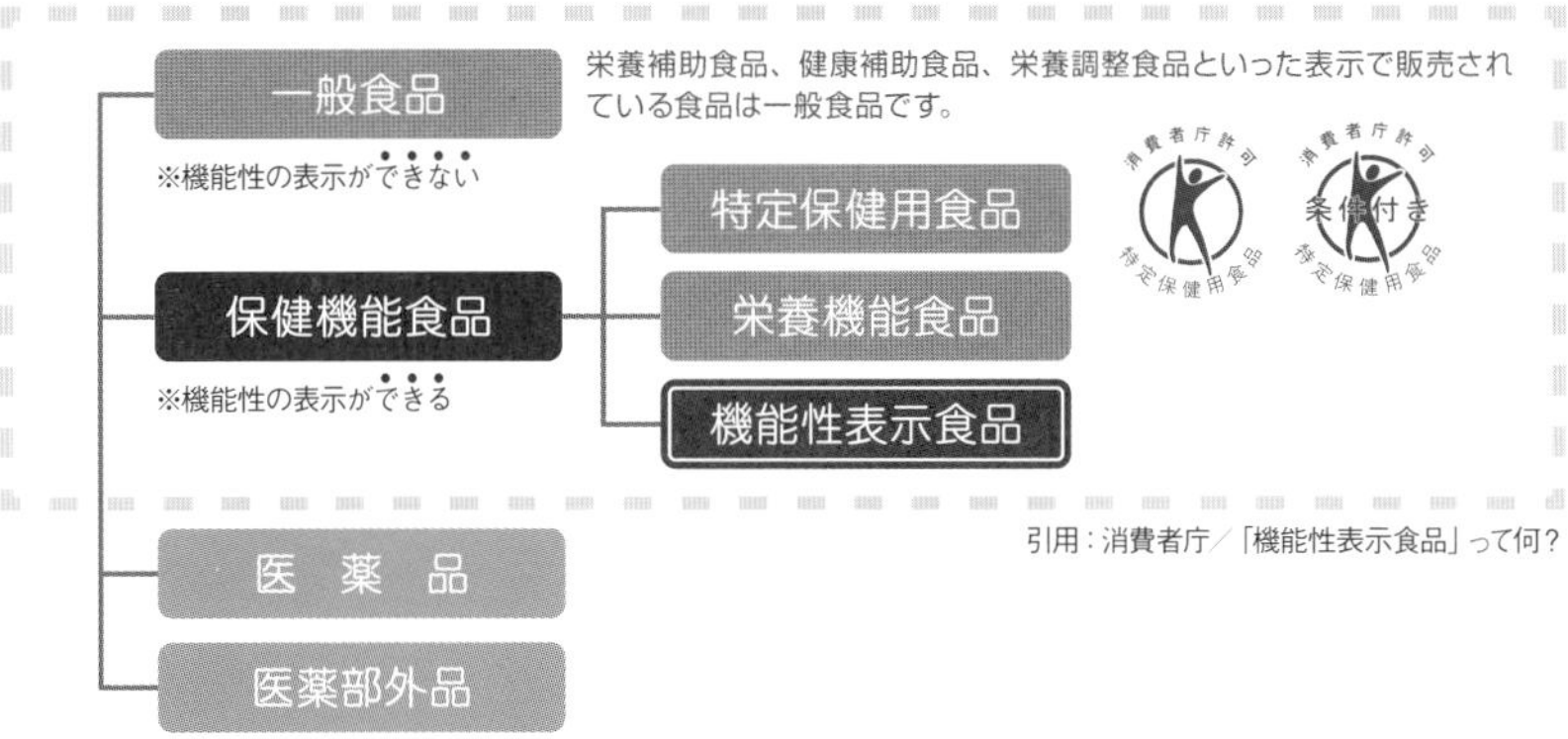

引用：消費者庁／「機能性表示食品」って何？

機能性表示に関する違い

食品に機能性表示が可能

医薬品（医薬部外品を含む）	栄養機能食品	特定保健用食品	機能性表示食品	いわゆる健康食品	一般食品

	栄養機能食品	特定保健用食品	機能性表示食品
制度	規格基準型（自己認証）	個別評価型 （国が安全性、有効性を確認）	届出型（一定条件を満たせば事業者責任で表示）
表示	国が決めた栄養機能表示 例）カルシウムは骨や歯の形成に必要な栄養素です	構造・機能表示、疾病リスク低減表示 例）おなかの調子を整える	事業者責任で構造・機能表示 例）目の健康をサポート
対象成分	ビタミン12種・ミネラル5種→2015年4月から3成分追加され、ビタミン13種類、ミネラル6種、n−3系脂肪酸に	食物繊維（難消化デキストリンなど）、オリゴ糖、茶カテキン、ビフィズス菌、各種乳酸菌など多種類	ビタミン・ミネラルや成分特定できないものは除く、定量及び定性確認が可能で作用機序が明確なもの
対象食品	加工食品、錠剤カプセル形状食品→来年4月から生鮮食品も	加工食品、サプリメント形状の食品はほとんど許可されていない	生鮮食品、加工食品、サプリメント形状の加工食品
マーク	なし	あり	なし

機能性関与成分の表示

栄養成分表示
（一日当たりの摂取目安量（2粒）当たり）

エネルギー	kcal
たんぱく質	g
脂質	g
炭水化物	g
食塩相当量	g
機能性関与成分◇◇	mg

業者の連絡先など、必要な表示事項が定められています。

また、一日当たりの摂取目安量を摂取した場合、どのくらいの機能性関与成分が摂取できるのか示してあります。

食べて整えたい 免疫力

風邪、インフルエンザ、新型コロナウイルスなど私たちの周りにはたくさんの細菌やウイルスが存在しています。それらに打ち勝つ**免疫力**があれば、感染を予防でき、元気な毎日を過ごすことができます。

免疫力は睡眠不足や栄養不良、ストレスによって低下します。さらに加齢によっても免疫力に影響がでてきます。そのために日頃の食生活で免疫力を整え、元気な身体づくりをしたいものです。

感染症対策におすすめの栄養素はいくつかあります。

まずは**ビタミンD**です。ビタミンDには、免疫調節作用や抗炎症作用があり、血清ビタミンD濃度が低いと呼吸器感染症リスクが高まるという研究結果があります。実際にイギリスの研究で、ヨーロッパ20カ国の国民の平均ビタミンD値と新型コロナウイルスの関係を検証したところ、ビタミンDの値が高いほど、罹患率・死亡率が低いことがわかりました。

ビタミンDは脂溶性ビタミンのため、油脂と摂取することで効率よく吸収できます。また、日光に当たることでも作られるので、過度な紫外線対策は避け、1日15分ほどは日光に当たる時間を作りましょう。

ビタミンCは抗酸化作用もありますが、インターフェロンの産生やTリンパ球の形質転換、食細胞などに関わり、免疫調節作用もあります。ビタミンCの非特異的作用である弱い抗ヒスタミン作用は、くしゃみや鼻水、鼻づまりなどの症状を軽くします。新型コロナウイルスに対しても、感染予防やサイトカインストーム（免疫機能の暴走）を抑え、重症化予防に繋がる可能性があります。

ビタミンCは長時間加熱による損失の大きいビタミンです。野菜や果物は加熱せずに生で食べる、加熱調理をする場合には蒸したりレンジを活用したりして、できるだけ損失を少なくし、効率よく摂ると良いでしょう。

亜鉛は、自然免疫と獲得免疫の維持に必要な栄養素です。ポリオウイルスやインフルエンザウイルスなどによって生じるRNAウイルスの複製は、細胞内の亜鉛濃度が上がることで、妨げられると考えられています。この

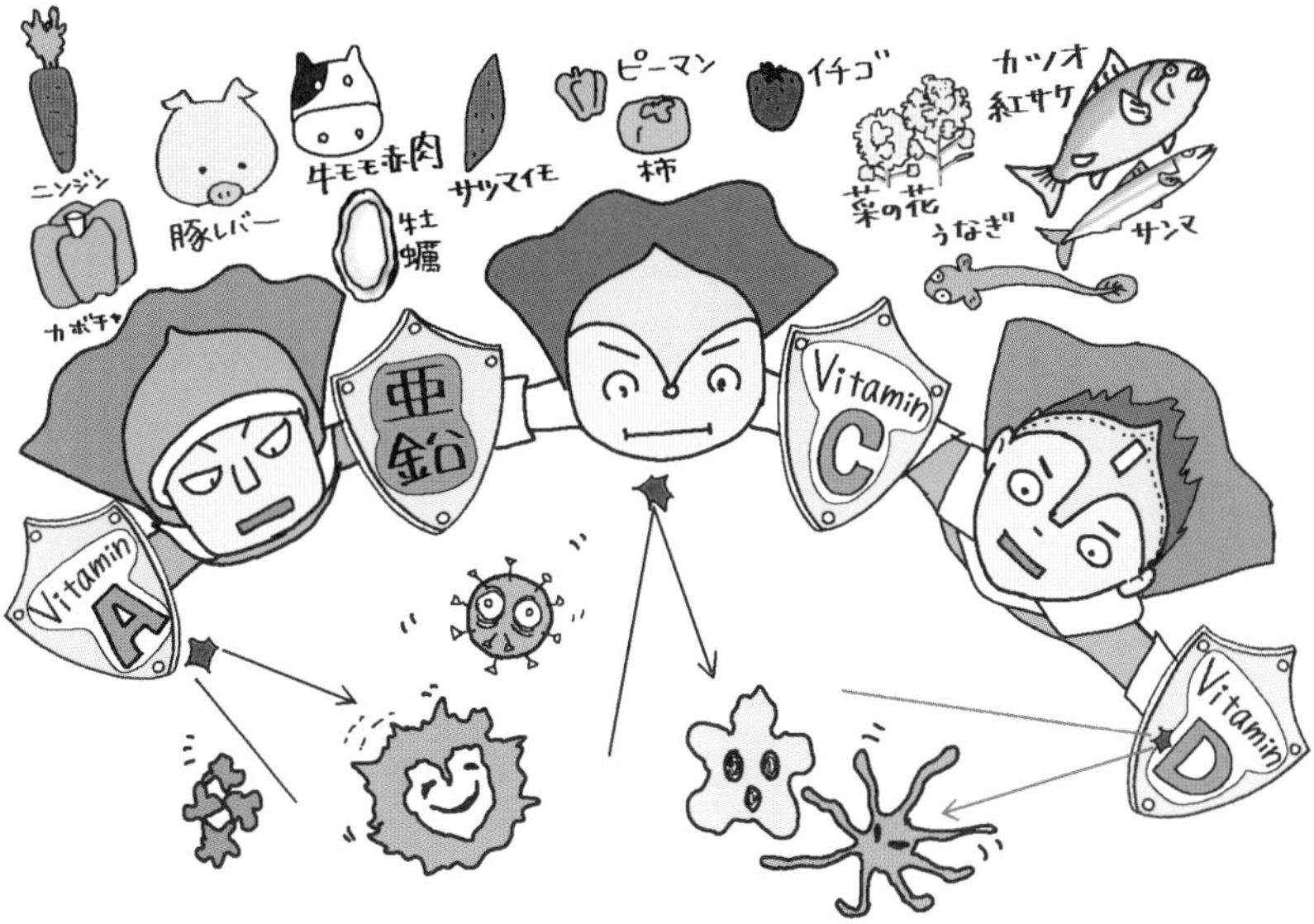

免疫力対策におすすめの栄養素を含む食材

ビタミンD	きくらげ　カツオ　紅サケ　サンマ　うなぎ
ビタミンC	ピーマン　イチゴ　菜の花　サツマイモ　柿
亜鉛	牡蠣　豚レバー　牛モモ赤肉　サバ　うなぎ
ビタミンA（βカロテン）	ニンジン　トマト　カボチャ　ホウレンソウ　うなぎ

作用が新型コロナウイルスの予防やその症状の軽減に繋がる可能性があります。

亜鉛はレモンなどに含まれるクエン酸やビタミンCと一緒に摂ることで吸収率が上がります。その一方で、穀物や豆類に含まれるフィチン酸や食物繊維、食品添加物の一種であるポリリン酸塩は亜鉛の吸収を阻害するため、食べ合わせには注意が必要です。

ウイルスなどが体内に侵入し増殖するのを防ぐ役割がある、喉や鼻などにある粘膜免疫。感染防御の最前線にある粘膜免疫が十分に働くと、体内に異物が侵入（感染）しにくくなります。そのためには粘膜を正常に働かせるビタミンAが必須となります。

もちろん、これらを食べたら必ず病気にならないというものではありません。免疫力を整えるには、食事以外にも睡眠、運動、喫煙などの生活習慣も深い関係があります。

肥満の方や喫煙をしている方は感染症にかかった場合、重症化しやすくなりますので、日頃から肥満予防や禁煙を心がけることも、免疫を整えるために重要です。

赤ちゃんの健康は母が握っている！

妊娠や出産に際して、母体の食生活がとても大切です。食生活が整っていないと、元気な赤ちゃんに会うことが難しくなります。

特に妊娠期（妊娠しているとき）は丈夫な母体をつくるためにも、お母さん自身のエネルギー量増加に加えて、胎児の発育のためのエネルギー量を摂取する必要があります。そして、妊娠初期・中期・末期によって摂るべき量は変わってきます。

特に、妊娠中に不足しがちな栄養素は**葉酸**、**鉄**、**カルシウム**です。

葉酸は胎児の神経管閉鎖障害に対してリスク低減が期待できる栄養素です。ですので、妊娠中は母体や胎児の赤血球の葉酸レベルを適正量に維持するようにします。

妊娠中だけでなく、妊娠前にも葉酸は摂りたい栄養素です。というのも、妊娠の1か月以上前から妊娠3か月までは葉酸を十分な量摂取した方が良いとされているからです。

妊娠を計画している女性、また妊娠の可能性がある女性も摂るように心がけたいものです。

他にも、食事摂取基準の中で妊婦に付加量がある項目は、推定エネルギー必要量、**たんぱく質**、**脂質**（**n-6系脂肪酸**）、**ビタミンA**、**C**、**D**、**B_1**、**B_2**、**B_6**、**B_{12}**、葉酸、パントテン酸、ビオチン、**マグネシウム**、**鉄**、**亜鉛**、銅、**ヨウ素**、**セレン**です。

基本的に妊婦が食べてはいけないものはありませんが、注意したい栄養素もいくつかあります。

妊婦が妊娠初期にビタミンAを過剰に摂取すると、胎児に奇形を起こす可能性が高くなると報告されています。現在の日本の食生活から、ビタミンAが不足することは少ないので、妊娠3か月以内または妊娠を希望する女性は、妊婦の推奨量を超えるような過剰摂取をしないよう注意喚起されています。摂りすぎには要注意です。

また、妊婦は食品を介して感染する食中毒菌「リステリア菌」に感染しやすくなるので、リステリア食中毒の原因食品となる生ハム、肉や魚のパテ、スモークサーモン、加熱殺菌していないナチュラルチーズなどを積極的に

体格区分別　推奨体重増加量

非妊娠時のBMI	妊娠中期から末期における1週間あたりの推奨体重増加量	妊娠全期間を通しての推奨体重増加量
18.5未満 (低体重)	0.3～0.5Kg/週	9～12Kg
18.5～25.0未満 (ふつう)	0.3～0.5Kg/週	7～12 Kg※1
25.0以上 (肥満)	個別対応	個別対応

※1) BMIが18.5に近ければ12 kgのほう、BMIが25に近ければ、 7kgの方と考えます

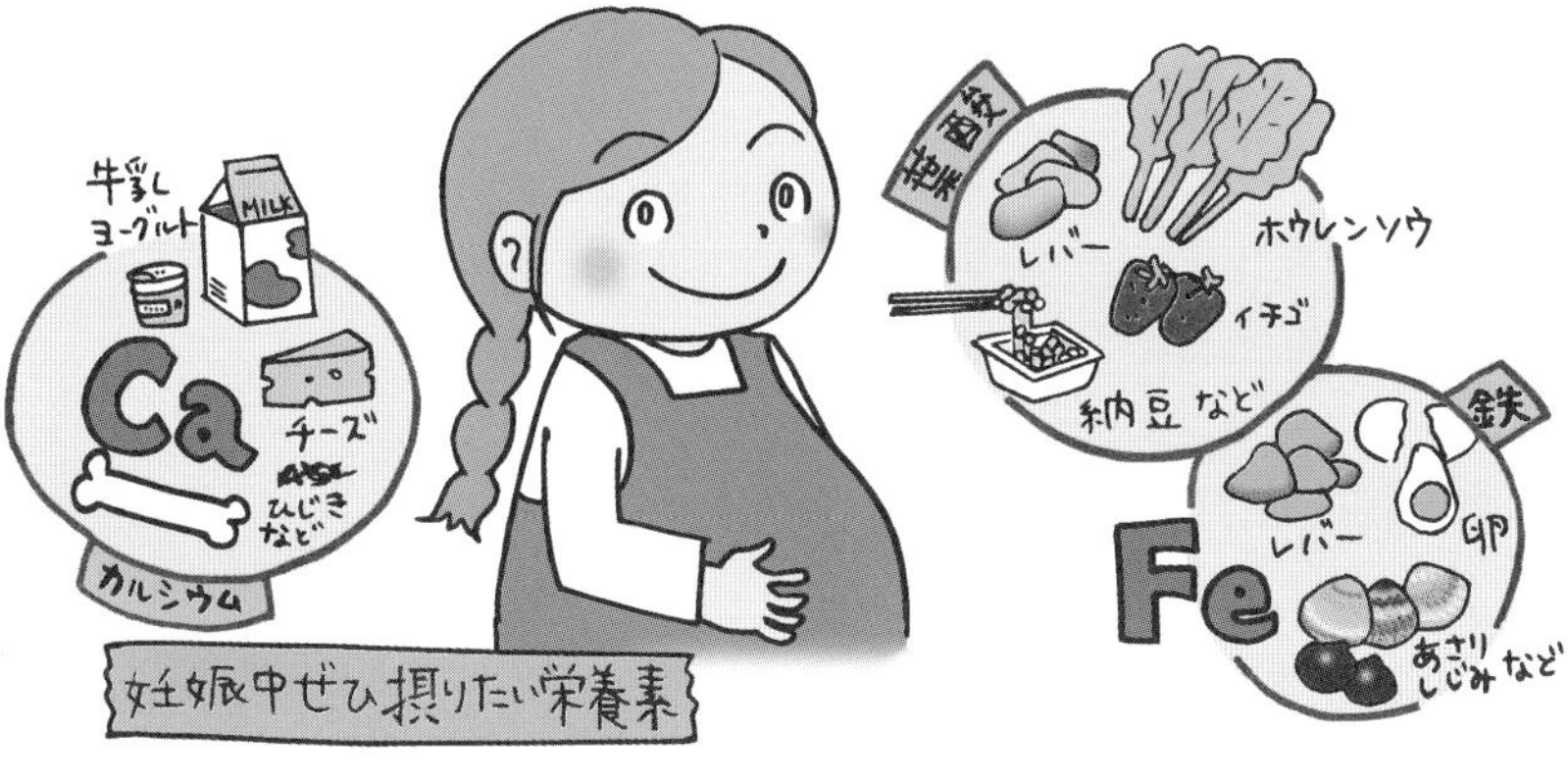

食べるのは避けましょう。

魚をよく食べる人は水銀濃度の高い魚介類、主に大型魚（金目鯛、メカジキ、本マグロ、メバチマグロなど）は大量に偏って食べないように気をつけましょう。キハダマグロ、メジマグロ、サケ、アジ、サバ、カツオ、ブリ、タイなどは特に注意は必要ありません。

薬やサプリメントなどは、胎児への影響があるものもあるので、医師、薬剤師、管理栄養士などの専門家に必ず相談して判断を仰ぐ必要があります（P56～57参照）。

妊娠中にアルコールを摂取すると、生まれた子どもに発育の遅れ、中枢神経の障害などを伴う先天異常がみられる「胎児性アルコール症候群（FAS）」が起こるリスクがあります。

妊娠中は「自分に合った食事量」を心がけ、体重や食事をうまくコントロールすることが大切です。妊娠期はもちろんのこと、妊娠前から身体を冷やさない、身体の疲れをとる、昼夜逆転の生活をしないなど心がけるようにしたいものです。

幼児期に食べさせない方がいいもの

子どもは食べたものを身体で処理できる能力が大人とは違います。ですので、赤ちゃんの時期、子どもの時期など成長過程ではあまり食べさせない方がよい食物が幾つかあります。

生まれたての子どもはまだ消化管などが未発達な状態です。通常、母乳から5、6か月頃で**離乳**を開始し、1歳~1歳半頃には離乳が完了します。

以前は生後2~3か月頃から果汁やイオン飲料を与える離乳準備を行うよう指導されていましたが、現在は「離乳準備は不要」としています。特定の食物の摂取開始時期を遅らせることで、食物アレルギーを予防できる根拠はないことから、生後5~6か月頃が離乳の開始目安となります。子どものアレルギー疾患予防のために母親が特定の食品を極端に避けたり過剰に摂取したりする必要はありません。

ただ特にたんぱく源はアレルギー源になりやすいので、卵・乳製品・小麦には要注意です。1歳までは、はちみつ・生卵・生魚・生貝は避けましょう。はちみつには食中毒の原因菌、**ボツリヌス菌**が入っています。

未熟な消化器官ではボツリヌス菌の繁殖をくい止めることが難しいため、1歳未満は与えないように勧告されています。

また、そば、いか、たこ、えび、かに、ピーナッツは強いアレルギーを引き起こす恐れがありますので離乳食時期には与えてはいけません。ほかにも噛み切りづらいものや誤飲しやすい丸いものも、窒息の恐れがあるので避けましょう。

加えて、健康志向の方が愛飲しているミネラル分の多い硬水も要注意です。未発達な腸では、ミネラルが多すぎると吸収ができなかったり、ほかの栄養素の吸収阻害を起こしたりして、下痢を引き起こすこともあります。赤ちゃんだけでなく、子どもも硬水の摂取は気をつけた方がいいでしょう。

離乳が完了し、大人と同じような食事を摂れるようになっても子どもが気をつけたい食べものは「ぎんなん」です。

ぎんなんには、ビタミンB_6に似た構造を持

食物アレルギーの臨床型分類

臨床型		発症年齢	頻度の高い食物	耐性獲得（寛解）	アナフィラキシーショックの可能性	食物アレルギーの機序
新生児・乳児消化管アレルギー		新生児期 乳児期	牛乳(育児用調製粉乳)	多くは寛解	(±)	主に 非IgE依存症
食物アレルギーの関与する乳児アトピー性皮膚炎		乳児期	鶏卵、牛乳、小麦、大豆など	多くは寛解	(+)	主に IgE依存症
即時型症状 (じんましん、アナフィラキシーなど)		乳児期 ～成人期	乳児～幼児： 鶏卵、牛乳、小麦、そば、魚類、ピーナッツなど 学童～成人： 甲殻類、魚類、小麦、果実類、そば、ピーナッツなど	鶏卵、牛乳、小麦、大豆など多くは寛解。その他の多くは寛解しにくい	(++)	IgE依存症
特殊型	食物依存性運動誘発アナフィラキシー (FEIAn/FDEIA)	学童期 ～成人期	小麦、エビ、果物など	寛解しにくい	(+++)	IgE依存症
特殊型	口腔アレルギー症候群 (OAS)	幼児期 ～成人期	果物・野菜など	寛解しにくい	(±)	IgE依存症

出典：厚生労働科学研究班 食物アレルギーの診療の手引き 2017

つ毒性物質が含まれており、調理しただけでは分解することはできません。

この物質が体内のビタミンB_6の作用を低下させ「ビタミンB_6欠乏症」を引き起こし、痺れなどのぎんなん食中毒を起こす可能性があります。

ぎんなん食中毒には健康な大人でもなることがあります。どれくらいで発症するかは個人差が大きいのですが、子どもであれば5個、大人でも10個以内に止めておいた方が安心です。

大人に憧れてコーヒーを飲む子どももいますが、コーヒーの中に含まれるカフェインは、子どもには刺激が強すぎてしまうこともあります。

カフェインはほかにも子どもが好きなコーラやチョコレートにも入っているので食べすぎないように、大人が管理したいものです。

近年は当たり前になってきたサプリメントも注意が必要です。基本的にサプリメントは大人用ですので、身体の発達途上にある子どもには、栄養素の量が過剰になってしまったり、働きが強すぎたりすることもあります。

口の中にある味を感じる〝**味蕾細胞**〟の数が一番多いのは、大人ではなく赤ちゃんです。

それだけ味に敏感なので、甘すぎるもの、塩辛いもの、脂っこいものを食べるとその味になれてしまいます。そうなると、甘くないもの、薄味のもの、あっさりしたものの味が感じにくくなり、美味しさの閾値が狭くなって、結果健康害を引き起こしてしまいます。

赤ちゃんには、いくら食べているからといっても、大人同様の食事量、味付けにしないよう気をつけてください。

平成30年から乳児用調製液状乳（乳児用液体ミルク）の流通が許可されました。手軽に使えるものを上手に利用してお母さんもストレスを減らしましょう。

血管を老化させる
血糖値スパイク

食事により多量の糖質を摂取したことにより、食後短時間だけ、あたかも「とがった釘(スパイク)」のように**血糖値**が急上昇する状態を**血糖値スパイク**と言います。

血糖値スパイクは、食後数時間経つと正常値に戻ってしまうため、通常の健康診断では発見が難しく、これといった自覚症状もありません。このため異変に気づかないまま放置してしまいがちです。

この食後の血糖値スパイクを繰り返すと血管が傷つき、動脈硬化や血管が詰まり、突然死に繋がる危険性が指摘されています。

血糖値スパイクにならないためには、食後に血糖値を急激に上げない食べ方がとても重要となります。食後の血糖値が高い状態が続いたり、間食(おやつ)をたくさん食べて何度も血糖値を上げると、体の中では糖とたんぱく質が結合してシミやシワの原因ともなる糖化反応が進みます。

他にも内臓をはじめとする体内組織に作用し、多くの病気の原因となる〝AGEs(**終末糖化産物**)〟が蓄積しやすくなります。これが肌に蓄積すると、どんどん肌の弾力性が低下して透明感のないくすんだ肌になります。

血糖値の急上昇を防ぐためには、1日の食事回数が重要です。同じ摂取エネルギーでも、1日2食よりも3食の方が脂肪がつきにくくなります。さらに驚くことに、1日2食の摂取エネルギーが3食よりも低くても、2食の方が脂肪がつきやすいのです。欠食することで、次の食後に血糖値スパイクが起こりやすくなり、太りやすくなっているからです。

血糖値スパイクを極力なくすためには、同じ食事量なら「食事+補食で1日5食」というように、食事の回数を増やすことがポイントです。今日は3食、明日は朝・夜2食、明後日は昼・夜2食など、バラバラなリズムは太りやすくなります。

血糖値スパイクにならないために、セカンドミール効果が利用できます。セカンドミール効果とは、最初に摂る食事(ファーストミール)が、次の食事(セカンドミール)の後の血糖値にも影響を及ぼすことを言います。

例えば、朝食に多めに食物繊維を摂ると、昼

血糖値スパイク時の血糖値の値

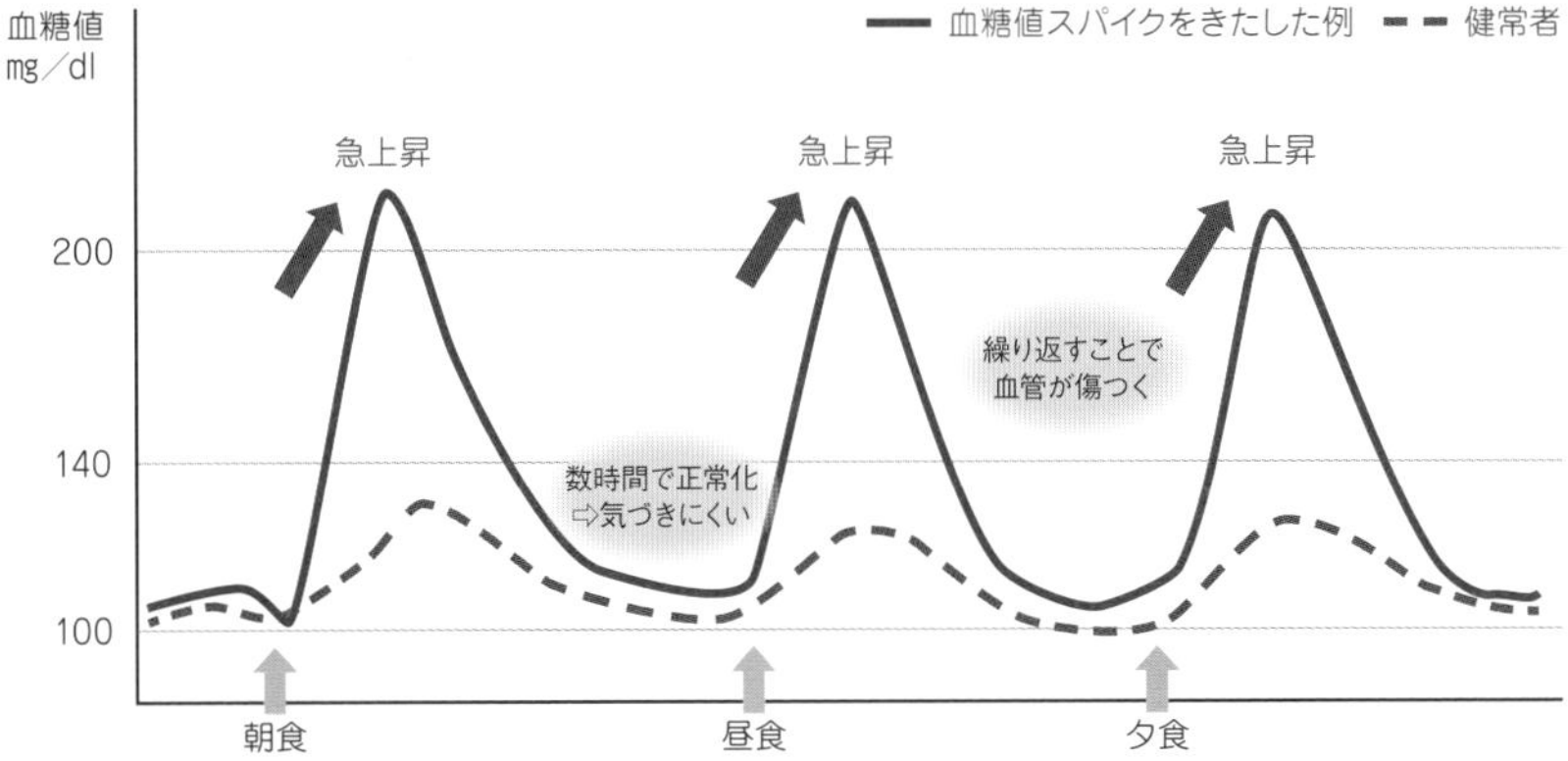

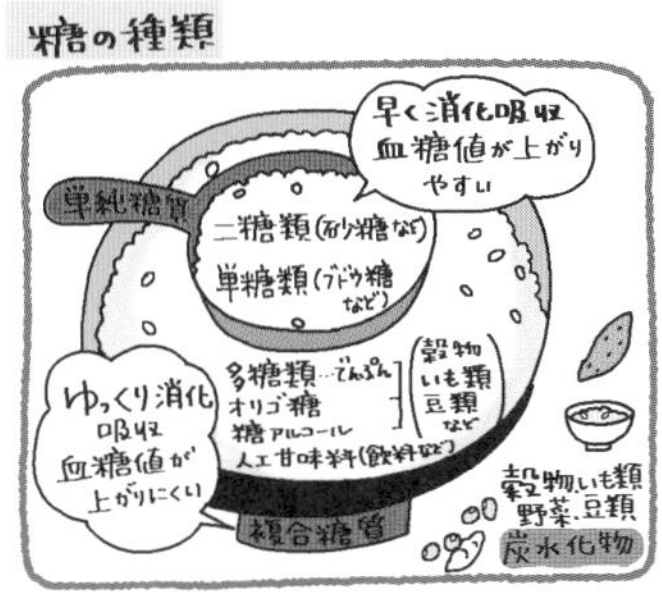

食後は血糖値が上がりにくくなります。同様に昼食に多めに食物繊維を摂ると、夕食後の血糖値が上がりにくくなります。これは食事で摂った食物繊維の影響がある程度持続するためです。血糖値スパイクにならないよう、食事には食物繊維の多いものを用意するようにしましょう。

早食いやきちんと噛まないことは、血糖コントロールにつながります。毎回の食事において、ゆっくりよく噛んで食べることも大切です。

食べる順番は食物繊維が多い「野菜」「きのこ」「海藻」を先に食べ、最後に「ご飯」「パン」などの炭水化物を食べるのが良いでしょう。野菜以外にもヨーグルトや野菜ジュースなど、糖質の少ないものから食べるように毎食意識します。

糖質の中でも、砂糖やブドウ糖のような単純糖質は早く消化吸収されるため、血糖値が上がりやすくなります。米や餅などの複合糖質はゆっくり消化されて、腹持ちもよく、穏やかに血糖値が上がります。

蕎麦やパスタはたんぱく質も比較的多く含むので、食後血糖値のピークは少し後にずれます。複合糖質でも精製度が高くなるとGI値（食後血糖値の上昇度の指標）が高くなります。主食は玄米や分づき米、白米でも雑穀をたっぷり入れてビタミン・ミネラル・食物繊維を補うようにすると、血糖値スパイクを避けることができます。

糖化が老化を促進させる！

「食べると癒される」「疲れがとれる」といって、とっても甘いスイーツを食べていませんか？　実はそのスイーツが**老化**を促してしまっているのです。

甘いものの主成分である糖分は体内のたんぱく質と結びつきやすく、老化を促進させる物質、〝**AGEs（終末糖化産物）**〟を増やしてしまうのです。〝AGEs〟が身体の中で増えると、肌の弾力が失われ老廃物が溜まり、肌が黄ばんできます。

この、体の中でたんぱく質と脂肪が糖に変性していくことを「**糖化**」といいます。AGEsの増加は老化促進、美容の阻害、多くの病気の元となります。

酸化という言葉はよく聞きますが、酸化との違いは、鉄のように錆びていくのが酸化で、クッキーやホットケーキのようにこげることが糖化です。糖化によって起こる体の変化は下記のようなことが挙げられます。

●美容阻害：しわ・しみ・たるみ

肌の真皮層に存在するコラーゲン、エラスチンが糖化により弾力を失い、硬く脆くなっていきます。これによって、たるみにつながり、肌に溝ができシワになります。また肌のターンオーバーが乱れ、できてしまった色素を上手に押し上げられずに色素が沈着してシミになります。

AGEsによる炎症によって、皮膚は赤みを生じ、その赤みはやがて黄色味を帯び、それがくすみの原因にもなります。

●病気疾病：動脈硬化・心筋梗塞・脳梗塞・アルツハイマー病

LDL（いわゆる悪玉コレステロール）が糖化をすると糖化LDLとなります。これは固まりやすく、血管壁にこびり付いてしまいます。このように脂質が血管内腔についてくると血管壁が厚くなり、動脈硬化になります。心臓に栄養をおくる冠動脈がこの状態になれば心筋梗塞となり、脳の血管が動脈硬化の状態になれば血管がつまる脳梗塞となります。

アルツハイマー病の人の脳には通常の人の脳に3倍AGEsが溜まっていたという報告もあります。

糖化の仕組みと弊害

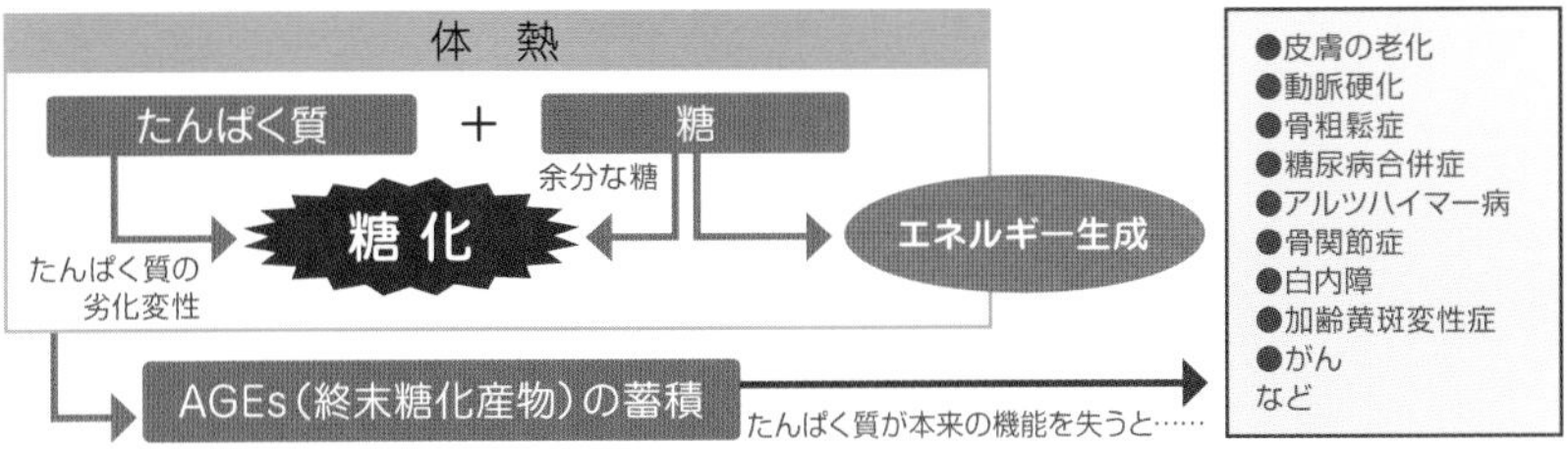

食品のGI値

	炭水化物（穀類）	たんぱく質（肉・魚・大豆・卵・乳製品）［炭水化物をほとんど含まない食品（肉、魚、卵）はGI値はありません。］	繊維質（野菜・きのこ・果物）［アボカドやほとんどの野菜などは、GI値はありません。］	調味料・油脂・お酒［ワイン、スピリッツなどはGI値はありません。］
高GI値（70以上）	餅（328）、フランスパン（267～270）、食パン（233～236）、ナン（113）、ベーグル（99）、クロワッサン（118）コーンフレーク（247）、全粒粉パン（230～247）、オールブランシリアル（100～183）		ストロベリージャム（170）、はちみつ（232）、メープルシロップ（216）、とうもろこし（75／茹）、かぼちゃ（83）、クッキー（276）、レーズン（107）	
中GI値（56～69）	もち米（65／炊飯器調理）		スイカ（60～67）	
低GI値（55以下）	ビーフン（32）、うどん（34）マカロニ（27～31）、スパゲティ（23～25／茹）、そば（26／インスタント茹）、全粒粉スパゲティ（25／茹）、白米（29～48／boild）粥（32／乾燥）、インスタントヌードル（29）、玄米（33）	豆乳（17）、ソーセージ（28）、牛乳（14／全脂肪）、低脂肪乳（12）	りんご（33）、パイナップル（55）、バナナ（39）、メロン（54）、さくらんぼ（53）、オレンジ（33）、パパイヤ（50）、イチゴ（33）、ニンジン（20）、里芋（32）長芋・山芋（36）、サツマイモ（29／茹）、オレンジジュース（18／100%かどうか不明）プルーン（48）	ビール（26）

※シドニー大学ではグルコースを基準とした場合、食品のGIが70以上を高GI食品、56～69を中GI食品、55以下を低GI食品と定義

糖化を予防するには急に血糖値を上げない。すなわち低GI値の食事を摂ることが重要です。日頃の食事では、ゆっくりと良く噛んで食べることも血糖上昇を穏やかにするコツになります。

この他、データとして緑茶カテキンはAGEsを下げることがわかっています。運動も糖化リスクを下げます。反対にタバコはAGEsを上げ、また副流煙でも上がります。

若い人はAGEsを素早く排出できますが、年齢に従い代謝が落ち、AGEsの排出に時間がかかってきてしまいます。

日々の食事が未来の自分の体をつくるので、ぜひ意識したいですね。

低GI値の食事を摂る工夫

色の濃い野菜を食卓に並べる

植物の色はポリフェノールという抗酸化成分で、いわゆる身体をサビにくくします。

食材はなるべく旬のものを使う

旬の素材を使うと、風味豊かで素材の味が楽しめます。調味や調理をしなくても美味しく食べられ、素材の酵素を身体の中で活かすことができます。

炭水化物、糖質のものは、元々が黒っぽい色の食材を選ぶ

砂糖なら黒砂糖、米なら玄米、パンならライ麦パンを選ぶことで、血糖上昇を穏やかにし、身体に脂肪がつきにくくなります。

スマホが引き起こすリスクとは

数十年前は携帯電話は珍しいものでしたが、総務省の調査によれば、今やモバイル端末全体（携帯電話及びスマートフォン）の保有率は8割を超えています。「平成30年度情報通信メディアの利用時間と情報行動に関する調査報告書」によると、スマートフォンなどモバイル機器によるインターネットの平均利用時間は、平日72.9分、休日107.7分という結果が出ています。

モバイル端末によって、生活がとても便利になった側面もありますが、健康障害も多く報告されています。スマホだけでなく、タブレットやパソコンなどの機器（ビジュアル・ディスプレイ・ターミナル＝VDT）を長時間使うことで起きる様々な不調を「VDT症候群」といい、目や身体や心に影響を及ぼします。これは別名「IT眼症」とも言われています。

VDTの連続作業時間が長くなるほど、目に関する訴えは増える傾向にあります。眼精疲労やドライアイをはじめ、角膜炎や結膜炎などの目の異常から、様々な身体の不調が起こります。

液晶モニターが発する光「ブルーライト」を浴びると体内時計は乱れてしまい、夜寝つきが悪くなってしまいます。寝る前にスマホを操作する人も多いようですが、光が目と脳を刺激して眠りの質を下げたり、眠れなくなって夜型生活になったりしてしまうので注意しましょう。

また、長時間のスマホ使用により、本来緩やかなカーブをしている頸椎が真っ直ぐになる「ストレートネック」も増えています。人の頭の重さは、成人であれば体重の約10％の重さですが、下向きの姿勢が長く続くと、頭を支えている首（頸椎）にかかる負荷は倍以上に増えていきます。ストレートネックにより、血管や神経の圧迫や筋肉への負担がかかり、首の痛みだけではなく肩こりや頭痛などの不調が起こります。

さらには、スマホや他のVDTの長時間にわたる使用によって記憶力や集中力、注意力の低下や言語の障害など、脳機能が低下するという報告があります。

これは「スマホ認知症」と呼ばれており、一時的な記憶障害にあたるものではありますが、若い人ほど影響を受けやすく、悪化すると65歳未満で発症する若年性認知症につながる恐れがあるとも言われています。

そして「ながらスマホ」も問題になっています。道での「歩きスマホ」は、人とぶつかったり、思わぬ怪我や事故を招きます。「トイレスマホ」は、排便リズムを逃し、便秘になることがあります。「食事スマホ」は食べていることに集中できず、食べすぎたり噛まずに食べたりと、太りやすくなります。

スマホをはじめとするVDTに触れないという日がないくらい、生活の中の当たり前になっていますが、一定期間これらから距離を置く、いわゆるデジタルデトックスを行うと、ストレスや疲労を緩和できることもあります。

VDTを使う1時間ごとに10〜15分の休憩を取る、夕方以降はあまり使わないようにする、という日常に加え、デジタルデトックスの時間や日を作るなどをして、スマホ現代病を防ぎましょう。

第2章

今日から活用できる栄養学のアラカルト

最新栄養学で〇×判定！テーマ別62トピック

このトピックは○？
それとも×？

「栄養」と「栄養素」の意味は違う

「栄養」と**「栄養素」**。

同じように使われている言葉ですが、実は意味が違います。

「栄養素」とは食品中の有効な成分のこと。そして、その栄養素が消化・吸収されて、骨や筋肉をつくるなど、身体特有のさまざまな成分につくりかえられる一連のプロセスを「栄養」といいます。

そのため、「ニンジンにはたくさんの栄養がある」ではなく、「ニンジンにはたくさんの栄養素がある」というのが正しい言葉の使い方となります。

「栄養素」は身体の成長、維持およびエネルギーに利用される食物中の化学物質ですが、その性質と働きによってさまざまに分類されています。

まず、体内で合成できないため食事から摂る必要があるものを「**必須栄養素**」といいます。

必須栄養素には、**ビタミン**、**ミネラル**、**アミノ酸**の一部、および**脂肪酸**などがあります。

なお、これに対して、食事からも摂れ、体内でほかの化合物から合成できる栄養素は「**非必須栄養素**」といいます。

また、エネルギー源となる栄養素である、**炭水化物**、**たんぱく質**、**脂質**を**三大栄養素**といい、それにビタミン、ミネラルを加えたものを**五大栄養素**といいます。

さらに、栄養素は身体に比較的大量に必要とされる「**多量栄養素**」と、ごく少量必要とされる「**微量栄養素**」に分けられます。

多量栄養素には炭水化物、たんぱく質、脂肪、多量ミネラルがあり、微量栄養素にはビタミンや微量ミネラルがあります。

微量栄養素の必要量は1日に数マイクログラムから数ミリグラムとごくわずかですが、体内で多量栄養素が使われる際のサポート役としてなくてはならない存在。さまざまな食品をバランス良く食べることで、摂取を心掛ける必要がある栄養素です。

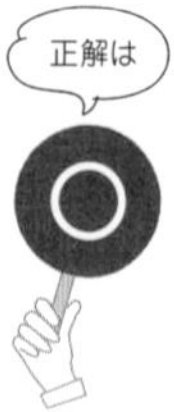

身体に必要な基本的な栄養成分

五大栄養素	三大栄養素	炭水化物	炭水化物は主に、糖質と食物繊維に分類される。糖質は1g=4kcalのエネルギーを産生。ブドウ糖まで分解されたのち、血糖として血液中に吸収され、血糖値を上げてエネルギー源として働く。過剰に摂取すると余剰分が皮下脂肪や内臓脂肪として蓄積し、過剰摂取が長期化すると、肥満や脂肪肝、血中中性脂肪の増加などを引き起こす。逆に、極端に不足すると筋肉など身体のたんぱく質の分解が進行する。
		たんぱく質	たんぱく質はアミノ酸が多数結合したもの。たんぱく質は1g=4kcalのエネルギーを産生。体内で合成できない9種類のアミノ酸は「必須アミノ酸」と呼ばれ、食べものから摂取しなければならない。過剰に摂ると肥満に、欠乏すると体力や免疫力の低下を引き起こす。
		脂質	体内に存在するおもな脂質は、中性脂肪、コレステロール、リン脂質、遊離脂肪酸の4つ。脂質は1g=9kcalのエネルギーを産生。中性脂肪は貯蔵エネルギーとして脂肪組織や肝臓に蓄えられる。皮下脂肪組織は体温の保持や臓器の保護が役目。リン脂質やコレステロールはエネルギー源にはならないが、細胞膜や血液中での物質運搬の役割を持つ。摂りすぎると肥満、大腸がんなどに。不足すると、細胞膜や血管が弱くなる。
	微量栄養素	ビタミン	ビタミンは身体で合成できない、または合成できても必要量に満たない成分であるため、食品から摂取しなければならない栄養素。水溶性と脂溶性に分類され、水溶性は8種類のビタミンB群とビタミンCで水に溶けやすく、脂溶性は炒め物や揚げ物など、油で調理したものと一緒に摂取すると、体内に吸収されやすい。
		ミネラル	体内では合成されず、食品からの摂取が必要。体内のミネラル量は約6%だが、必須ミネラルは16種類あり、そのすべてを食品から摂る必要がある。身体の構成成分となり、生体機能を調節する。

Point

栄養素にはそれぞれ役割がある

活動のエネルギー源：糖質、脂質、たんぱく質
身体をつくる材料になる：たんぱく質、脂質、ミネラル
身体の調子を調える：ビタミン、ミネラル

このトピックは○？
それとも×？

ビタミン、ミネラルはエネルギー源ではない

人間が活動するエネルギー源は、炭水化物、たんぱく質、脂質の三大栄養素。**ビタミン**、**ミネラル**はエネルギー源にはなりません。

しかし、体内のビタミン、ミネラルが不足すると体調が崩れ、さまざまな病気にかかりやすくなってしまいます（命にかかわる場合も！）。また、ビタミン、ミネラルは体内でつくることができない、つくられたとしても量的に不足しているため、食品などから摂取しなければなりません（**必須栄養素**）。エネルギー源にはなりませんが、人間が生きていくために必要不可欠な栄養素なのです。

ビタミンは、エネルギー源である炭水化物、脂質、たんぱく質などが代謝される際に必要な**微量栄養素**（**水溶性ビタミン**《ビタミンCと8種類のビタミンB群》と**脂溶性ビタミン**《ビタミンA、D、E、K》に分類）。そして、ミネラルも生体組織の構成や、生理機能の維持・調節に必要な微量栄養素です。ビタミンもミネラルもバランスが大切で、摂取量が多ければ**過剰症**に、少なければ**欠乏症**になる可能性があります。左の表を参考に上手に摂取してください（ミネラルの表は次ページ）。

ビタミンはエネルギー代謝の「潤滑油」

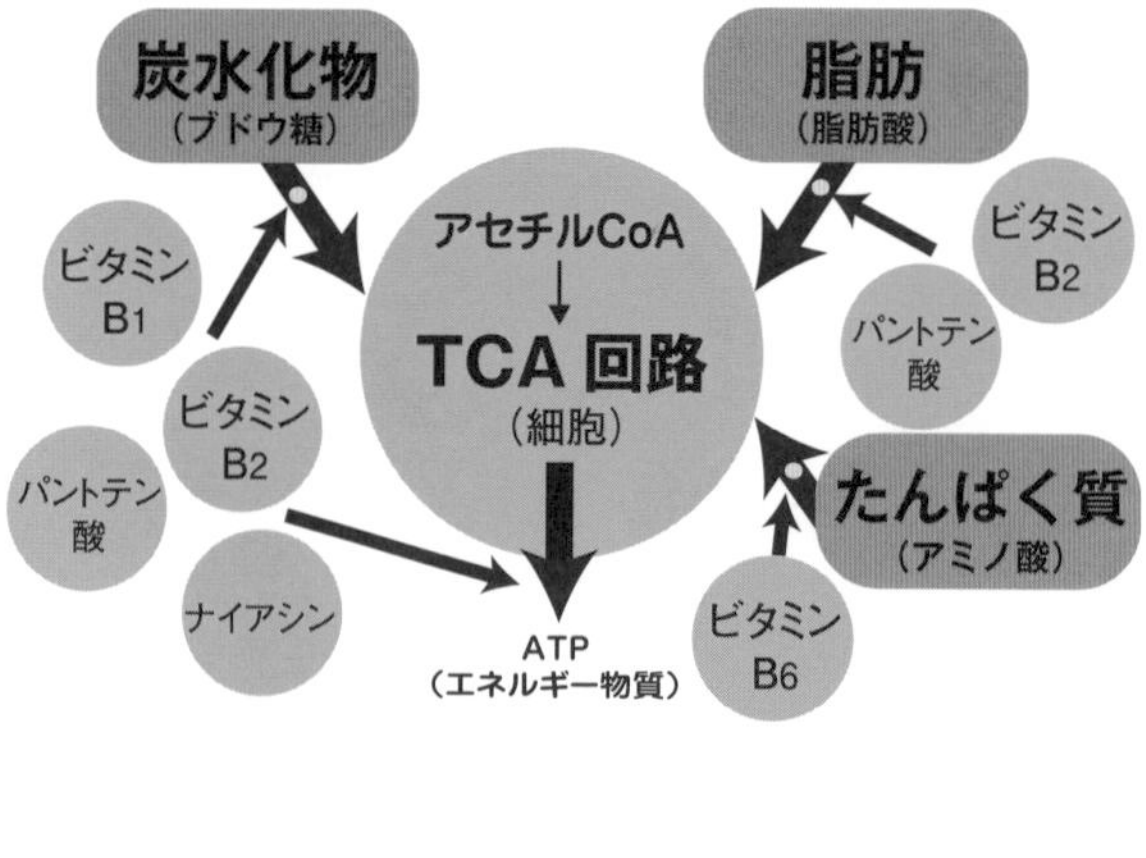

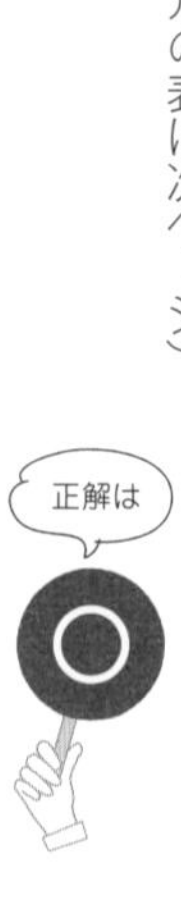

ビタミン一覧表

種類		おもな働き	多く含まれる食品	補給を心掛けたい人	過剰症	欠乏症
脂溶性ビタミン	A レチノール	●皮膚・粘膜を正常に保つ ●視力や目の暗順応を保つ	ニンジン、ウナギの蒲焼き	●暗い所に目が慣れにくい人 ●肌が乾燥する人	吐き気、頭痛、脳脊髄液の上昇	視覚障害（夜盲症、目の角膜や粘膜にダメージ）
	D カルシフェロール	●カルシウムとリンの吸収を促進 ●骨・歯の形成	干ししいたけ、しらす干し	●妊婦・授乳婦 ●老年期の人 ●骨や歯の弱い人	嘔吐、食欲不振、体重減少	子どもではくる病、大人では骨軟化症
	E トコフェロール	●過酸化脂質の生成を抑える ●手足の血流を活発にする ●ホルモンの分泌を円滑にする	紅花油、アーモンド	●冷え性の人 ●肩がこる人 ●生理不順の人 ●老年期の人	サプリメントとして過剰摂取すると死亡率が高まる	神経や筋障害（＊ヒトではほとんどみられません）
	K フィロキノン メナキノン	●血液の凝固性保持 ●骨・歯の形成	納豆、ほうれん草	●内出血しやすい人 ●抗生物質を服用している人	ビタミンK_1およびK_2は、大量に摂取しても毒性はない	鼻血、胃腸からの出血、月経過多、血尿、血液凝固の遅延
水溶性ビタミン	B_1 チアミン	●糖質からエネルギーをつくり出すときに働く ●神経の機能維持	豚肉（ヒレ）、大豆	●疲れやすい人 ●眼精疲労になりやすい人 ●肩こりや腰痛の人 ●激しい運動をする人	非経口的摂取でまれに過敏症	脚気、ウェルニッケ脳症
	B_2 リボフラビン	●脂質の代謝に役立つ ●過酸化脂質の分解に役立つ ●皮膚・爪・毛の発育に役立つ	鶏卵、納豆	●肌荒れが気になる人 ●口内炎になりやすい人 ●育ちざかりの子ども	尿が黄色やオレンジに変色	口角炎、舌炎、咽喉炎、皮膚炎
	ナイアシン ニコチン酸 ニコチンアミド	●皮膚の機能保持 ●糖質・脂質・たんぱく質の代謝に役立つ	マグロ、たらこ	●肌荒れが気になる人 ●お酒を頻繁に飲む人 ●激しい運動をする人	一時的な顔の紅潮や、掻痒感	ペラグラ
	パントテン酸	●脂質・糖質・たんぱく質の代謝に役立つ	落花生、豚レバー	●妊婦・授乳婦	過剰摂取による症状は、報告されていない	成長停止や副腎障害、生理的な悪影響
	B_6 ピリドキシン	●たんぱく質の代謝に役立つ ●神経の機能維持	サンマ、バナナ	●肌荒れが気になる人 ●口内炎になりやすい人 ●育ちざかりの子ども ●妊婦	感覚神経・末梢感覚神経障害、筋肉の脆弱	湿疹、口角炎、舌炎、脂漏性皮膚炎、貧血
	B_{12} コバラミン	●造血機能に役立つ ●神経の機能維持	豚レバー、牡蠣	●貧血気味の人 ●野菜だけの食事に偏りがちな人	障害はほとんどない	悪性貧血、神経障害、記憶障害
	葉酸 プテロイルグルタミン酸	●たんぱく質をつくるのに役立つ ●正常な赤血球の生成に役立つ	トウモロコシ、ホウレンソウ	●野菜嫌いな人 ●貧血気味の人 ●妊婦・授乳婦	発熱、かゆみ、じんましん、紅斑、呼吸障害	巨赤芽球性貧血、神経障害や腸機能障害
	ビオチン	●脂質・糖質・たんぱく質の代謝に役立つ ●皮膚の機能保持	カリフラワー、大豆	●肌荒れが気になる人 ●毎日生卵を食べる人	速やかに尿中に排泄されるので一般的に障害はない	食欲不振、吐き気、悪心、うつ症状、舌炎、蒼白、乾燥鱗片皮膚炎、筋肉痛
	C アスコルビン酸	●メラニン色素の生成を抑える ●コラーゲンの生成に役立つ ●エネルギー産生にかかわるカルニチンの生成に役立つ	ジャガイモ、レモン	●シミ・ソバカスが気になる人 ●喫煙者 ●歯茎から出血しやすい人 ●激しい運動をする人	吐き気、下痢、腹痛	壊血病、貧血、全身倦怠感、脱力、食欲不振

このトピックは○？
それとも×？

ミネラルはできるだけたくさん摂るべきである

ミネラルは人間の生命維持に必要不可欠な栄養素。しかも、体内でつくることができないため、食べものから摂取しなければなりません。しかし、だからといってたくさん摂取すれば良いわけではありません。

ミネラルは、体内に約6%ほどしか含まれていない**微量栄養素**ですが、過剰に摂取しても、欠乏状態でも健康障害を引き起こします。しかも、適量だといわれる範囲が狭く、また、**ナトリウム**と**カリウム**、**カルシウム**と**マグネシウム**など、一方が過剰や不足になるともう一方に影響を与える組み合わせもあります。

さらに、健康障害を引き起こす有害なミネラルとして、鉛、ヒ素、水銀、カドミウム、アルミニウム、ベリリウムなどがあり、これらが体内に多量に蓄積すると、代謝機能や生理機能が損なわれるなど、むしろ摂取に注意が必要です。

ミネラルには、1日当たりの**必要所要量**が100㎎以上とされる「**主要ミネラル**」と、100㎎以下の「**微量ミネラル**」があり、合わせて「**必須ミネラル**」といいます。主要ミネラルはカルシウム・リン・ナトリウム・カリウム・マグネシウム・硫黄・塩素の7種類、微量ミネラルは鉄、亜鉛、銅、ヨウ素、マンガン、セレン、モリブデン、クロム、コバルトの9種類。詳しくは左の表を参照してほしいのですが、いくつか知っておきたいポイントを紹介します。

- ●カルシウム：体内で最も多く存在し、その99%が骨や歯の形成に使われます。日本人に不足しやすい栄養素でここ何十年か国が定める目標量に達していません。
- ●硫黄：軟骨や毛髪、爪を丈夫に、健康に保ちます。
- ●マグネシウム：多くは骨に存在しています。
- ●亜鉛：加工食品に偏った食事で不足することがあり、女性に不足が多くみられます。
- ●ヨウ素：海産物に多く含まれ、日本ではほとんどの人が充足しています。
- ●モリブデン：銅と拮抗作用があり、過剰摂取すると銅が不足してしまいます。

ミネラル一覧表

種類	おもな働き	多く含まれる食品	補給を心掛けたい人	過剰症	欠乏症
カルシウム	骨や歯の成分。血液凝固。筋肉の正常な収縮	牛乳、チーズ、小魚、海藻	●骨や歯の健康が気になる人	泌尿器系結石、ミルクアルカリ症候群、ほかのミネラルの吸収抑制	くる病（小児）、骨量減少症、骨粗鬆症
リン	骨や歯の成分。糖質代謝の円滑化	魚、肉、卵、牛乳、豆類	●骨や歯の健康が気になる人	腎機能の低下、副甲状腺機能の亢進、カルシウムの吸収抑制	衰弱、食欲不振、倦怠感
鉄	ヘモグロビン成分。成長促進	レバー、肉、豆類、海藻、卵黄、煮干し	●鉄欠乏性貧血気味の人 ●月経血損失のある女性、妊婦・授乳婦	便秘、胃腸障害、鉄沈着、亜鉛の吸収阻害	貧血、運動機能低下、認知機能低下、体温保持機能低下、免疫機能低下
銅	鉄の吸収を助ける。造血作用	レバー、牡蠣、葉菜、魚、豆類	●食事で銅を摂っていない人	鉄投与に無反応な貧血、白血球減少、骨異常	日常の食生活で欠乏はほとんどみられない
マグネシウム	酵素作用。神経作用。骨の成分	穀類、葉菜	●骨や歯の健康が気になる人 ●血液循環を良好にしたい人	健康障害が起こった報告はない	骨粗鬆症、神経疾患、精神疾患、不整脈、心疾患、筋肉収縮異常
亜鉛	酵素作用。生殖器官の発達・維持	魚介類、野菜、海藻	●味覚不安がある人 ●皮膚や粘膜の健康維持を望む人	胃障害、めまい、吐き気	味覚障害、皮膚炎、食欲不振
ヨウ素	甲状腺ホルモンの成分。髪、爪、皮膚の健康維持	海藻、魚介類	●食事でヨウ素を摂っていない人	甲状腺機能低下症、甲状腺腫、甲状腺中毒症	精神発達遅滞、成長発達異常、甲状腺機能低下症、クレチン症
セレン	ビタミンEの作用に関係。組織の老化防止	胚芽、野菜、魚	●食事でセレンを摂っていない人	爪の変形や脱毛、胃腸障害、下痢、疲労感、焦燥感、末梢神経障害、皮膚症状	過酸化物による細胞障害
モリブデン	酵素作用に関係	ホウレンソウ、豆類	●食事でモリブデンを摂っていない人	下痢をともなう胃腸障害。昏睡状態・心不全により死亡する場合も	頻脈、多呼吸、夜盲症があるが、不足はほとんどみられない
カリウム	ナトリウムとともに細胞の浸透圧維持。ナトリウムによる血圧上昇抑制	果実類、イモ類、野菜類	●食事でカリウムを摂っていない人	認められていない	筋力低下 反射力低下
硫黄	含硫アミノ酸の構成成分。解毒作用	魚、卵、肉類、魚類	●ベジタリアンの人	認められていない	認められていない
ナトリウム	細胞外液や浸透圧の維持、筋肉や神経の興奮抑制	食塩、味噌、しょうゆ	●食事でナトリウムが不足している人	高血圧・胃がん	倦怠感、食欲不振
塩素	血液の浸透圧のpH維持。胃酸の構成成分	食塩	●食事で塩素が不足している人	認められていない	低塩素性アルカローシス
コバルト	ビタミンB12の構成成分、赤血球の生成	レバー、肉類	●巨赤芽球性貧血気味の人	認められていない	巨赤芽球性貧血
クロム	糖質・脂質の代謝に関与	海藻類、肉類、野菜類、魚類	●糖尿病気味の人	認められていない	耐糖能異常
マンガン	骨の形成を促進、エネルギー産生に働く	穀類、ナッツ類、納豆、レンコン	●食事内容が偏っている人	強い精神障害、パーキンソン病様の中枢神経系障害、マンガン肺炎	成長障害、骨格異常、生殖機能低下

コレステロールに善も悪もない

よく悪玉**コレステロール**、善玉コレステロールという言葉が使われていますが、何が「悪」で、どうして「善」なのでしょうか？

そもそもコレステロールとは、**脂質**の一種（**遊離脂肪酸**）で、食事によっても摂取されますが、その8割は体内で合成されるため、不足はほとんどありません。主に肝臓で合成され、食事からの摂取量が多いと体内での合成量が減るといったように調整されています（極度の栄養失調、重篤な肝硬変や肝臓がん、抗コレステロール薬の効きすぎによって不足することがある）。

コレステロールの働きは、細胞膜の形成のほか、性ホルモンやステロイドホルモン、胆汁酸、ビタミンDの前駆体の原料になるなど、人間の身体を維持するために不可欠なものです。そのため、脳、筋肉、肝臓、血液などに広く分布しています。

そんな重要な役割を持ったコレステロールに善悪があるわけではありませんが、血液中のコレステロールが過剰になると、**動脈硬化**が進行し、虚血性心疾患などを招く危険性があります。逆に、血中のコレステロール値が低くても問題があり、悪性腫瘍、脳出血、栄養障害の可能性があるといわれています。

悪玉コレステロールは「**LDL**」、善玉コレステロールは「**HDL**」とも呼ばれていますが、どちらもコレステロールを体内の必要な場所へ運ぶ、「運送屋さん」です。

LDLは肝臓で合成されたコレステロールを体内に運び、HDLは体内に余ったコレステロールを回収して肝臓に運び、再生できるようにします。そのため、血液中のコレステロールが過剰にならないように働くHDLを善玉、肝臓から過剰に運び出すことで血管壁に蓄積させ、血流を悪くする可能性を持つLDLを悪玉と呼ぶようになったのです。コレステロール自体に善悪はありませんので、誤解しないようにしましょう。

卵は「1日1個まで」という言葉をよく聞くように、「卵はコレステロール値を上げる」イメージが定着しています。確かに、鶏卵や、いくらやたらこなどの魚卵はコレステロールを多く含んでいますし、少し前までは、1日

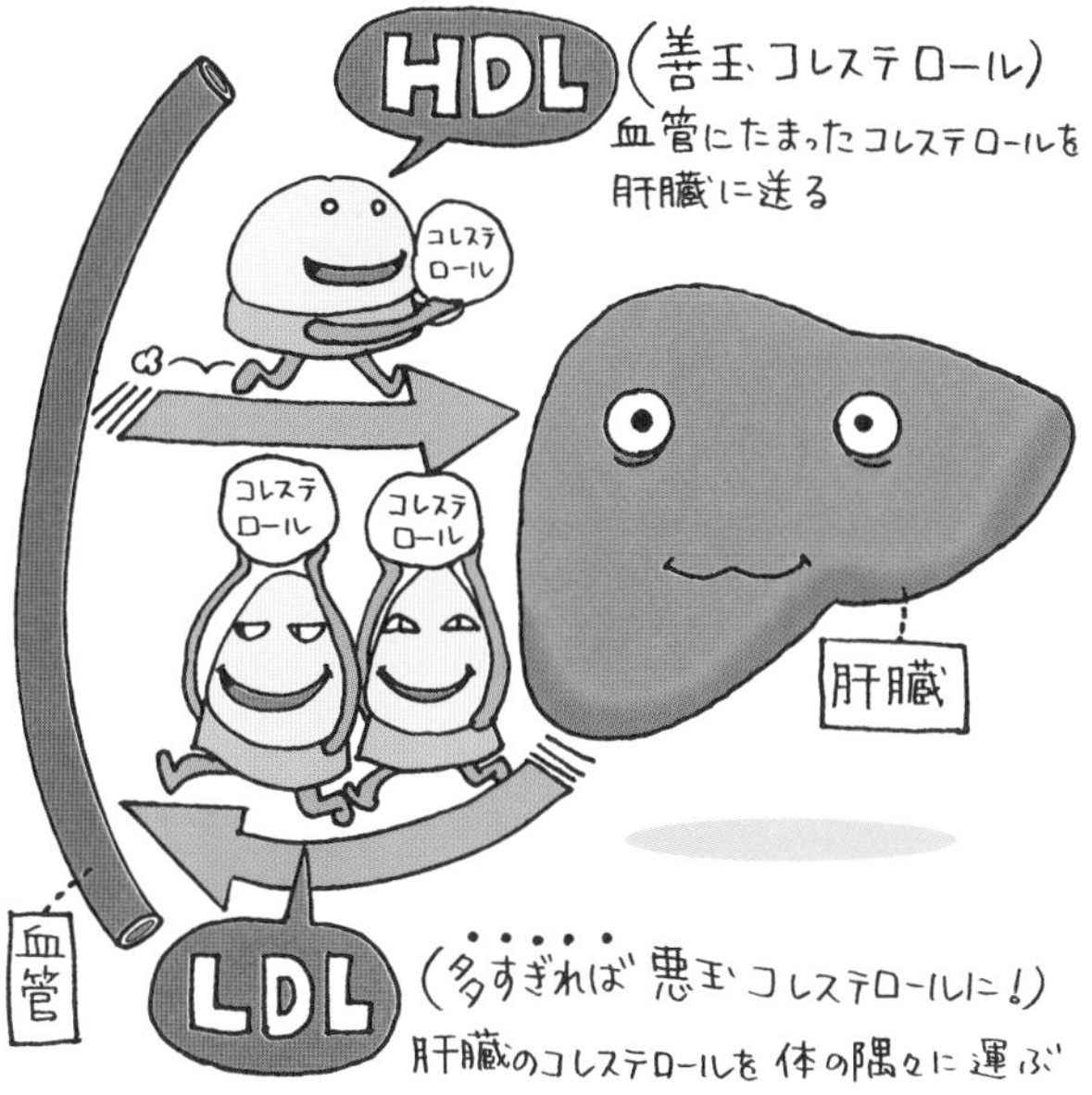

Point

たくさん歩く人ほどHDLが多い！

厚生労働省の調査によると、1日の歩数が多い人ほど血液中のHDLが多いと報告されている。よく1日10,000歩以上といわれるが、実際にそのくらい歩いている人は、それ以下の人よりもHDL数値がかなり高いとのこと。ちなみに、コレステロールを多く含む食品には、イカやうなぎ、鶏卵などがあるが、健常者はこれらの摂取を意識的に避ける必要はない。

に成人が摂るコレステロールの上限量は成人男性750㎎、女性600㎎未満とされていました。

　しかし、近年の研究で、食品に含まれているコレステロールは血中には「ほぼ影響しない」ということがわかりました。**日本人の食事摂取基準**（2020年版）でも上限は削除されましたが、脂質異常症の重症化予防を目的に、コレステロールを200㎎／日未満に留めるようにしています。食べ過ぎは高エネルギーになったり、栄養成分が偏ったりもしますので、健康な成人であれば、鶏卵は多くても1日2～3個にしておきたいものです。

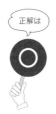

このトピックは〇？
それとも✕？

コエンザイムQ10はビタミンである

コエンザイムQ10などの**ビタミン様物質**は、ビタミンとは別物です。

ビタミンは「生体の代謝に必須の微量栄養素として、糖質、脂質、たんぱく質などの代謝において潤滑油的な働きをするが、人間の身体ではつくることができない、あるいはつくることができても量的に不十分なもの」と定義され、不足すると欠乏症を引き起こします。

一方、ビタミン様物質は酵素の働きを助けるなど、ビタミンに似た作用がありますが、体内で十分な量をつくることができるため「ビタミン」の定義から外れている成分です。

また、食品からの摂取が不足したときに、**欠乏症**が現れるかは明らかになっておらず、その点でもビタミンと異なっているといえます。

ビタミン様物質のなかには、医薬品から食品になった成分もあり、最近では、**サプリメント**として、コエンザイムQ10、**α-リポ酸**、**カルニチン**などをよく目にするようになりました。

例えば、コエンザイムQ10は1973年に、うっ血性心不全治療の医療用医薬品として認可されました。その後、2001年に食薬区分の変更により食品成分としての利用が認可されました。コエンザイムQ10は電子伝達系における**補酵素**（コエンザイム）で、体内のエネルギー単位であるATP（アデノシン三リン酸）の産生に関与し、**抗酸化物質**としても注目されています。

α-リポ酸もチオクト酸という医薬品です。抗酸化物質でもあり、疲労回復、ダイエット、糖尿病予防、老化防止などに効果が期待されるといわれています。

ただ、サプリメントの場合、医薬品と同等の安全性・有効性が期待できるとは限りません。サプリメントは栄養補助食品です。その名の通り、あくまでも日常の食事の補助的な役割を持つものであり、病気の治療に用いるものではありません。利用には注意が必要です。

ビタミン様物質一覧表

物質名	作用等
多価不飽和脂肪酸（ビタミンF）	必須脂肪酸をビタミンFと呼んでいたが、現在では多価不飽和脂肪酸（PUFA）と呼ばれるようになった。
ユビキノン（コエンザイムQ）	高等動物に存在するのはQ10で体内でも合成される。細胞内ミトコンドリアの電子伝達系に関係。
リポ酸	チオクト酸ともいう。ピルビン酸やα-ケトグルタール酸の酸化的脱炭酸反応でアセチルCoAやサクシニルCoAが生じるときに関係。
オロット酸（ビタミンB_{13}）	オロト酸ともいう。ピリミジン生合成の中間代謝物。乳酸菌の発育因子として知られる。
パンガミン酸（ビタミンB_{15}）	杏の核や米糠から得られるD-gluconodimethylaminoacetic acidを含む物質に付けられた名称であり、パンガミン酸としての標準の化学的特定名はない。
カルニチン（ビタミンBT）	哺乳類は生合成することができる。脂肪酸と結合しその細胞内輸送に関係。
コリン	抗脂肪肝因子として単離された成分。リン脂質（ホスファチジルコリン）の構成成分。アセチルコリンとして神経伝達にも関係。
イノシトール	抗脂肪肝因子として単離された成分。リン脂質（ホスファチジルイノシトール）の構成成分。
p-アミノ安息香酸（PABP、ビタミンBX）	アミノ酸の一種で、葉酸の構成成分の一つ。
バイオフラボノイド（メチルヘスペリジン、ルチン）	ビタミンPと記載されていることもある。毛細血管の透過性を抑える作用があるとして単離されたフラボノイドの混合物。
ビタミンU	新鮮なキャベツのなかの抗消化性潰瘍因子として発見された。胃潰瘍や十二指腸潰瘍の治療や予防に用いられている。ビタミンUのUは潰瘍ulcerの意味。

※資料：国立健康・栄養研究所

ビタミン様物質の働き（イメージ図）

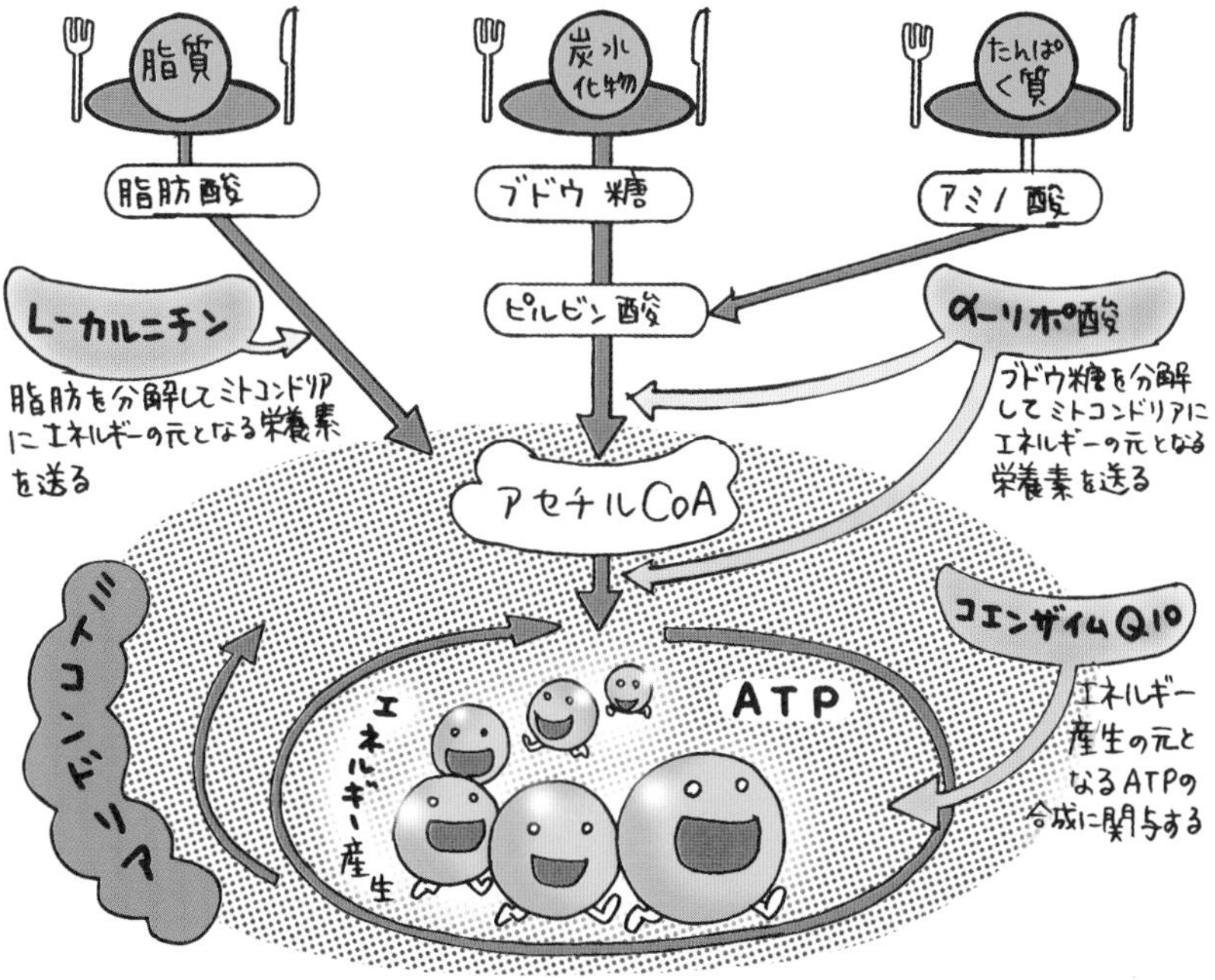

このトピックは○？
それとも×？

人間は逆立ちしても食事ができる

食べにくさはあるかもしれませんが、人間は逆立ちの状態になっても食事をすることはできます。

食べたものが口から胃へ運ばれる、つまり上から下へ移動するのは重力の働きだけではないからです。

飲み込んだ食べものが通るのは**食道**。その長さは22～25㎝、直径2～3㎝のチューブ状をしています。輪状筋と縦走筋という二層の筋肉からなり、食べものが通らないときは、ピッタリとくっついています。

食べたものがノドを通るとこの二層の筋肉が伸縮をはじめ、ミミズが這うような運動を繰り返します。この動きを「蠕動《ぜんどう》」といいますが、蠕動は身体の向きに関係なくノドから胃に向かって食べものを運ぶように動きます。

また、食道と胃の間にある「噴門」という門が、食べたものが近づくと開き、通過すると閉じる仕組みになっているため、食べたものが逆流することもありません。

これが逆立ち状態でも食事ができる理由です。

なお、食道は加齢によって収縮機能が低下しますが、食べものの流れを損なうことはありません。しかし、高齢になると食道の収縮を妨げる病気のリスクが高まり、飲み込むこと（嚥下）が難しくなる場合があります。

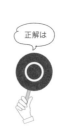

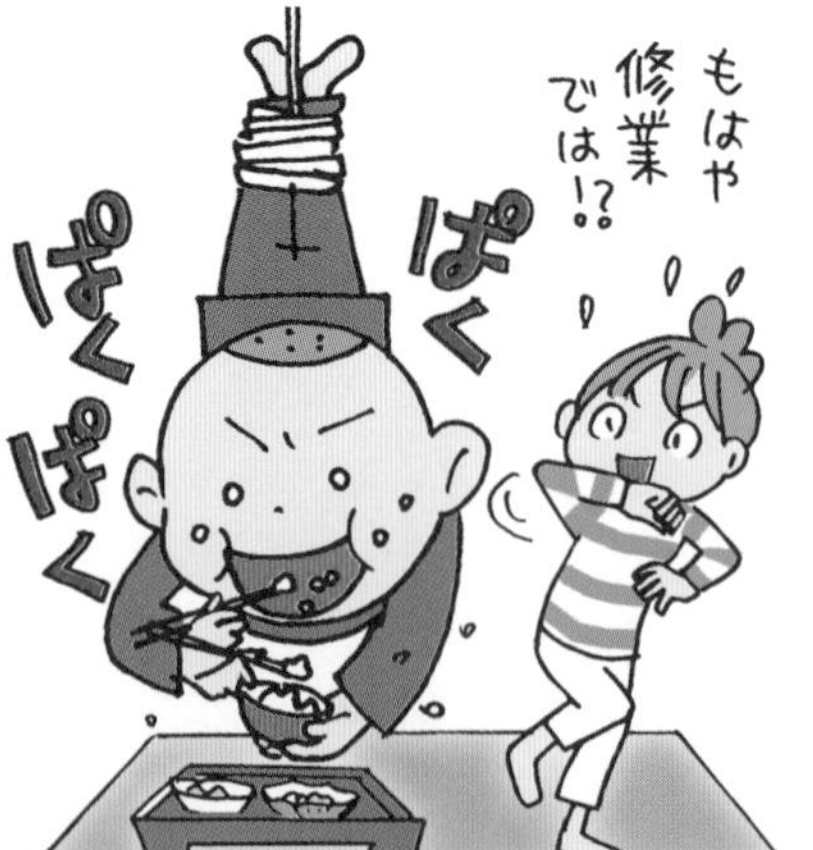

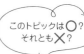

正解は
○

消化器系の名称と仕組み

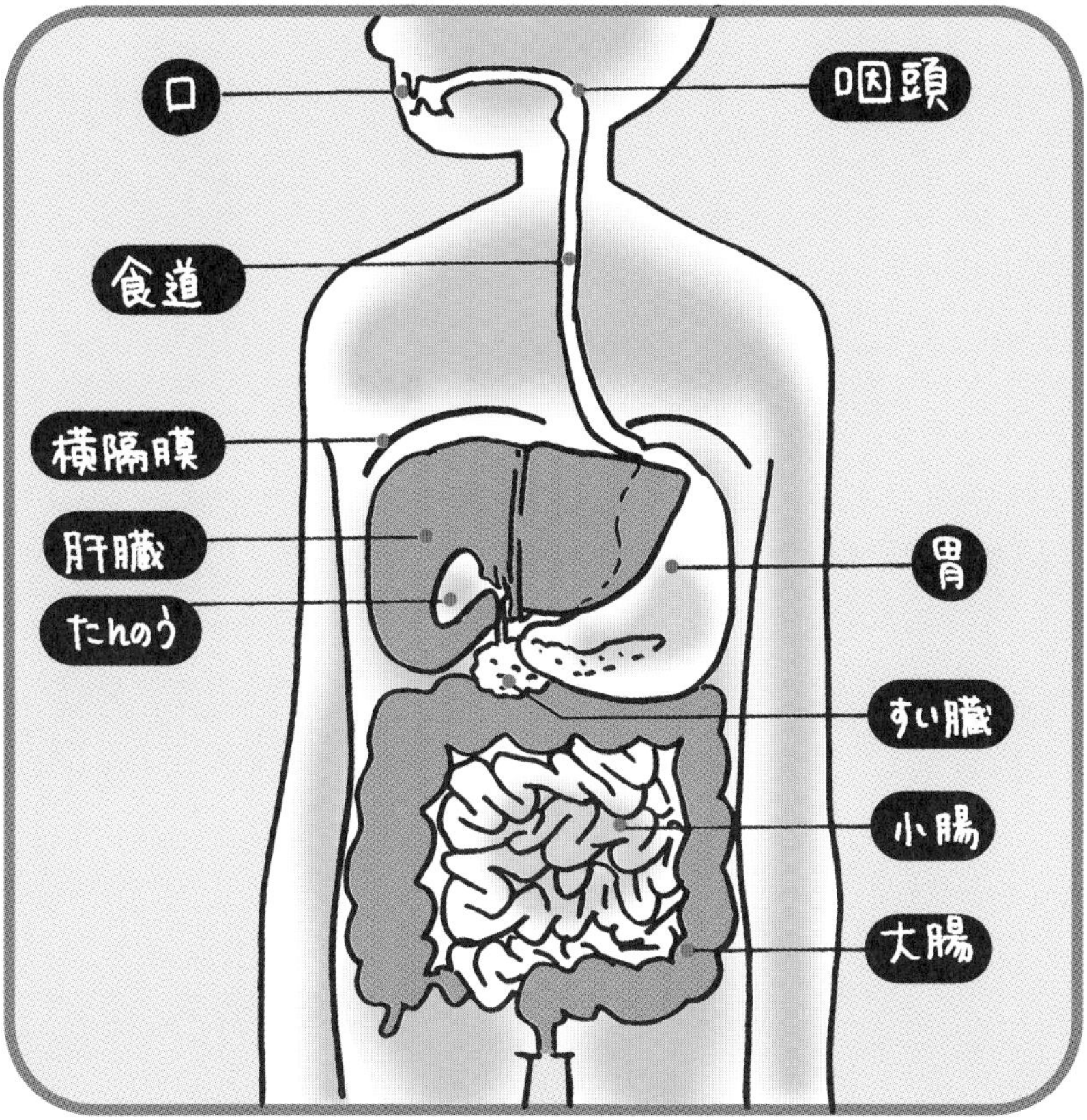

消化器系は、口から肛門まで続く長い管状の器官（消化管）と、消化酵素を分泌する肝臓、胆嚢、膵臓で構成されている。膵臓、肝臓、胆嚢は消化管の外側に位置している。消化管は口、ノド、食道、胃、小腸、大腸、直腸、肛門からなり、主に下の働きをしている。

①食物を摂取する

飲み込まれた飲食物は蠕動運動により食道から胃に運ばれる。

②摂取した食物を栄養素に分解(消化)

胃のなかに入った飲食物は胃液によって消化され小腸に送られる。

③栄養素を血液中に吸収する

小腸の内腔には大きな輪状ヒダがあり、そのヒダは絨毛によって覆われている。この輪状ヒダと絨毛によって表面積が広げられ吸収率を高めている。

④消化できない残りを排泄する

栄養素をとられた残りカスは大腸に送られ、上行結腸→横行結腸→下行結腸→S状結腸→直腸→肛門へと運ばれる。運搬されるごとに水分が吸収され便となる。

このトピックは〇？
それとも✕？

栄養素が消化・吸収される場所は同じ

すべての食べものは胃で**消化**されるとイメージしがちですが、体内の各器官から分泌される消化酵素によって、口に入れた瞬間から消化が始まっています。例えば、噛むことは、食べものを細かくして飲み込みやすくしているだけではなく、**唾液**を分泌させて食べものと混ぜ合わせ、消化しやすい状態にしています。胃のほか、十二指腸でも消化は行われますが、栄養素によって消化される場所が違います（左図）。

そして、消化された食べものは小腸へと運ばれ、含まれているほとんどの栄養素と水分の約80%が吸収されます。さらに、大腸で残りの水分と電解質が吸収され、最後に残ったものが便となり排泄されます。

小腸壁には絨毛《じゅうもう》と呼ばれるヒダがあり、そこから栄養分（単糖類、二糖類、脂肪、アミノ酸、コレステロール）を吸収しています。栄養素はここで最終的に細かく分解されて、血管やリンパ管に入り**肝臓**に運ばれます。小腸では水などの小さな分子はそのまま吸収されますが、糖質、たんぱく質、脂質など分子構造が複雑なものは、消化酵素によって最小単位に分解しなければ吸収することができません。

例えば、炭水化物は**ブドウ糖**のかたちで吸収されますが、ブドウ糖の中にはそれが多数結合した**デンプン**として炭水化物のなかに含まれているものがあります。デンプンは分子構造が大きく吸収することができないため、唾液中の酵素などでデンプンを分解しているのです。

ちなみに、消化酵素が十分に分泌されないなど消化を妨げる異常や、栄養素の吸収を直接妨げる異常がある場合は、吸収不良が起こっていると考えられます。吸収不良になると胃もたれや気持ち悪さを感じます。また、健全な食生活をしているにもかかわらず、栄養素の欠乏や重度の体重減少がみられる、慢性の下痢があるような場合には、吸収不良を疑います。吸収不良は、高齢になるほど症状がわかりにくく、診断が難しいという特徴があります。

三大栄養素の消化と吸収

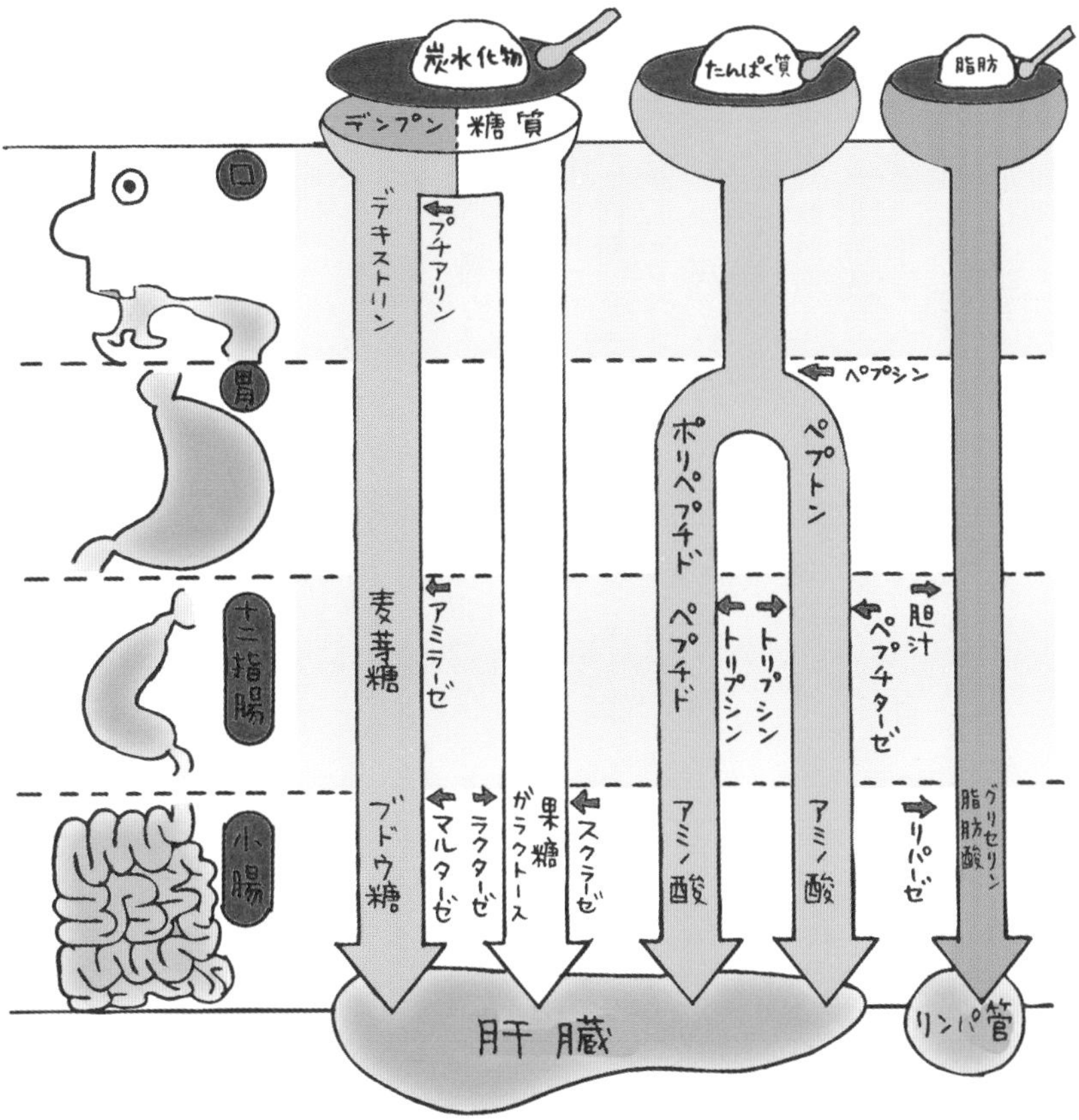

上の図は、炭水化物（デンプン）がブドウ糖に、たんぱく質がアミノ酸に、脂肪がグリセリンと脂肪酸に分解（消化）されるまでの変化と、それぞれの段階で必要な消化酵素を示している。栄養素によって、また消化の段階によって消化酵素の種類が異なるため、分泌される器官も異なることがわかる。

このトピックは〇？
それとも×？

人間の身体は50％以上が水でできている

人間の身体を構成する成分のおよそ60％は**水分**です。次いで、たんぱく質（16％）、脂質（15％）が占め、カルシウムなどのミネラルは6％ほど。

水分含有率は、年齢を重ねるごとに減少していき、新生児は体重の約80％、乳児は約70％、1歳～成人は55～65％、高齢者は約50％といわれています。

ただし、脂肪組織は水分の割合が少ないため、男性よりも脂肪が多い傾向にある女性の方が、体内の水分割合は低くなります（男性60％に対して女性は52～55％）。

この人体の半分以上が水分でできていることを利用しているのが、**体脂肪率**測定器です。最近では、体脂肪率も測定できる家庭用の体重計は珍しくなくなりましたが、機能性はさらに高まり、身長、年齢、性別などのデータを入力すると、肥満度をみる**BMI**、筋肉量、基礎代謝量などが測定できるものもあります。

体脂肪率は、身体に微量の電気を流すことで測定します。筋肉は水分を多く含んでいるため電気が流れやすいのですが、アブラである脂肪は水分をほとんど含んでいないため電気を通しません。その性質を利用して、電気抵抗の強弱によって体脂肪率がわかるという仕組みです。

このような体脂肪率の測定方法を**インピーダンス法**といいますが、体内の水分量は1日のなかでも変化しやすいため、例えば、「お酒を飲んだ後や運動後など、体内が脱水状態になっていると体脂肪率が高くなりやすい」「脚がむくんでいる夕方に測ると低く出ることがある」など、測定時の身体の状態でバラツキが出ることがあります。

また、体重計のように両足を乗せて測定するもののほかに、両手で握って測定する機器もあります。両手で握るタイプは、電流が上半身を流れているため、体重計タイプと数値が異なる場合もありますので、どちらかに固定しないと混乱を来します。

こうした問題を解決する方法としては、起床後や就寝前など、測定する時間帯を決めることがあります。そうすることで、測定時の身体の状態をほぼ

栄養素の欠乏と症状

Point

【皮膚】
ビタミンA欠乏→皮膚乾燥症
ビタミンC、K欠乏→斑状出血
ビタミンB6欠乏→皮膚炎など

【顔】
鉄欠乏→顔面蒼白、血色不良など

【血圧】
ナトリウム欠乏→血圧低下
（＊食塩感受性の場合）など

【甲状腺】
ヨウ素欠乏→甲状腺腫

【骨】
カルシウム欠乏、
ビタミンD欠乏、
ビタミンK欠乏→骨の発育不良

【目】
鉄欠乏→眼球結膜が蒼白
ビタミンA欠乏→夜盲症

【口】
ビタミンB2、
ナイアシンなどの欠乏→口角炎、口内炎
ビタミンC欠乏→歯茎の出血など

【腹部】
たんぱく質欠乏→腹水

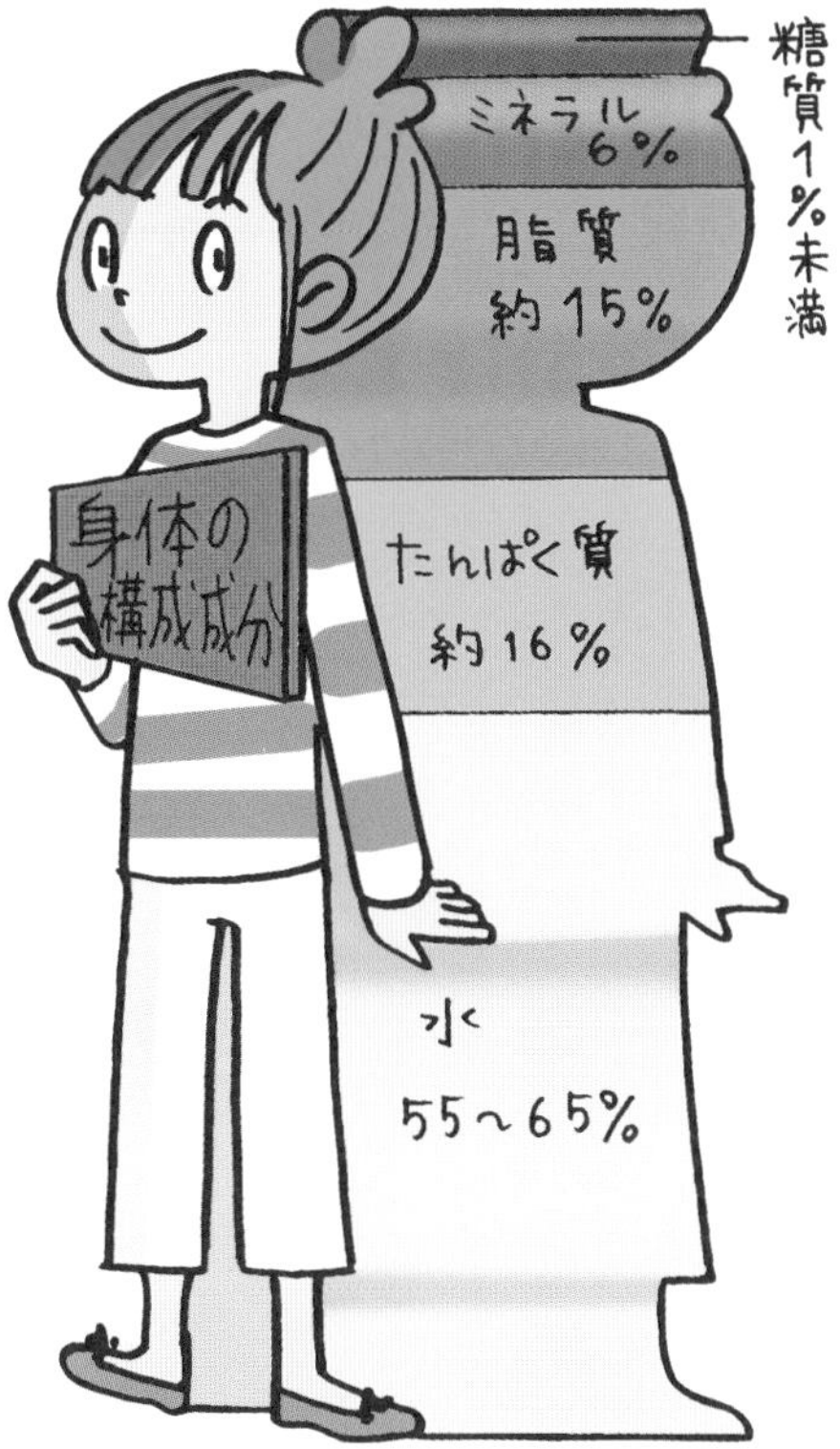
身体の構成成分
糖質1%未満
ミネラル6%
脂質約15%
たんぱく質約16%
水55〜65%

同じにすることができ、何日か測定した平均値を求めれば、かなり正確な数値を導き出すことが可能になります。

ちなみに、現在、**肥満**の判定は身長と体重から計算されるBMIという数値で行われています。これはBody Mass Index（肥満指数）の略で、「体重（kg）÷身長（m）の二乗」で計算され、標準身長体重表よりも信頼性が高いといわれています。

水分以外の身体を構成する成分の割合は小さいですが、皮膚は主にたんぱく質、網膜はカロテン、骨はカルシウムなど、さまざまな栄養素で構成され、機能して健康な身体を維持しています。水分をはじめ、そうした栄養素が欠乏状態に陥ると、体調が崩れ、さまざまな症状があらわれます。

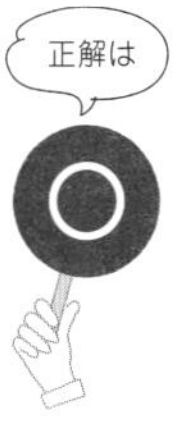

このトピックは〇？
それとも✕？

おやつを食べることに栄養学的な意味はない

おやつとは**間食**のこと。間食は1日に必要なエネルギーや栄養素を3回の食事で十分に摂取できないとき、それらを補給する目的で摂る食事をいいます。

とくに、幼児期・発育期の子どもはエネルギーや栄養素の必要量が多いにもかかわらず、1回の食事で食べられる量が限られているため、3食のほかに10時や15時などに間食を摂って必要量を満たすことが大切です。ちなみに、子どもの間食は、1日の必要量の10～20％程度が目安とされています。

一方、成人の間食は栄養補給の意味よりも、気分転換や生活に潤いを与える、労働の緊張を和らげるなどを目的とすることが多いようです。当然、食べ過ぎに注意しなければなりませんが、一般的に約200kcalを目安に調整すると良いとされています。

ただし、成人の場合でも、スポーツ選手や重労働者は「間食＝**補食**」となります。活動量が多く、こまめにエネルギーを補給することが必要なためです。また、3度の食事だけでエネルギーを含めた必要な栄養素をすべて摂取しようとすると、1回の食事量が多くなってしまうことも、間食を摂る理由です。

間食の賢い摂り方は、1日の栄養素のバランスを考えて間食のメニューを決めること。例えば、ヨーグルトなどの**乳製品**で**カルシウム**を摂取するのもオススメです。もし、脂肪の摂取が気になるようなら、低脂肪のものがよいでしょう。また、厚生労働省では、1日200gの果物摂取を推奨していますので、普段の食事で果物の摂取が少ない人は、間食で摂ることも効果的です。

いずれにしても、間食で大切なのは必要以上に食べ過ぎないこと。炭水化物や脂質の摂り過ぎによって肥満につながるだけでなく、塩分の摂り過ぎによる影響もあります。また、間食の量が増えれば食事の量が減り、必要な栄養素が不足する可能性もあります。おやつは上手に食べるのがコツです。

菓子類のエネルギー量（kcal）

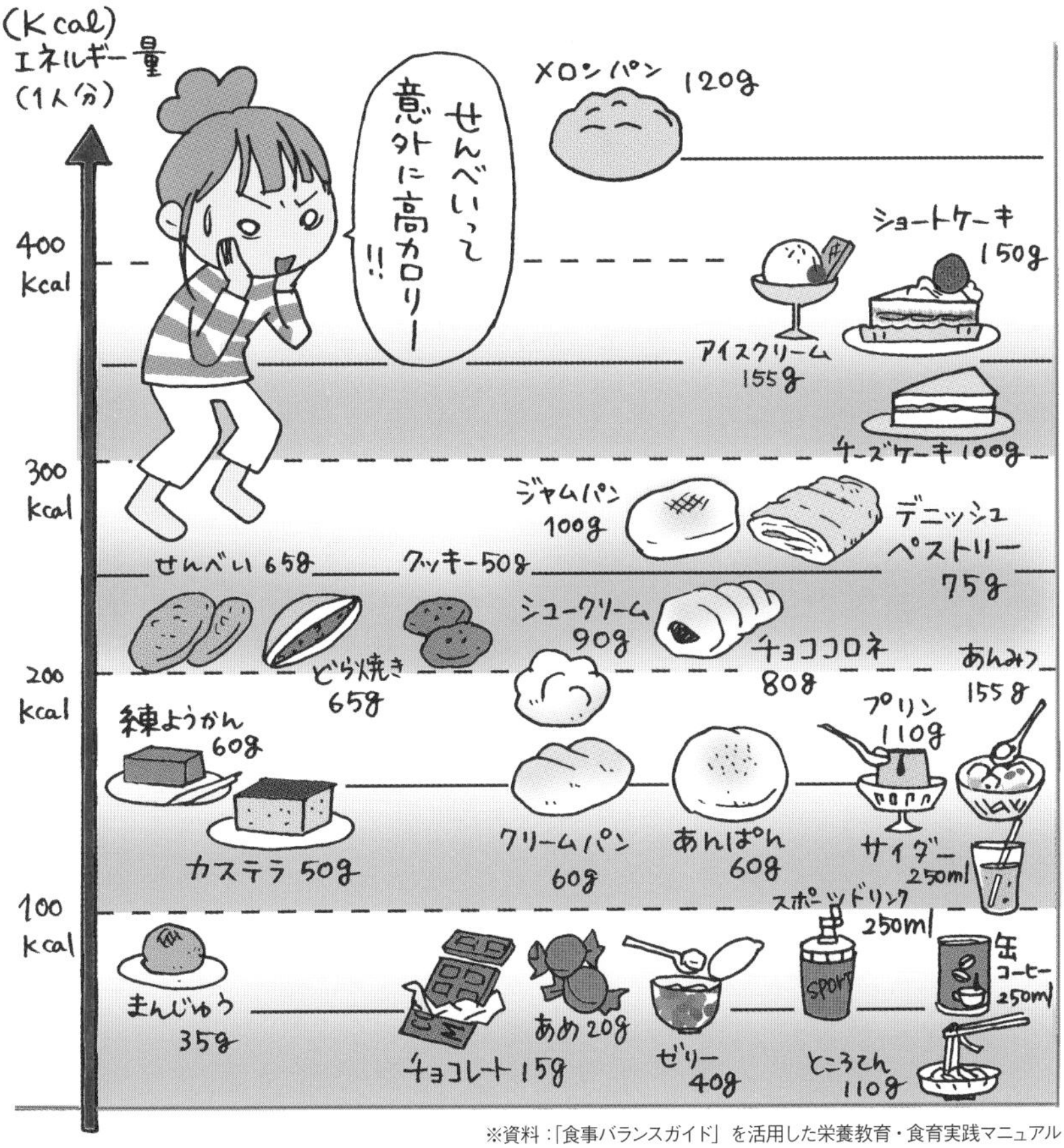

※資料：「食事バランスガイド」を活用した栄養教育・食育実践マニュアル

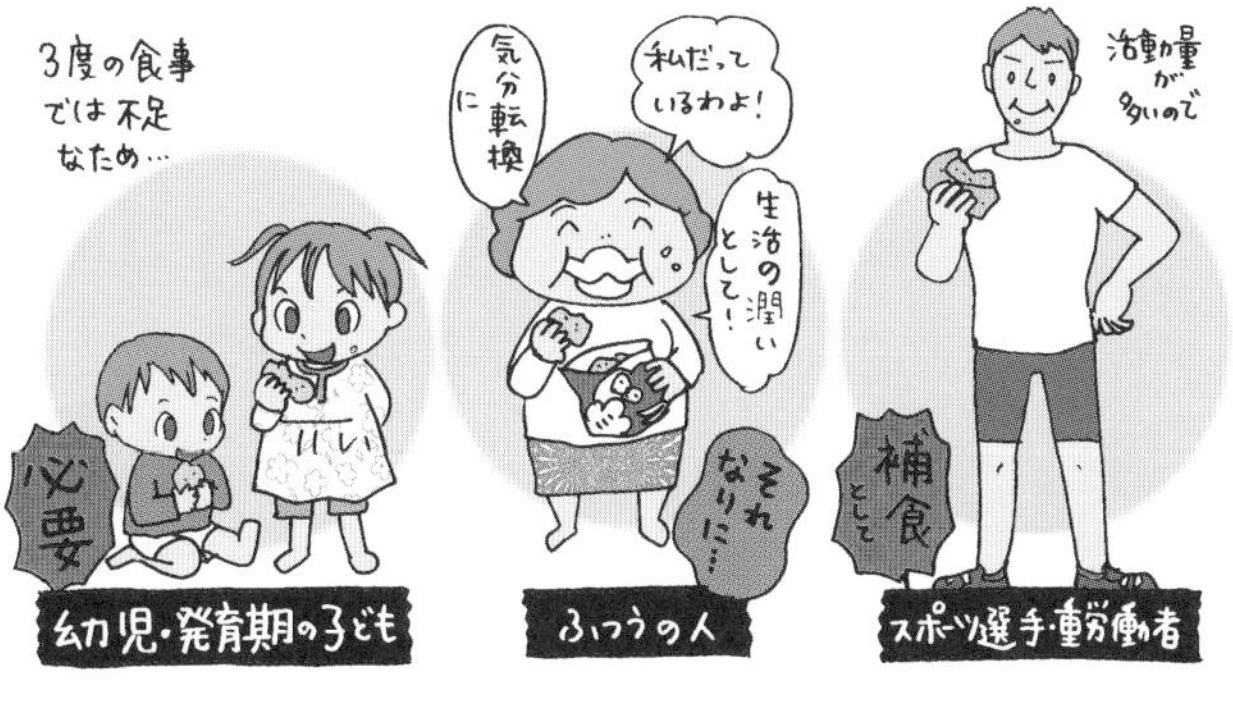
3度の食事では不足なため…
必要
幼児・発育期の子ども
気分転換に
私だってしるわよ！
生活の潤いとして！
それなりに…
ふつうの人
活動量が多いので
補食として
スポーツ選手・重労働者

栄養学の基礎編
ダイエット・健康編
食材・料理編
食の安全編
食の迷信編

このトピックは〇？それとも✕？

サプリメントは医薬品に分類されている

日本では**サプリメント**に関する法律がないため、その明確な定義もなく、カプセルや錠剤のものから、日常食べられているヨーグルトなどもサプリメントと呼ぶ場合があります。

サプリメントとは「**栄養補助食品**」の意味で、日常の食生活で不足しがちな栄養素や摂取しにくい栄養成分を「補う」目的で利用するものです。

日本では、口に入れるものは医薬品と食品の2つに区分されますが、サプリメントは「食品」に該当します。そのため、病気の治療に用いることはできません（特定保健用食品〈トクホ〉も同様です）。

医薬品ならば「効果・効能を表示」して販売できますが、食品は表示できません。**コエンザイムQ10**や**α-リポ酸**のように、医薬品としても**健康食品**としても使用できる素材であっても、「病気の治療に利用できるもの（医薬品）」と「病気の治療には利用できないもの（健康食品）」に区分されます。

また、医薬品には「1日に飲む量」や「1回に注射する量」が決められていますが、いわゆる健康食品にはそうした決まりがなく、「**目安量**」が表記されています。

「サプリメント」や「健康食品」は、一般に「健康の保持増進に資する食品として販売・利用されるもの」の総称です。しかし実際には、健康の保持増進効果の有無が確認されていない、つまりエビデンス（研究データ）による裏付けがないものも存在します。

そうした事情を踏まえて、国が健康の保持増進効果を確認するために設けたのが「**保健機能食品**制度」です。そこでエビデンスが確認されたものが保健機能食品として、「特定保健用食品」「**栄養機能食品**」の表示を許可されています。

いずれにしても、これらは食品であるため、薬の代わりにはならないことを認識する必要があります。実際、過去にサプリメントの過剰摂取が原因で健康障害を引き起こした例もあります。サプリメントを利用する前に、その栄養素や成分が本当に自分に不足しているのかを確認し、利用する際には、表

医薬品と食品の区分

食品（健康食品）				医薬部外品	医薬品	
	保健機能食品					
一般食品（いわゆる健康食品を含む）	機能性表示食品（届出制）	栄養機能食品（自己認証制）	特定保健用食品（個別許可制）	医薬部外品	OTC医薬品（市販薬）	医療用医薬品

医薬品と健康食品の違い

	医薬品	いわゆる健康食品（栄養機能食品、特定保健用食品は除く）
対象	主に病気の人。治療を目的に使用	主に健康な人。治療には使用不可
品質	製造管理と品質管理の基準（GMP）に従って、一定の品質の製品が製造されている。成分の分析法も示され、製品に含まれている成分量が明確。	名称は同じでも、含有成分が一定とはいえない。表示してある成分がほとんど含まれていない製品、有害物質が混入している製品もある。
科学的根拠（エビデンス）	安全性や有効性の試験がガイドラインに従って実施されており、製品を用いた病気の治療・治癒の効果が確認されている。病気の治療・治癒ができるように、病者で試験が実施されている点が注目できる。	科学的な安全性・有効性の研究データが少ない。成分情報が製品情報となっており、製品としての安全性・有効性は検証されていない。病者を対象とした安全性は検討されていない。
利用環境	医師や薬剤師など専門家の指示・アドバイスで適切に利用できる。	消費者の自己判断での利用が多い。知識の無い人が販売をしていることも。
表示・広告	「効果・効能」を表示できる。例）血圧を下げます。食後1日3回　2錠	「効果・効能」を表示できない。例）1日の目安量　2粒

※資料：国立健康・栄養研究所

Point

適切なサプリメント摂取

大豆イソフラボンは、体内で女性ホルモン様の働きがあることで注目されたが、サプリメントの過剰摂取による健康障害が確認され、2006年8月に厚生労働省より「大豆イソフラボンを含む特定保健用食品等の取扱いに関する指針」が発表された。そこでは、「妊娠中、授乳中、乳児及び小児は摂取しないこと、過剰摂取はしないこと、医療機関にかかっている方は医師に相談すること」という表示を、大豆イソフラボンを含有する特定保健用食品は「必須」、健康食品では「推奨」とした。その一方で、厚生労働省は神経管閉鎖障害のリスク低減のために、妊娠を計画している女性に対し、食品に加え栄養補助食品から1日0.4mg（400μg）の葉酸を摂取するよう呼びかけている。サプリメントは食品であるものの、適切な利用を心掛ける必要があることがわかる。

示されている目安量を守ることが大切です。

心身の状態で消化・吸収は変わる

消化・吸収に必要な消化液の分泌は、心身の状態に影響されやすく、最近では「**コ食**（個食、孤食、固食など）」といった食習慣の乱れによる悪影響も指摘されています。

国勢調査によると、近年は単独世帯、2人世帯の増加が著しく、4人世帯の数のピークは1980年、5人世帯は1985年で、その後減少傾向となっています。6人以上の世帯はもっと早い時期から減少しており、コ食へ繋がりやすい環境となっています。

家族で食卓を囲むなど、コミュニケーションをとりながら食事を楽しむことは、消化・吸収の面でも重要なのです。

「コ食」には労働環境の変化、家族の生活時間帯の夜型化、食事に対する価値観の多様化から問題となっているものなど、いくつかの種類があります。

「孤食」
家族や友人など誰かと一緒に食事をする機会が減少しているために、家族と一緒に暮らしているにもかかわらず一人で食事を摂る

「個食」
家族で食卓を囲んでいても食べているものがそれぞれ違う

「子食」
子どもだけで食べる

「小食」
ダイエットのために必要以上に食事量を制限する

「固食」
同じものばかり食べる

「濃食」
濃い味付けのものばかり食べる

「粉食」
パンや麺類など粉からつくられたものばかり食べる

これらの「コ食」は、栄養バランスの乱れや嗜好の偏りを招くだけでなく、コミュニケーション能力の低下、食事のマナーを教えてもらえないなど、多くの問題を引き起こす環境要因となっています。

食べたものの消化・吸収についても同様です。どんなに栄養素のバランスを考えた食事をしても、胃腸の働き、つまり消化・吸収が良好でなければ、摂取した栄養分は体内に十分に行き渡りません。しかし、消化・吸収の働きは、体調をはじめとする心身の状態や食欲、空腹感などに大きく影響されるため、同じ人が同じものを食べても、日によって消化・吸収の状態が変化します。また、1日のなかでも時間帯によって変化しています。

さらに、美味しさ（彩り、香り、食感、鮮度、調理法、温度など）や、食事をする環境（時間帯、楽しさ、衛生面、雰囲気、食卓の明るさなど）、食べたものが胃の中で停滞する時間（表）などにも大きく影響されます。

これらが良好な条件であれば、消化・吸収に必要な消化液の分泌も促進され、摂取した栄養素を十分に体内に取り込むことができます。

正解は

胃内停滞時間

麦飯・白米がゆ（100g）	1時間45分
砂糖・キャンディー（100g）	2時間05分
米飯・せんべい（100g）	2時間15分
蒸しパン（200g）	2時間
トースト（200g）	2時間45分
蕎麦・餅・じゃがいも（100g）	2時間30分
うどん（100g）	2時間45分
焼き芋（100g）	3時間
半熟卵（100g）	1時間30分
生卵（100g）	2時間30分
玉子焼き（100g）	2時間45分
ひらめ刺身（100g）	2時間30分
牛肉（煮物）（100g）	2時間45分
かまぼこ・豚肉・その他製品（100g）	3時間15分
ハマグリ・海老（100g）	3時間45分
ビーフステーキ・鰻・数の子（100g）	4時間15分
海老天ぷら（100g）	4時間
バター（50g）	12時間

胃内停滞時間は調理方法によっても変化する。例えば、卵では生卵は2時間半、半熟卵は1時間半、卵焼きは2時間45分。胃内停滞時間が長ければ「腹持ちが良い」という面もあるが、胃腸が弱い人にとっては胃に負担をかけることにもなる

※左記はそれぞれの食品を「単独」で食べた場合の時間。食事として組み合わせて食べた場合は時間が変わる。

Point

「コ食」が進む現代ニッポン

家族行動の個別化などにより、家族が一緒に食卓を囲む機会が減少。厚生労働省の発表によると、「毎日家族そろって夕食をとる頻度」は、1976年の36.5%から、2014年には26.4%と低下。家族そろっての夕食が週3日以下の家庭が53.5%（2014年）となり、「コ食」化が進行していることがわかる。コ食には、孤食、固食、個食、子食、小食、戸食、粉食、濃食などがある。

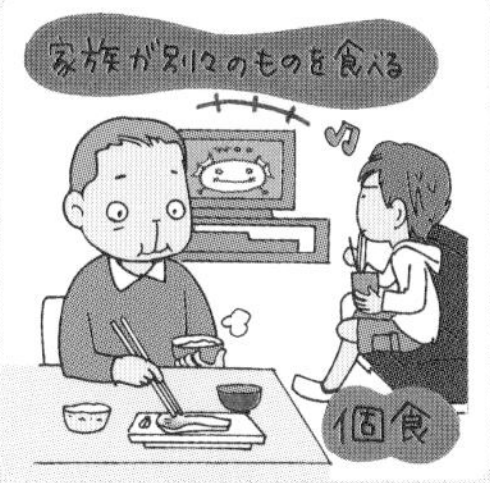
家族が別々のものを食べる
個食

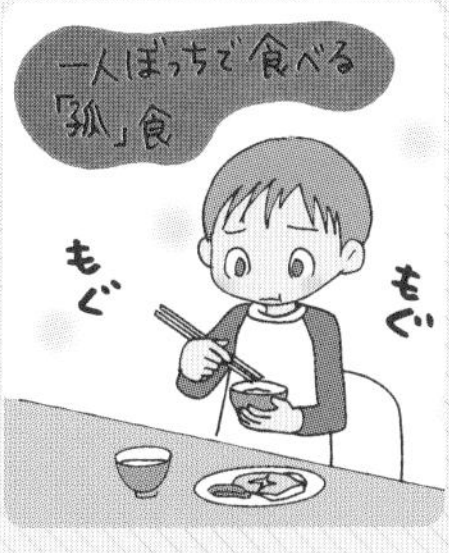
一人ぼっちで食べる「孤」食
もぐ
もぐ

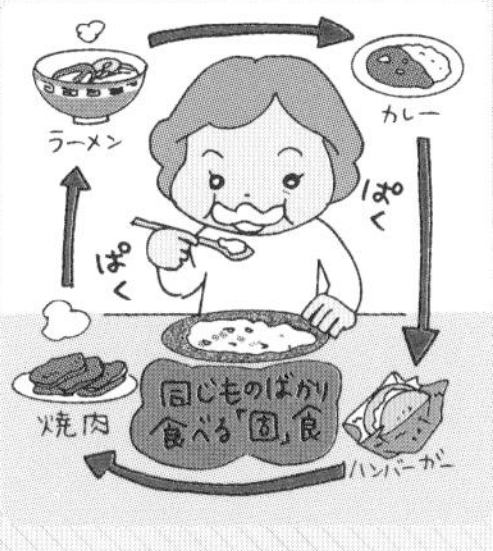
ラーメン
カレー
ぱく
ぱく
焼肉
同じものばかり食べる「固」食
ハンバーガー

このトピックは〇？
それとも×？

同じ摂取量なら1日2食より3食の方がやせる

1日の総摂取**エネルギー**が同じ場合、食事は2回よりも3回の方がやせやすいといえます。その理由は、食事の回数が多ければ1食あたりの摂取エネルギー量が少なくなるため、**血糖値**の上昇が抑えられることで**インスリン**の分泌量が減少し、脂肪合成が少なくなるからです。

逆に、食事回数を減らすと空腹時間が長くなることで脂肪合成が活発化し、脂肪が蓄積され太りやすい身体になってしまいます。

さらに、1回の食事で食べられる量には限りがあるため、回数を減らすことは必然的に1回の食事量を減少させ、1日に必要なエネルギーの摂取不足につながります。

それにともない、たんぱく質やビタミン、ミネラルも不足してしまい、食べた栄養素を円滑に、効率良くエネルギーにすることができなくなってしまいます。

それを補うために、1回当たりに多くのエネルギーを摂取したとしても、その分だけインスリンがたくさん分泌されるため、**体脂肪**の蓄積が促進、食欲も増進され、やせることは難しくなります。

また、例えばビタミンCは、体内に最大で約1.5g貯めておくことができますが、吸収されなかった分は、2～3時間後に排泄されてしまいます。そのため、朝食で1日に必要なビタミンCを摂ったとしても、お昼には足りなくなっていることもあるのです。

さらに、ビタミンCは200㎎摂った場合、約90％が吸収されますが、1g以上になると吸収率は50％以下に低下します。そのため、こまめに摂った方が無駄がないのです。

1日2食の場合、朝食を食べないケースも多いでしょう。脳の唯一のエネルギー源は**ブドウ糖**。朝食を食べないことでブドウ糖が供給されなければ、脳は働きにくくなってしまいます。

「朝食を食べない学生よりも、食べた学生の方が学力がある」という論拠がそれです。

脳は、体重の約2％の重さしかありませんが、エネルギー消費量は全身の約18％も占めています。脳の活性化の

Point

「ビタミンCといえばレモン」じゃない!?

「レモン何個分のビタミンC」といった表現があるせいか、レモンにはビタミンCが豊富に含まれているイメージがあるが、レモン以上に含まれているものがたくさんある。果物ならグァバ、アセロラ（果汁）、柿、キウイフルーツ、イチゴなどがあり、野菜では赤ピーマン、なばな、芽キャベツ、ブロッコリーなど。ジャガイモ、サツマイモなどのいも類にも多く含まれている。

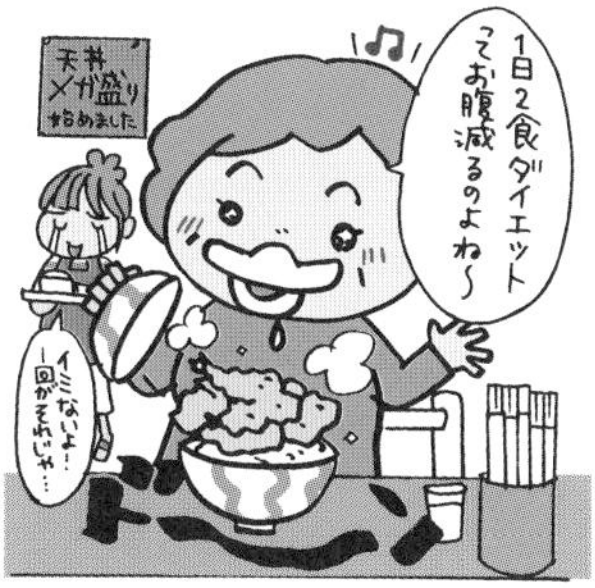
天丼メガ盛り始めました
1日2食ダイエットってお腹減るのよね〜
イミないよ…
一回が多いじゃ…

食事と血糖値の変化

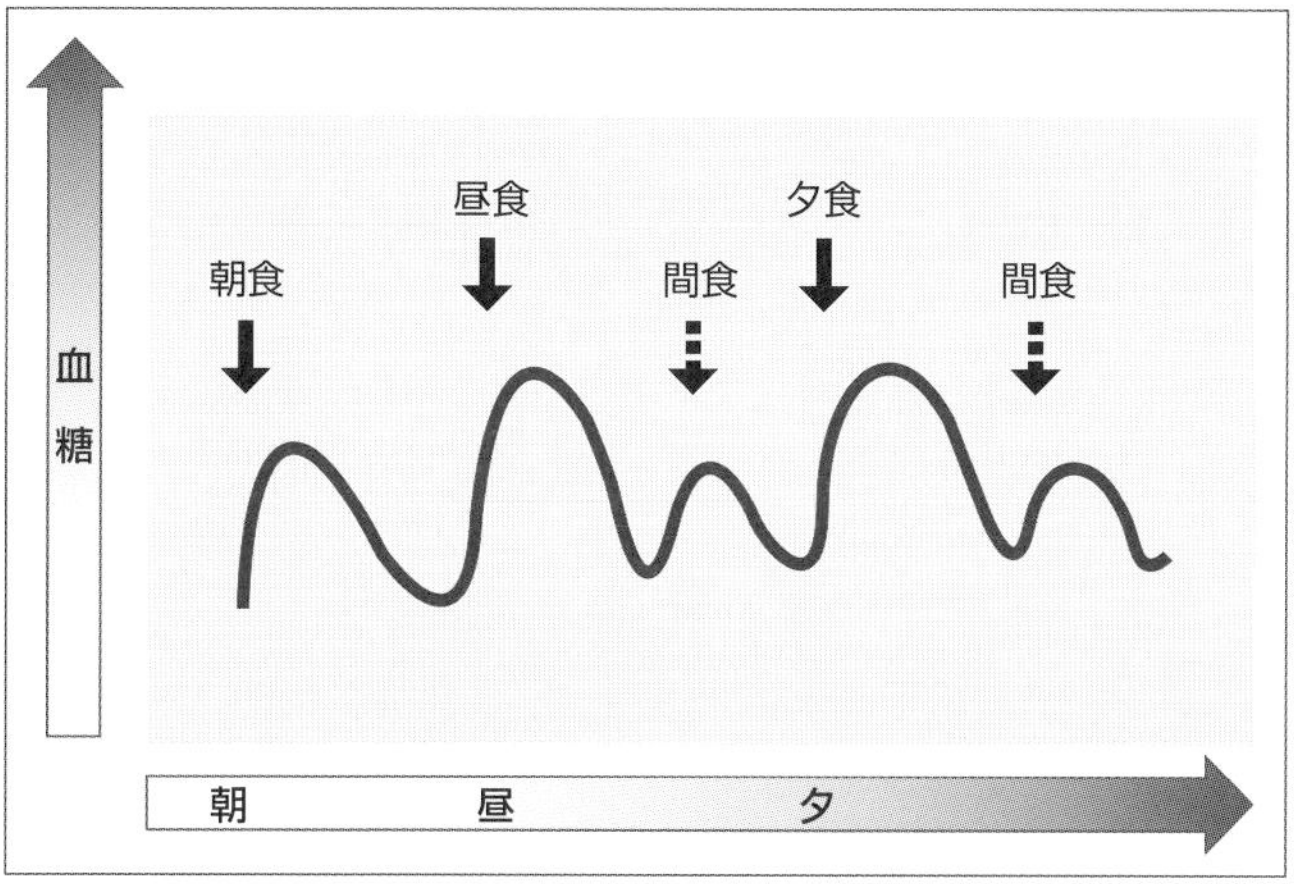

食事や間食をすると、その直後から血糖値が上がる。その後、健康な人ならインスリンが十分に働いて、食後2時間もすると食べる前と同じ値まで戻る。

ためにも1日3回の食事が大切なのです。

そのほかにも、少ない量の食事を数回に分けて食べることで食欲が抑えられ、減量に有効だといわれています。

また、毎日決まった時間に決まった種類の食品を食べるという工夫も減量効果があるといわれています。例えば、炭水化物のように早くエネルギーになる食べものは、身体が多量のエネルギーを必要としている朝や、運動する前に摂取するのがオススメ。夜間は消費エネルギーが最も低くなるので、夕食の炭水化物量を控えめにすることも減量に役立ちます。

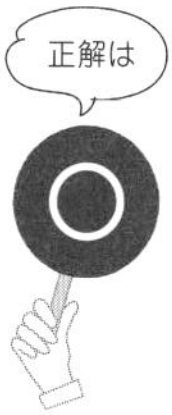
正解は
○

このトピックは○？
それとも×？

やっぱり油はダイエットの敵である

ダイエット中は、**脂肪**（油脂）の摂取を控える人が多いと思いますが、むやみに摂取量を減らすのは身体のためには良くありません。むしろ、ダイエット中だからこそ、脂肪は不可欠だといえます。

ダイエット中は食事の全体量が減るため、便の量も減り、排便回数も少なくなりがちです。

さらに、摂取する栄養素が偏りやすくなるため、体内の代謝がスムーズに行われにくく、**便秘**になりやすい状態です。そんなときに身体の潤滑油として働く脂肪の摂取量を減らすのは、便秘を悪化させることになります。また、脂質不足による便秘は、肌荒れにもつながります。

脂肪はエネルギー源としてだけでなく、体温を保つ、細胞膜やコレステロールを構成する、さまざまなホルモンの合成にかかわるなど、身体の生理機能を維持するための重要な役割を担っています。健康的にダイエットを行うためには、脂肪をカットするのではなく、うまく味方につけることが大切なのです。

また、油によって体内での働きが異なりますので、賢く選んで摂取することも重要。カロリー制限などのストレスを軽減できるだけでなく、キレイに減量することに有効です。

例えば、オリーブオイルは**オレイン酸**含有率が55～83％と、ほかの一般的な植物油と比べて多く、**LDL**コレステロールを低下させる作用が確認されています。また、**抗酸化作用**を持つα-トコフェロール（ビタミンE）をはじめ多くの**ポリフェノール**成分も含んでいます。

ほかには、一般的な食用油に比べて体脂肪がつきにくいと注目されている「**中鎖脂肪酸**」があります。中鎖脂肪酸は油脂（トリアシルグリセロール）のかたちで母乳、牛乳、乳製品などの脂肪分として3～5％、ヤシ油、パーム核油などに7～14％含まれていますが、一般的な食用油（大豆油、菜種油、コーン油、ゴマ油など）にはほとんど含まれていません。

中鎖脂肪酸は、一般的な食用油を構

栄養学の基礎編
ダイエット・健康編
食材・料理編
食の安全編
食の迷信編

中鎖脂肪酸の特長

食べた後、エネルギーになりやすく、体脂肪として蓄積されにくい！

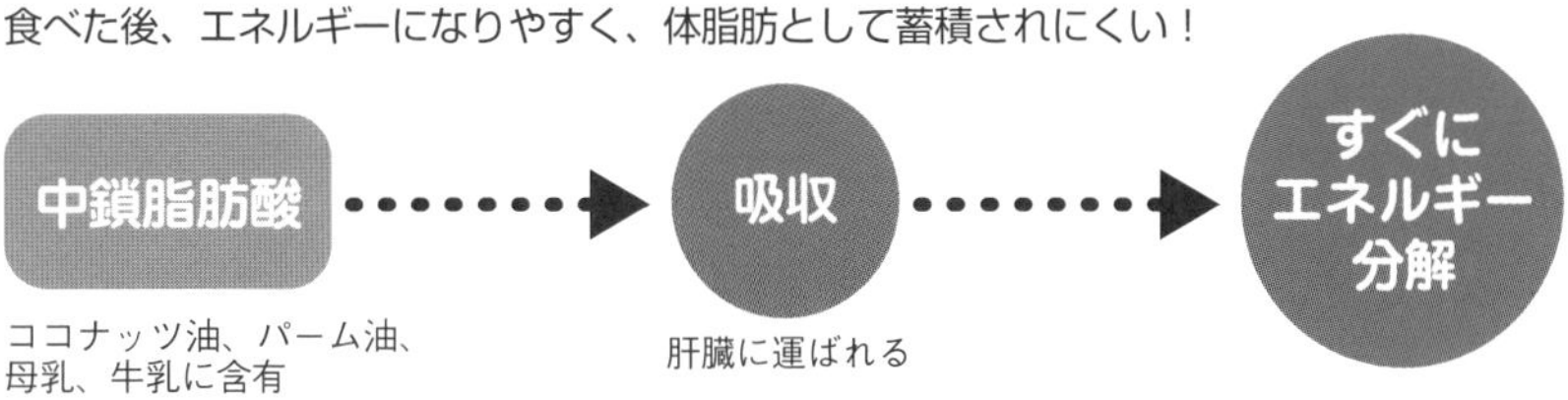

中鎖脂肪酸と一般的な食用油での脂肪の変化

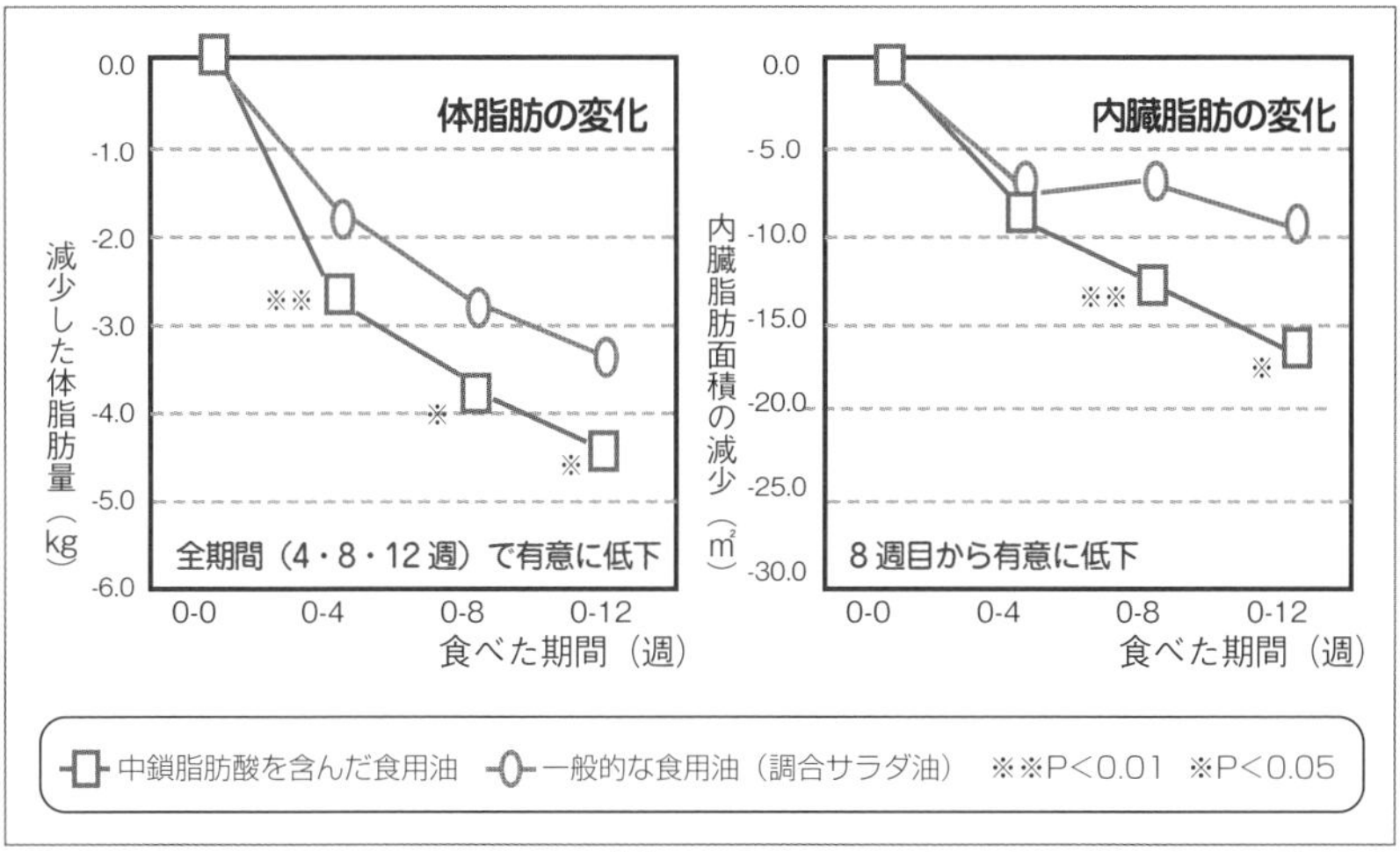

出典：:M.Kasai, et al. Asia Pac J Clin Nutr. 12(2),:151-160(2003)

成する**脂肪酸**（長鎖脂肪酸）とは体内に入る経路が異なります。小腸から直接門脈に入り肝臓で分解されるため、エネルギーとして消費されやすいことが知られています。これが体脂肪になりにくいといわれ、**特定保健用食品**として認可された根拠です。

脂肪の摂取量が不足すると、ビタミンA、D、E、Kなどの**脂溶性ビタミン**の吸収が悪くなります。これらのビタミン不足は、皮膚や髪の毛のツヤ・ハリを失わせ、ホルモン分泌異常による体調不良などを引き起こすこともあります。

ダイエットでは、油をまったく摂らないのではなく、摂り過ぎに注意することが大切です。油はダイエットの味方にできます。

このトピックは○？
それとも×？

肥満なのに栄養素不足になる

「**肥満**＝栄養素をたっぷり摂取」とイメージしがちですが、摂取**エネルギー**量が多いことと身体に必要な栄養素が足りているかどうかは別の話。摂っている栄養素に偏りがあれば、肥満でも栄養素不足になるのです。

例えば、ご飯と野菜だけでエネルギー量を確保している場合、**植物性食品**にはほとんど含まれていない**ビタミン**B_{12}が欠乏します。ビタミンB群は現在8種類ありますが、それぞれが単体で働いているのではなく、チームとなって体内で機能しています。ビタミンB_{12}は、**葉酸**や**ビタミン**B_6とチームを組んで、**動脈硬化**の危険因子とされているホモシステインの血中濃度を正常に保つ働きをしています。ビタミンB_{12}が欠乏すれば、その機能がストップするというわけです。

もともと、日本人の食生活は、塩分が多く、**カルシウム**、**鉄**、**マグネシウム**などのミネラル類、**食物繊維**が不足傾向にあります。また、食生活の欧米化が進み、脂質の摂り過ぎや野菜不足などによる栄養障害も問題になっています。肥満の栄養素不足もその一つです。

厚生労働省が毎年行う**国民健康・栄養調査**をみると、20年ほど前と比べ、男性の肥満者が増えています（グラフ）。摂取エネルギーの増加（食べ過ぎ）がその原因だと思うかもしれませんが、何とエネルギー摂取量は昭和50年頃をピークに減少しています。（同調査）。つまり、食べる量が減っているのに肥満が増えているわけです。

その理由に活動量の低下があります。例えば、成人の1日の平均歩数は20年近くで約800歩減っています（同調査）。令和元年では男性は6739歩、女性は5832歩ですが、現在の国の健康指標である健康日本21（第二次）の目標では20～64歳の男性は9000歩、女性は8500歩、と大きな開きがあります。さらに、外出自粛の影響で1日3000歩未満が約3割とさらに運動量の低下が見られます。

同調査を世帯所得で比較した場合、世帯所得が低いカテゴリーでは、摂取エネルギー量が低い傾向があります。食事を見ると、炭水化物の割合が多く、

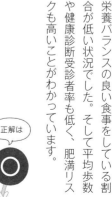

肥満及びやせの者の割合（20歳以上）

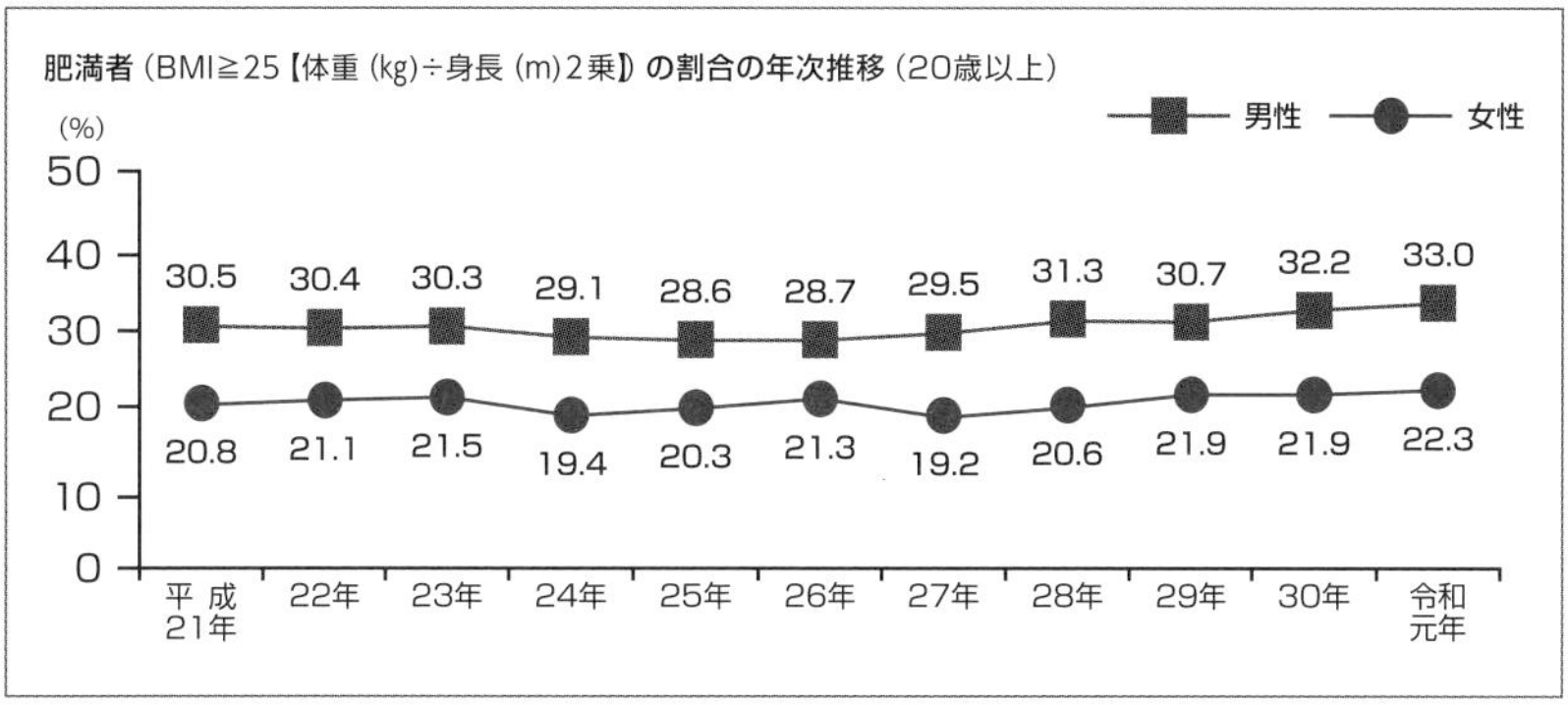

出典:令和元年 国民健康・栄養調査

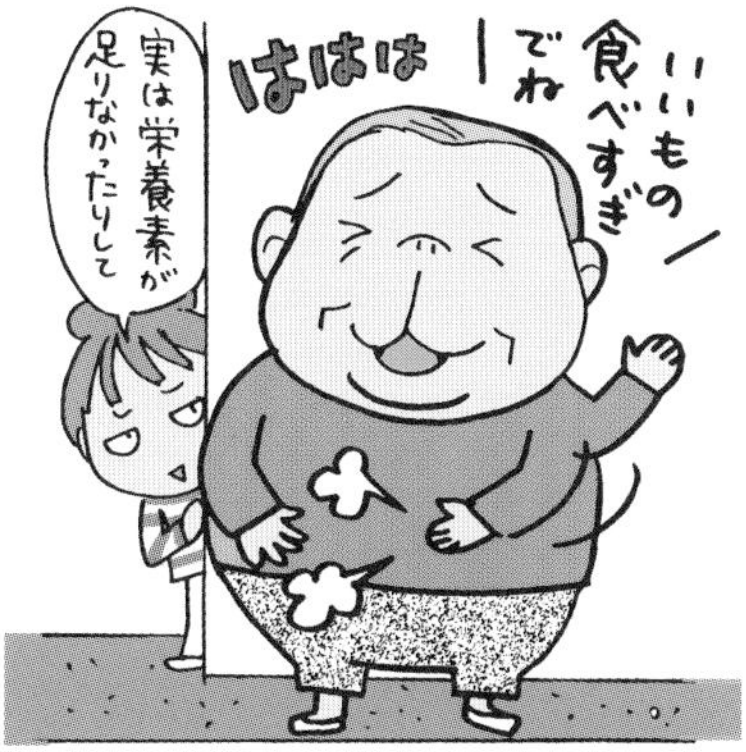
実は栄養素が足りなかったりして
ははは
いいもの食べすぎでね

Point

国民健康・栄養調査

国民の健康増進を目的に国(厚生労働省)が行っている健康と食生活に関する国民調査。1945（昭和20）年から毎年、その結果が報告されている（厚生労働省のHPからダウンロード可）。調査内容は、身体状況、栄養摂取状況、食生活、身体活動・運動、休養（睡眠）、飲酒、喫煙、歯の健康など。日本人の健康状態についての詳細なデータが集積している。

Point

日本人の食事摂取基準

国民の健康維持・増進、生活習慣病予防、エネルギー・栄養素欠乏症予防、過剰摂取による健康障害の予防を目的に、エネルギーおよび各栄養素の摂取量の基準を示したもの。5つの栄養素の指標（推定平均必要量、推奨量、目安量、耐容上限量、目標量）が設定され、年齢区分、性別、身体活動レベルで対象者を特定し（ex.18〜29歳、女性、身体活動レベルⅡなど）、各栄養素の摂取量の基準を示している。厚生労働省が策定し、2019年12月に2020年版が発表された（HPからダウンロード可）。

正解は

栄養バランスの良い食事をしている割合が低い状況でした。そして平均歩数や健康診断受診者率も低く、肥満リスクも高いことがわかっています。

このトピックは〇？
それとも✕？

「カロリーゼロ」飲料にはカロリーがある

「**カロリーゼロ**」と表示されていると、カロリーがまったくないように感じますが、実際には違います。カロリーとは**エネルギー**の単位のことで、食品100g（飲料であれば100㎖）当たりのエネルギーが5kcal未満であれば「カロリーゼロ」と表示できることになっているのです。

また、同様な表示に「シュガーレス」があります。減量している人には魅力的な言葉ですが、これも砂糖や**果糖**、**乳糖**といった糖類の含有量が食品100g（飲料であれば100㎖）当たり0.5g未満であれば表示することができます（「ノンシュガー」「無糖」も同様）。

なお、「砂糖不使用」という表示は、文字通り砂糖を使っていないということで、その代用として果糖や乳糖などを使っていても表示することができます。

同様に「甘さひかえめ」は、味覚としての甘味に関する表示であり、**糖質**が少ないことを意味する「糖質オフ」とは異なります。紛らわしく感じますが、栄養成分表示があるときは、それをみればエネルギー量は一目瞭然です。

ちなみに、低エネルギーと甘さを両立させる甘味料として、ソルビトールやマルチトール、非糖質系天然甘味料のステビア、非糖質系合成甘味料のサッカリン、アスパルテームなどが多用されています。砂糖と比べると、ステビアは約200倍、サッカリンは300～400倍の甘さがあるといわれています。

また、脂質やコレステロールなどに関しても、「無」「ゼロ（0）」「ノン」「レス」「フリー」「低」「ひかえめ」「少」「ライト」「ダイエット」「オフ」「～より低減」という表示がありますが、それらにはすべて基準があります。

また、入っている栄養素をアピールするための「源」「供給」「含有」「入り」「使用」「添加」「～より強化」「高」「多」「豊富」「リッチ」「たっぷり」という表示も、基準を満たすことが条件づけられています。

表示されている文言に惑わされがちですが、やはり商品に書いてある栄養成分表示から判断することが基本です。

栄養成分表示をみると、食品に含ま

れている栄養成分やその量を知ることができます。すべての食品に表示が義務づけられてはいませんが、「〜含有」「〜オフ」などの強調表示がある食品や**栄養機能食品**は、必ず栄養成分表示をすることになっていますので、購入に際しては表示を確認することをオススメします。

ちなみに、栄養成分表示がある場合は、熱量（エネルギー）、たんぱく質、脂質、炭水化物（代わりに糖質と食物繊維が表示されることもあります）、食塩相当量の順で必ず記載されます。任意でナトリウムを表示する場合は、ナトリウムの量の次に「食塩相当量」を括弧書きで表示します。今まではナトリウム量のみでも問題なかったのですが、2015年4月1日、食品表示法が施行され、ナトリウムの表記が食塩相当量に変わりました。ナトリウム量から塩分量を計算するときには、ナトリウムの量（mg）×2.54÷1000をすると食塩量（g）を算出することができます。強調表示を鵜呑みにするのではなく、自らの目で確認することが大切です。

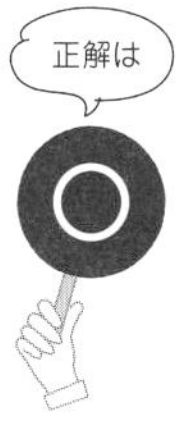

「無」「ゼロ（0）」「ノン」「レス」「フリー」という強調表示の基準

栄養成分	食品100g あたり	飲料や液状の食品 100mlあたり
熱量（カロリー）	5kcal	5kcal
脂質	0.5g	0.5g ただし、いわゆるノンオイルドレッシングの場合は3g
飽和脂肪酸	0.1g	0.1g
コレステロール	5mg	5mg
	もし、1食分の量が15gより多く、かつ脂肪酸のうち飽和脂肪酸の占める割合が15%よりも多い食品なら、飽和脂肪酸の量について以下の条件も満たさなければならない。	
	・飽和脂肪酸の量：1.5g ・飽和脂肪酸のエネルギー量がその食品の全エネルギー量の10%	・飽和脂肪酸の量：0.75g ・飽和脂肪酸のエネルギー量がその食品の全エネルギー量の10%
糖類（ショ糖、果糖、ブドウ糖、乳糖、麦芽糖など）	0.5g	0.5g

「低」「ひかえめ」「少」「ライト」「ダイエット」「オフ」「〜より低減」という強調表示の基準

栄養成分	食品100g あたり	飲料や液状の食品 100mlあたり
熱量（カロリー）	40kcal	20kcal
脂質	3g	1.5g
飽和脂肪酸	1.5g	0.75g
	さらに、飽和脂肪酸のエネルギー量が全エネルギー量の10%	
コレステロール	20mg	10mg
	もし、1食分の量が15gより多く、かつ脂肪酸のうち飽和脂肪酸の占める割合が15%よりも多い食品なら、飽和脂肪酸の量について以下の条件も満たさなければならない。	
	・飽和脂肪酸の量：1.5g ・飽和脂肪酸のエネルギー量がその食品の全エネルギー量の10%	・飽和脂肪酸の量：0.75g ・飽和脂肪酸のエネルギー量がその食品の全エネルギー量の10%
糖類（ショ糖、果糖、ブドウ糖、乳糖、麦芽糖など）	5g	2.5g

「源」「供給」「含有」「入り」「使用」「添加」「〜より強化」という強調表示の基準

栄養成分	食品100g あたり	飲料や液状の食品100mlあたり	100kcalあたり
たんぱく質	7.5g	3.8g	3.8g
食物繊維	3g	1.5g	1.5g
亜鉛（Zn）	1.05mg	0.53mg	0.35mg
カルシウム(Ca)	105mg	53mg	35mg
鉄（Fe）	1.13mg	0.56mg	0.38mg
銅（Cu）	0.09mg	0.05mg	0.03mg
マグネシウム（Mg）	38mg	19mg	13mg
ナイアシン	1.7mg	0.8mg	0.6mg
パントテン酸	0.83mg	0.41mg	0.28mg
ビオチン	6.8μg	3.4μg	2.3μg
ビタミンA	68μg	34μg	23μg
ビタミンB1	0.15mg	0.08mg	0.05mg
ビタミンB2	0.17mg	0.08mg	0.06mg
ビタミンB6	0.15mg	0.08mg	0.05mg
ビタミンB12	0.30μg	0.15μg	0.10μg
ビタミンC	12mg	6mg	4mg
ビタミンD	0.75μg	0.38μg	0.25μg
ビタミンE	1.2mg	0.6mg	0.4mg
葉酸	30μg	15μg	10μg

「高」「多」「豊富」「リッチ」「たっぷり」という強調表示の基準

栄養成分	食品100g あたり	飲料や液状の食品100mlあたり	100kcalあたり
たんぱく質	15g	7.5g	7.5g
食物繊維	6g	3g	3g
亜鉛（Zn）	2.10mg	1.05mg	0.70mg
カルシウム(Ca)	210mg	105mg	70mg
鉄（Fe）	2.25mg	1.13mg	0.75mg
銅（Cu）	0.18mg	0.09mg	0.06mg
マグネシウム（Mg）	75mg	38mg	25mg
ナイアシン	3.3mg	1.7mg	1.1mg
パントテン酸	1.65mg	0.83mg	0.55mg
ビオチン	14μg	6.8μg	4.5μg
ビタミンA	135μg	68μg	45μg
ビタミンB1	0.30mg	0.15mg	0.10mg
ビタミンB2	0.33mg	0.17mg	0.11mg
ビタミンB6	0.30mg	0.15mg	0.10mg
ビタミンB12	0.60μg	0.30μg	0.20μg
ビタミンC	24mg	12mg	8mg
ビタミンD	1.50μg	0.75μg	0.50μg
ビタミンE	2.4mg	1.2mg	0.8mg
葉酸	60μg	30μg	20μg

※参考：農林水産省HP

このトピックは○？
それとも×？

朝食抜きはダイエット効果を上げる

朝食は身体と頭が活動を開始するためのスイッチです。朝食を摂ることで、体温が上がり身体が目覚め、大脳にエネルギーが供給されて集中力を高めるほか、胃腸が刺激されて排便のリズムが整い、便秘になりにくくなるなど、さまざまな効果が期待できます。

厚生労働省の「**国民健康・栄養調査**」の経年変化によると、成人における朝食の欠食率（菓子、果物、乳製品、嗜好飲料などの食品のみ、錠剤などによる栄養素の補給、栄養ドリンクのみの、何も食べない人）は平成19年以降、男性15％程度、女性10％程度で推移しています。男女とも20歳代で最も欠食率が高いという報告があります。

朝食を摂らないと、空腹を感じ、食欲が出てくる時間がずれてしまうので、昼がずれ、夜がずれ、食事リズムが乱れます。特に1日の活動を終え、空腹感を強く感じやすい夕食は食べ過ぎになりがちです。

さらに、食事の時間が遅くなるほど、その後のエネルギー消費が少なくなるため、脂肪として蓄積しやすくなります。また、遅い夕食のせいで翌朝の食欲が低下するため、また朝食を食べないという悪循環に陥り、**ダイエット**どころか肥満になる可能性を高めてしまいます。また、夜遅くまで起きていると食べる機会も増え、そのせいで朝は少しでも長く寝ていたいといった理由で、朝食を食べる時間がなくなることになります。

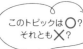

人間には、身体の内外の環境がどのように変化しても体温を一定に保とうとする働きがあります。これを「**恒常性**（ホメオスタシス）」といいますが、1日を通してみると、体温は緩やかに変化しています。時間帯では、だいたい朝3～6時ごろに最も下がり、昼13～18時ごろに最も高くなっています。

夜、寝ている間に低下していた**代謝**を昼に向けて高めていくのが朝食ですから、それを抜けば代謝は低い状態が続きます。さらに、体温が下がり代謝が低くなっていく夜に食事を摂ることは、脂肪を蓄積しやすくします。つまり、ダイエットをしている人にとって朝食を抜くことは、むしろダイエット

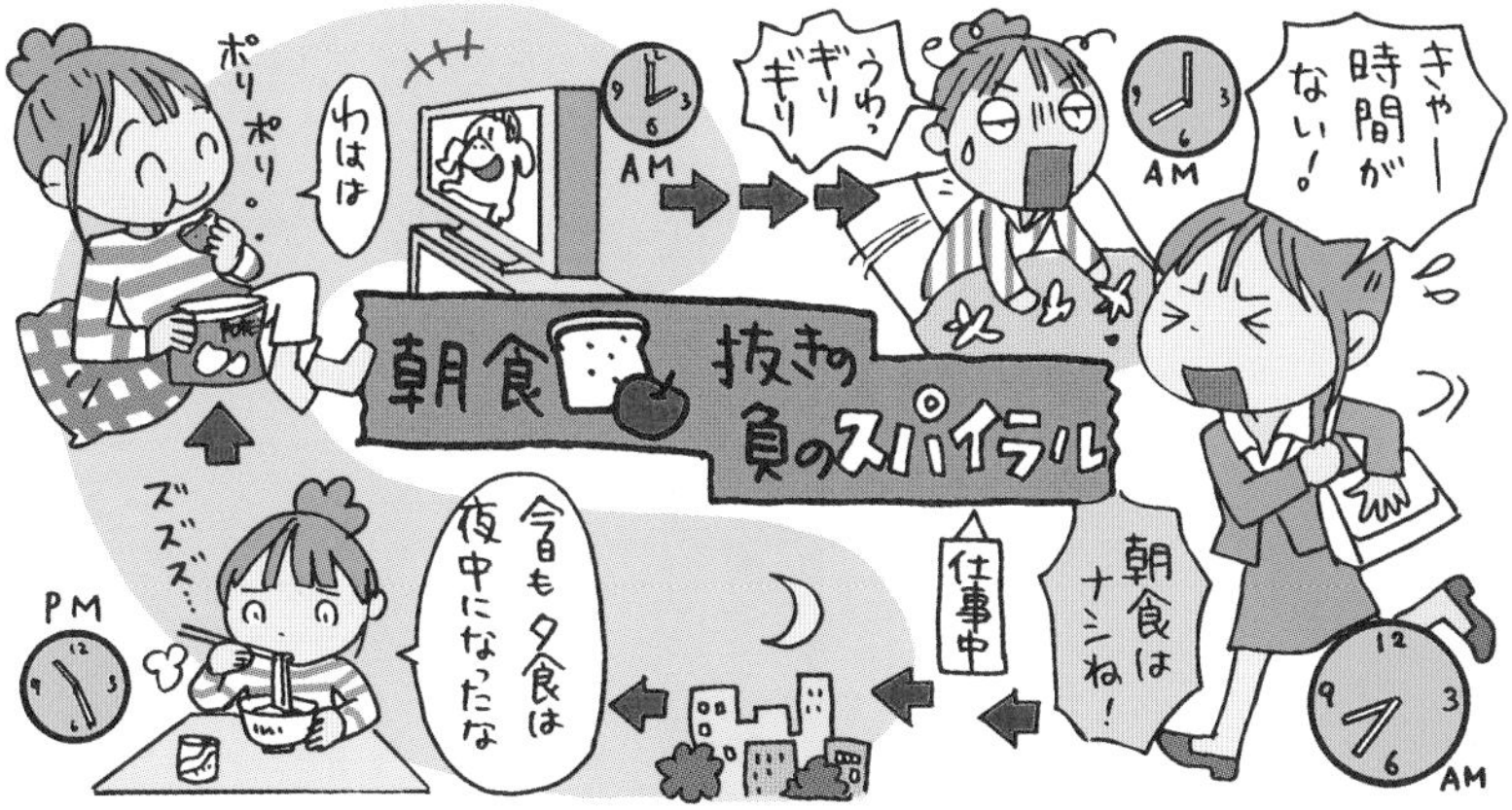

1日の体温変化のイメージ

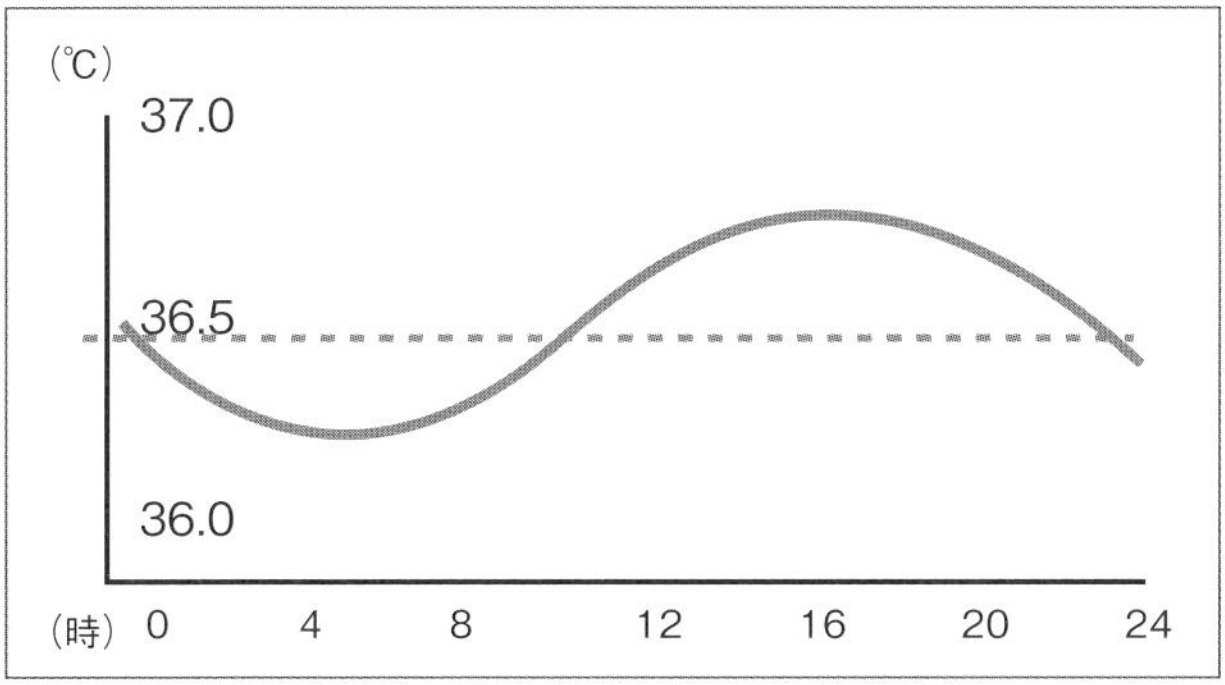

平均体温の前後1度の範囲で変化している。また、早寝早起きの「朝型」生活と、深夜まで起きている「夜型」生活では、個人差はあるものの、朝型の人の方が日中の体温が高くなっていることが報告されている。つまり、朝型は夜型と比べて日中のエネルギー代謝量が多く、ダイエット向きだといえる

効果を下げている可能性が高くなるというわけです。様々な研究でも、朝食を食べる頻度が少ない人ほど肥満になりやすい傾向にあることが報告されています。特に朝食をメインに食べ、夕食を減らすことで、血糖上昇が穏やかになり、脂肪がつきにくく、実際体重減少もスムーズになります。

忙しくて朝食を用意する時間がないという人は、手軽に食べられて脳のエネルギー源になる炭水化物（おにぎりやサンドイッチ）を摂ることから始めてみてはいかがでしょうか。

朝食をきちんと摂ることで、体温の上昇をスムーズにし、活動的な1日をスタートさせることができます。日中を活動的に過ごすことは、健康的なダイエットにもつながります。

このトピックは〇？
それとも×？

食べる量を減らしても太ることがある

身体活動量が少ないのなら、食事で摂取するエネルギー量も少なくて良いと思われがちですが、体内では睡眠中であっても脳や心臓、肺、肝臓などで生命維持活動が営まれています。当然、そこにはエネルギーが必要となるため、活動しないからといって摂取エネルギー量を極端に減らすことは良くありません。

こうした人間が生きるために必要な最小エネルギー消費量を「**基礎代謝**」といいます。

これは、仰臥位（仰向けで横になった状態）で睡眠することなく、かつ肉体的・精神的に安静であり、腕や脚などを動かさない状態で24時間過ごしたときに消費するエネルギー量のこと。

先に挙げた臓器のほかに、体温を維持するために活動している筋肉や臓器が消費するエネルギーも含みます。

基礎代謝は年齢、体格、性別など、さまざまな条件で変化します。例えば、同じ体重なら**筋肉量**が多い方が高くなります。一般に女性よりも男性の基礎代謝が高いのは、筋肉量が多いためであり、年齢を重ねると低くなるのは、筋肉量が減ったためです。また、基礎代謝は身体の表面積に比例するため、同じ体重ならば、身長の高い人の方が、基礎代謝が高くなります。

では、活動量が少ない人は基礎代謝分のエネルギー、つまり必要最小限のエネルギーを摂取しておけば良いのか、というとそんなことはないのです。

動かないのだから、必要以上のエネルギー摂取は太る原因になると思うかもしれませんが、食事の量を減らしてしまうと、基礎代謝も低下してしまう点が問題なのです。

人間の身体は、体内で使用できるエネルギー量が少なくなると、**生体防衛本能**が働き、少ないエネルギー量でも生きていけるよう変化していきます。つまり、飢餓状態でも生命を維持しようと、体内で省エネルギー化が進行していくのです。すると、身体は食事から摂取したエネルギーを少しでも多く体内に取り込み、蓄積しようとするため、食事を少し摂っただけでも太りやすい体質に変わってしまいます。

全身およびおもな臓器・組織のエネルギー代謝の割合

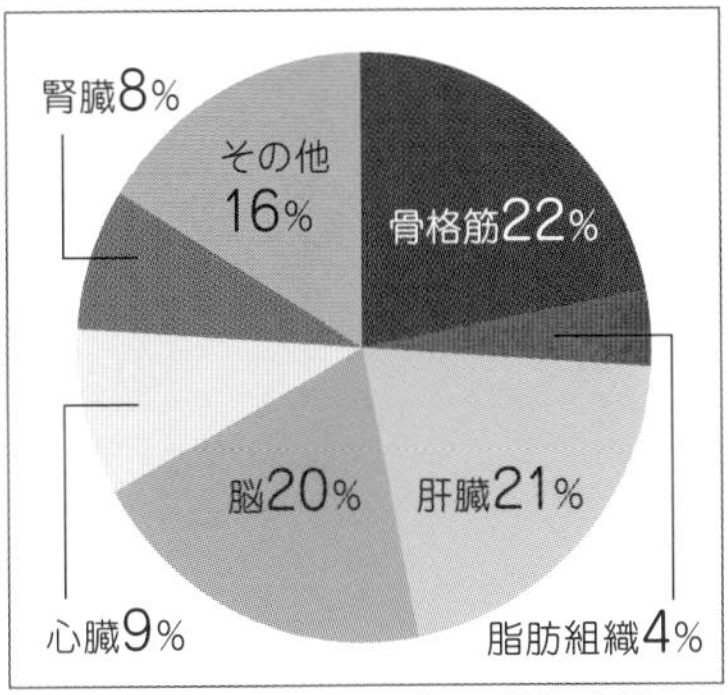

出典：厚生労働省e-ヘルスネット：「ヒトの臓器・組織における安静時代謝量」

基礎代謝量（平均値）の年齢変化

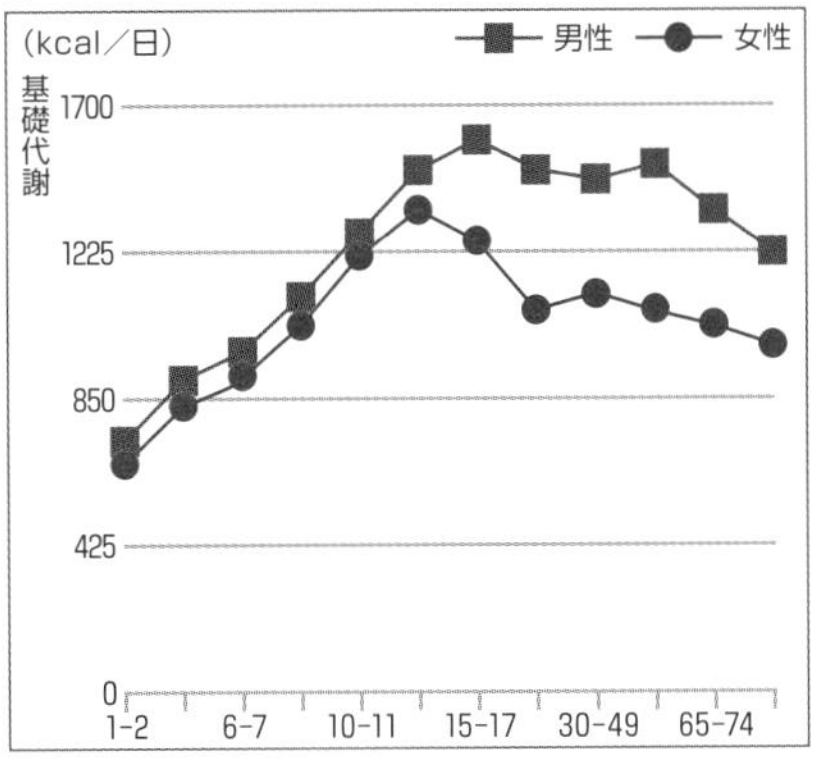

出典：日本人の食事摂取基準（2020年版）（厚生労働省）

Point 基礎代謝の変化と筋肉量

とくに運動などを行わない場合、基礎代謝は12〜18歳前後をピークに加齢とともに低下する（右上グラフ）。個人差はあるが、一般に40歳を過ぎると急激な下降線をたどっていく。これは、加齢によって筋肉量が減少してしまうから。臓器や組織によってエネルギー消費量は異なるが、安静時、活動時ともに消費量が多いのは骨格筋（円グラフ）。基礎代謝の維持・向上には筋肉量が大きく関係していることがわかる。しかし、これは筋肉が身体に占める割合が多いため。実は、1g当たりで換算すると筋肉より腎臓や心臓のエネルギー消費量が多い。

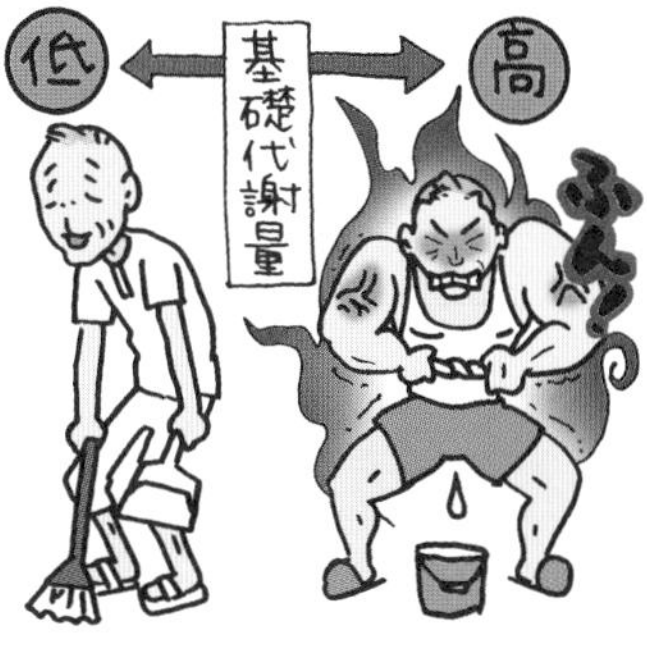

活動量が少ないからといって食事量を極端に減らすことは、健康的でないばかりか、かえって肥満になる可能性を高めてしまうのです。

基礎代謝の低下は加齢によっても進行しますが、バランスの良い食事に加え、定期的に運動を続け筋肉量を維持することで進行を遅くすることができます。

さらに、筋力トレーニングを加えれば筋肉量が増加し、基礎代謝を上げることができます。基礎代謝を上げることは、**メタボリック症候群**の予防・改善にもつながります。

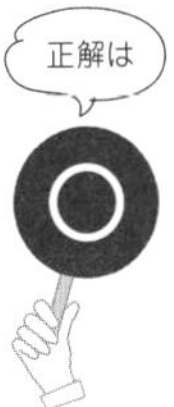

このトピックは○？
それとも×？

就寝前に食事を摂るとよく眠れる

睡眠は身体を休めるために不可欠であり、睡眠を十分にとることは健康を保つための大きな要素です。

ところが寝る前に食事をしてしまうと、寝ている間にも胃腸が働き続けるため、安眠できず身体を休めることにはなりません。

胃内に食べものと**胃酸**が大量に入ったまま横になると、それらが食道へ逆流し、「逆流性食道炎」を起しやすくなります。

また、寝ている間はあまりエネルギーを必要としないため、糖分がエネルギーとして使用されず、**血糖値**を調整する**インスリン**というホルモンの分泌が増え、身体に脂肪が蓄えられやすくなります。

以上のような理由から、夜は少なくとも就寝2～3時間前までに食事を済ませるようにするのがいいでしょう。

しかし、どうしても夕食が遅くなってしまうこともあると思います。例えば、食べた後2時間も起きていられないといったケースです。

このようなときは食べない方が良いのかというと、そんなことはありません。なぜなら、空腹も眠りを妨げてしまうためです。就寝までの時間が短い食事は、なるべく胃に負担がかからない温かいメニューで軽く済ますことがオススメです。

とはいえ、なぜ睡眠が必要なのか、どんな利益をもたらすのか、睡眠時間はどのくらいが理想なのかなど、まだ解明されていないことも多いのが現状です。

日本では**休養**指針で睡眠は6時間以上が推奨されていますが、毎日4時間の睡眠で健康な人もいれば、10時間眠らないと体調が悪いという人まで、睡眠時間には個人差があります。

睡眠には大きく分けて2つの種類があります。浅い眠りの**レム睡眠**と、深い眠りの**ノンレム睡眠**です。通常、ノンレム睡眠を経過した後に、短いレム睡眠が続くというサイクルを、1晩に5～6回繰り返します。

睡眠は、第1段階（最も眠りが浅い相で簡単に目覚める段階）から、第4段階（最も眠りが深い相で起こしてもなかなか目覚めない段階）へと進んで

睡眠時の胃の負担を考えた食材の選び方

好ましい食材	卵、牛乳、大豆製品（納豆・豆腐）、脂身の少ない肉類（牛肉や豚肉のヒレ·鶏肉のささみなど）、煮込むとやわらかくなる野菜（カボチャ·ニンジン・大根など）
控えめにしたい食材	消化に時間のかかる魚介類（イカ・タコ・干物など）、脂肪の多い肉類（ハム・ソーセージ・ベーコンなど）、刺激の強い香辛料（トウガラシ・コショウ・カレーなど）
控えめにしたい嗜好品	コーヒー、アルコール類など

Point

レム睡眠とノンレム睡眠

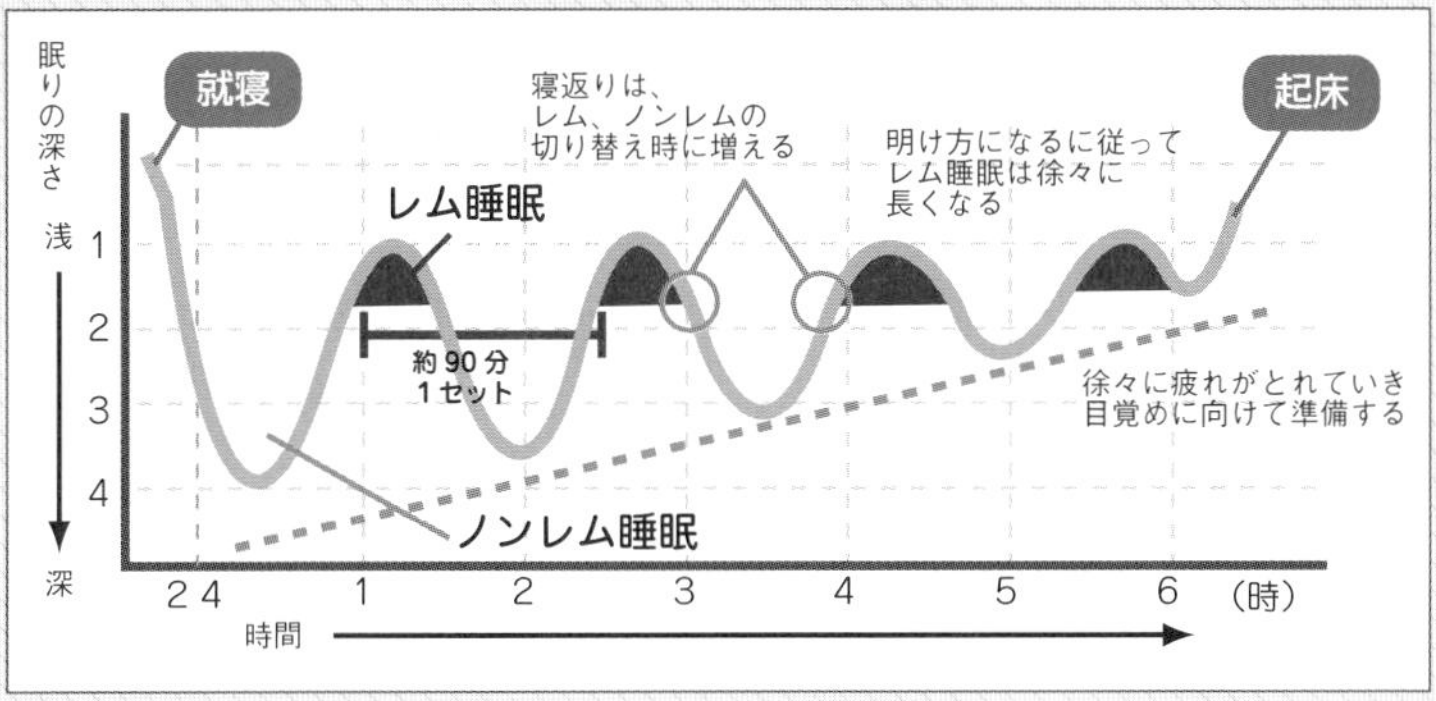

いきます。第4段階では、血圧が最も下がり心拍と呼吸も最も遅くなります。

レム睡眠中の脳の電気的活動は、覚醒時と同じようにとても活発になります。眼球が忙しく動き、筋肉が無意識にピクピク動き、呼吸は速く深くなります。しかし、横隔膜以外の筋肉は非常に弛緩していて、ノンレム睡眠時の最も深い睡眠レベルのときよりもリラックスしているほどです。

夢をみるのは、ほとんどがこのレム睡眠時で、寝言、夜驚症、夢遊症は第3段階と第4段階で多く起こることがわかっています。

いずれにしても、このような睡眠のサイクルを乱さず、身体を十分休ませるためにも、就寝前の食事は控えめにするのがオススメです。

このトピックは○？
それとも×？

水は1日に約2リットル飲むのが良い

成人であれば、1日におよそ2.5ℓの水を飲むと良いとされています。

なぜなら、水は消費エネルギー1kcalごとに1mℓ必要だといわれているため。成人の平均エネルギー消費量は約2500kcalですので、それを基準に換算すると、2.5ℓが目安量になるというわけです。

水は身体の構成成分の約60%も占めています。体内の**水分**は、物質の溶解や各種反応の媒体になるなど、重要な役割を担っています。

また、血液の80%は水分で、物質の運搬や排出に不可欠であり、体内に熱が生じた際には発汗によって水分を蒸発させて放熱し、体温を調節する役目もあります。

このように、水分は人間の生命維持活動にとって欠かすことのできない存在であるため、体内ではほぼ一定に保たれています。

体内の水分不足のサインに、ノドの渇きがありますが、実は、渇きを感じたときには、すでに体内の脱水状態がある程度進んでいます。そのため、ノドの渇きを感じる前に、こまめに水分を摂るのが理想です。

とくに運動時は、吸収を速めるために10℃前後に冷やした水を運動前15〜30分前に一定量（400mℓ程度）を摂ることがオススメです。もちろん、運動中や運動後も発汗で失われた水分をしっかりと補給することが大切です。

水分を摂ることでトイレが近くなることを心配する人もいますが、体内の代謝産物や電解質のバランスをとるためには、1日に少なくとも400〜500mℓの尿を排泄することが必要だといわれています。そのような点からも、十分な量の水を飲むことが大切なのです。

なお、1日の平均的な尿量は1000〜1500mℓとされ、100mℓ以下だと無尿、400mℓ以下だと乏尿、2000mℓ以上だと多尿とされています。

水分の摂取量は、失った水分とバランスをとるのが基本です。医学的には、脱水や腎結石などの異常が発生するのを防ぐために、健康な成人で1日に少なくとも1.5〜2ℓの水分を摂取する必

栄養学の基礎編
ダイエット・健康編
食材・料理編
食の安全編
食の迷信編

失った水分とのバランスをとって補給を

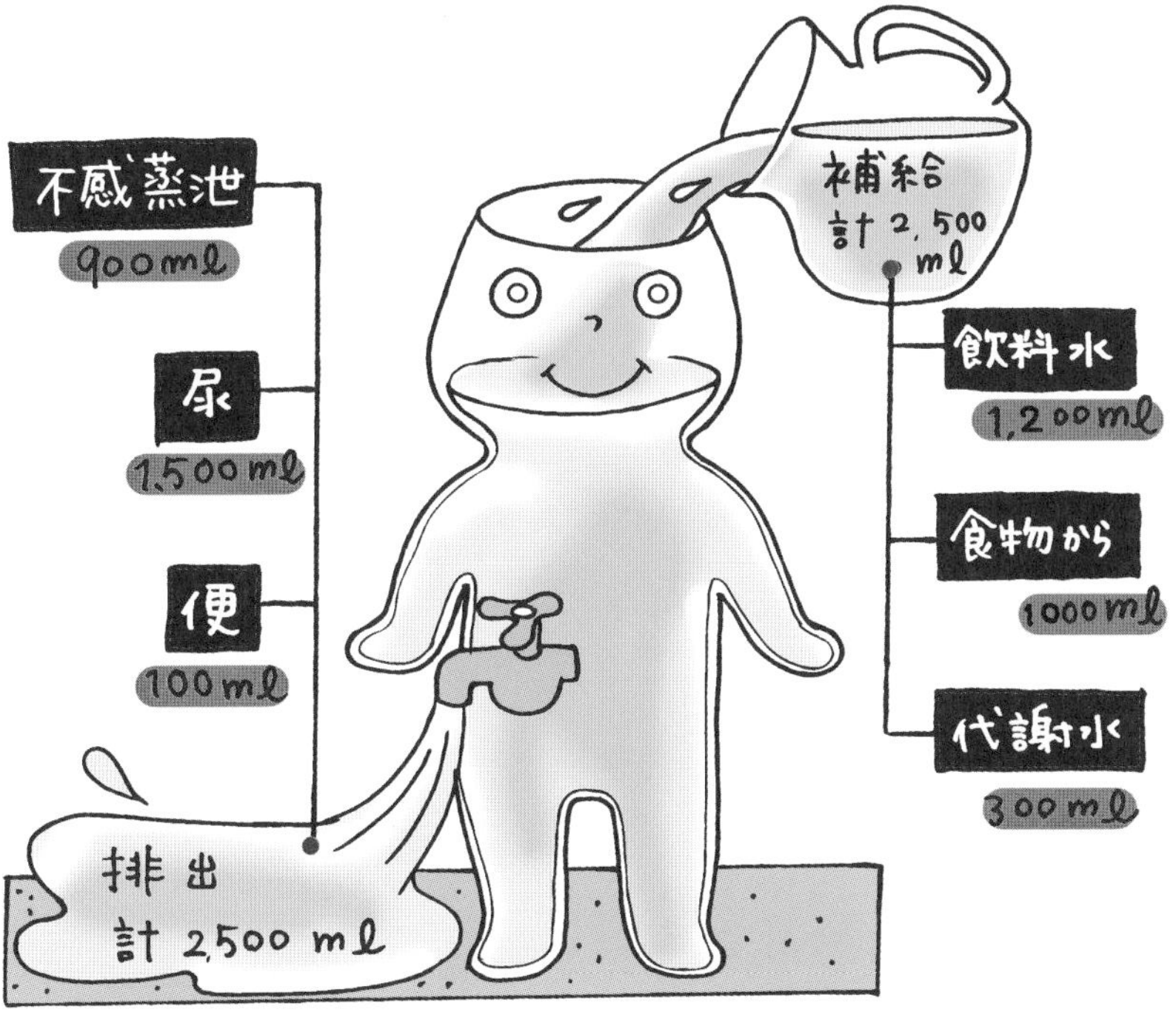

代謝水：糖質、脂質、たんぱく質が代謝されるときに同時に生成される水。
不感蒸泄：無意識に皮膚表面および肺から呼気として絶えず蒸発している水分。
皮膚からは約500mℓ/日、肺からは400mℓ/日が失われている。

要があるとしています。

水分の摂取不足、大量の汗、下痢、**糖尿病**による尿量の増加などによって身体の水分が欠乏すると、ノドの渇きをはじめ、皮膚や粘膜の乾燥、疲労感、神経興奮などの症状が現れます。通常であれば、失った水分を補うことができますが、嘔吐や激しい下痢が続くような場合には、十分な水分補給ができず、脱水状態を招くことがあります。

脱水状態時は、体内の**ミネラル**が失われていることも多く、ミネラルバランスの崩れによるさまざまな異常もあらわれます。体内水分の10％が失われると機能障害が起こり、20％では死に至る危険性があるといわれています。

身体にとっては水分を節約して使うことにより、余った水分を排出する方が簡単。日頃から水は多めに飲むように意識することが、1日約2ℓをクリアするコツです。

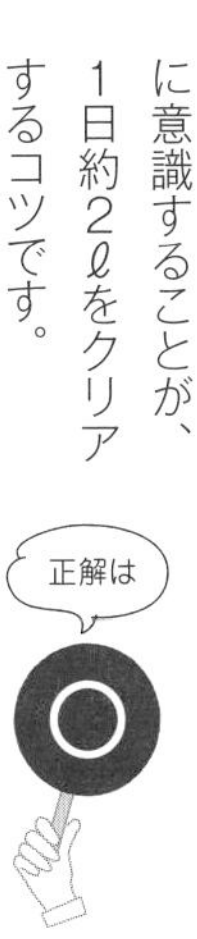

このトピックは○？
それとも×？

お酒は少量なら「百薬の長」である

飲酒は健康リスクを高めると考えられていますが、必ずしもそうとは限りません。お酒を飲まない人に比べて、少量のお酒を飲む人の方が虚血性心疾患や脳梗塞、2型**糖尿病**などのリスクが低いというデータもあるのです。

このように、**アルコール**は「少量」なら気持ちをリラックスさせるほか、循環器疾患の予防やＨＤＬコレステロールを増加させるなどの利点がありますが、「大量」に飲み続ければ、運動機能の麻痺や意識障害の原因になるだけでなく、多くの病気の発症リスクを高めることは間違いありません。

お酒は少量の場合に限り、「百薬の長」になるかもしれませんが、果たしてどの程度が少量、もしくは大量なのでしょうか。

通常のアルコール代謝能を持つ人で、適度な飲酒量は、純アルコールで1日平均20g程度とされています。この数値は、日本人や欧米人を対象にした大規模な疫学研究から、アルコール消費量と総死亡率の関係を検討し、それを根拠に割り出されたもの。なお、20gはビール中ビン1本（５００㎖）、日本酒1合（１８０㎖）、チューハイ（7％）３５０㎖、ウィスキーのダブル1杯に相当します。

体内に入ったアルコールは胃で約20％、腸で約80％が吸収され、血液に溶け込んで**肝臓**に運ばれ処理されます。

肝臓に運ばれたアルコールは、まずＡＤＨ（アルコール脱水素酵素）によって分解され、アセトアルデヒドに変化します。これは身体にとって有害物質であるため、顔が赤くなる、動悸が激しくなる、頭痛、吐き気といった悪酔いの症状を引き起こす原因になります。アセトアルデヒドはＡＬＤＨ（アルデヒド脱水素酵素）によって無害な酢酸に分解され、血液を通して全身に運ばれ、最後は炭酸ガスと水に分解されて身体から出ていきます。

通常、1時間に代謝処理されるアルコール量は、体重1kgあたり0.1gといわれています。したがって、体重60kgであれば1時間に代謝処理されるアルコール量は6gということになります。

ただ、血液中のアルコール消失（分解）速度は個人差が非常に大きいため、消失速度の平均値は男性でおよそ1時

1日の平均アルコール消費量と死亡率の関係　国外の14疫学研究のメタ分析

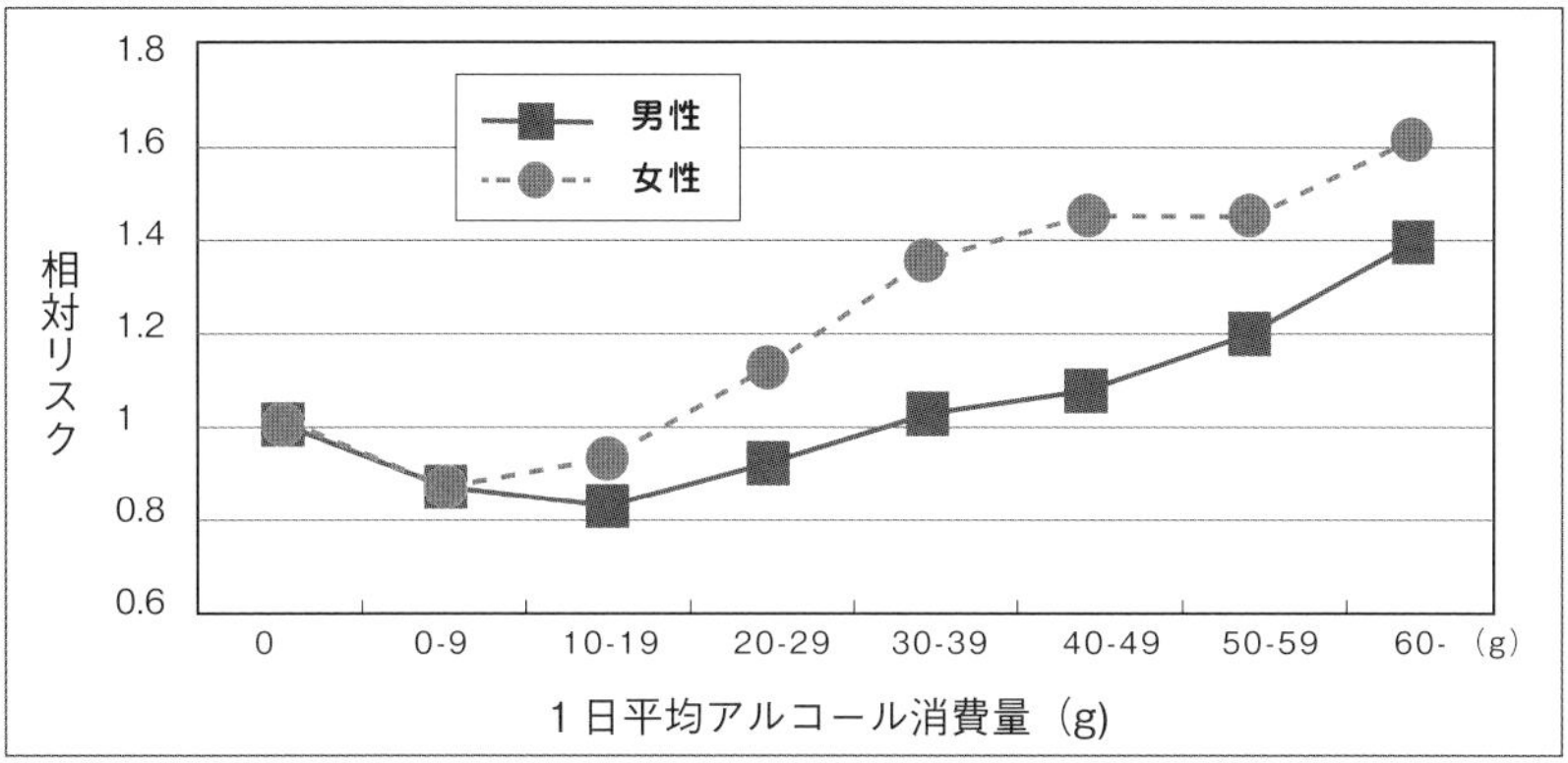

※出典 Holman CD, English DR, Milne E et al.Meta-analysis of alcohol and all-cause mortality: a validation of NHMRC recommendations.MJA 164: 141-145, 1996.

アルコール消費と生活習慣病等のリスク

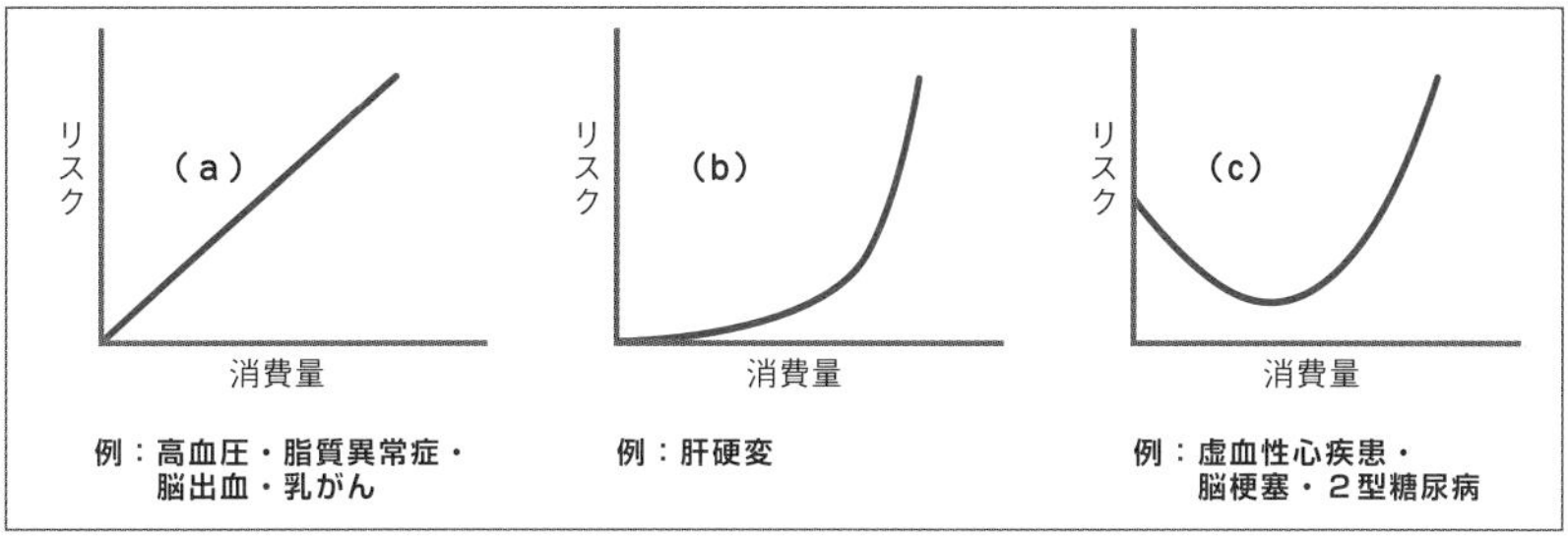

aとbのグラフは飲酒量の増加にともなってリスクも高まることを示している。cは飲酒しない人に比べて、少量を飲む人の方がリスクは低いが、飲酒量が増えると飲酒しない人のリスクより高くなることを示している。少量飲酒の疾患リスクの低下は、飲酒の健康面における利点を示唆している。

間に9g、女性で6.5g程度と報告する研究結果もあります（ビール中ビン1本で男性なら2.2時間、女性では3時間程度かかる計算になる）。

体重と同様に、肝臓自体が大きいとアルコールの分解は速くなります。飲酒量が同じでも、女性の方が臓器障害を起こしやすいのは、このためだと考えられています。また、アルコールは脂肪に溶けにくい性質を持っているため、男性と比較して体脂肪量が多い女性は、血中アルコール濃度が高くなりやすいともいわれています。

こうした理由から、女性の飲酒量は男性に比べて少なくすることが推奨され、諸外国のガイドラインなどから、男性の50～65％程度が適当と考えられています。

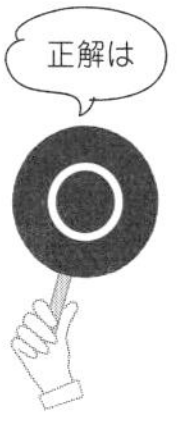

ノンアルコールでも脂肪肝になることがある

脂肪肝とは、一言でいうと「**肝臓**のなかに**中性脂肪**が溜まった状態」です。通常、肝臓の重さの2～4％の中性脂肪が貯蔵されていますが、それが5％以上になると脂肪肝と診断されます。日本では、ここ数年で脂肪肝と診断される人が成人の3人に1人の割合と急増し、予防・改善が喚起されています。

肝臓の病気というと、真っ先に**飲酒**による**アルコール**が原因と考えがちですが、そんなことはありません。実際、脂肪肝もアルコール性と非アルコール性の2つに大きく分けられています。

飲酒がおもな原因であるアルコール性では、脂肪肝から肝硬変、そして肝臓がんに進むことがあり、治療のためにはアルコール摂取をやめる、控えるなどが必要になります。

これまで飲酒しない人は、脂肪肝になっても症状は軽く、肝炎や肝硬変になりにくいと思われていました。しかし、**肥満**や運動不足、甘いものの食べ過ぎなどが原因となり、非アルコール性の脂肪肝も、脂肪肝の約1割の人にみられるほど、増加してきました。

また、非アルコール性であっても、肝臓の10％ほどが炎症を起こし、肝細胞に障害が発生することで繊維化が進み、肝硬変や肝臓がんへ移行することがわかりました。これが「非アルコール性脂肪肝炎（NASH：ナッシュ）」と呼ばれる病気です。

以前は、脂肪肝そのものは比較的軽い病気とされてきましたが、近年では、動脈硬化の原因となる**メタボリック症候群**との関係が注目されるようになってきました。

なぜなら、メタボリック症候群には脂肪肝との合併も多く、とくにNASHとの合併が心配されているためです。

また、脂肪肝は自覚症状がほとんどないため、知らずに症状が進行している場合もありますが、血液検査や腹部超音波検査などで簡単に診断が可能です。健康診断など、積極的に検査を受けることをオススメします。そして、脂肪肝を指摘されたら、早めに食事内容や生活習慣を改善して治療すること

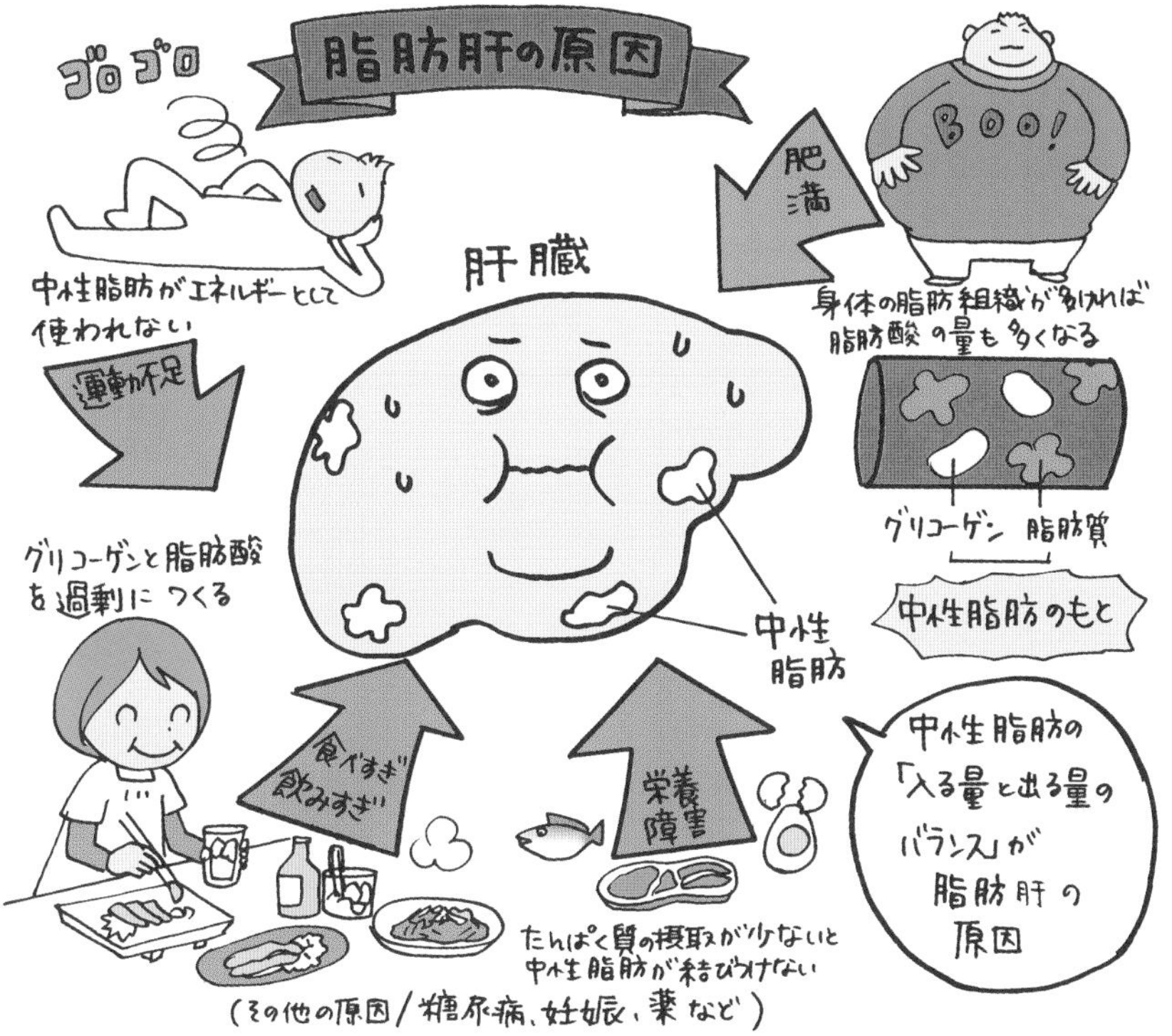

脂肪肝の原因として、肥満や糖尿病、アルコールの摂取、栄養失調（低たんぱく食など）がある。また、薬の使用が原因になることもあり、コルチコステロイド薬、テトラサイクリン系抗生物質、バルプロ酸、メトトレキサート、四塩化炭素、黄リンなどがそれにあたる。

が大切です。

なお、肥満の人は脂肪肝になりやすいため減量が勧められますが、過激なダイエットも脂肪肝の原因となることがあるため注意が必要です。

肝臓から全身に中性脂肪を送り出す際にたんぱく質が必要になりますが、過度な食事制限などでたんぱく質が不足すると、その働きに支障をきたすため、肝臓に中性脂肪が過剰に溜ってしまい、脂肪肝になってしまうのです。

肝臓は、人体のなかで最も大きな臓器で、その重さは成人で1000～1200gもあります。栄養分の生成や貯蔵、血液中の薬物や毒物などの代謝と解毒、胆汁の産生、体内に侵入したウイルスや細菌による感染の防御など、さまざまな働きをしており、私たちが生きていくためには、健康な肝臓であることがとても大切なのです。

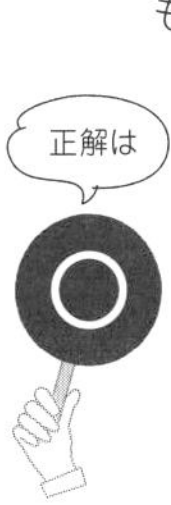

このトピックは○？
それとも×？

脳トレに効果的な栄養成分がある

脳は、いくつもの**神経細胞**・ニューロンがシナプスという連絡網でつながり、複雑な回路をつくっています。4～5歳で成人の脳とほぼ同じ重さに達しているといわれる神経細胞は、生まれたばかりの赤ん坊でもほぼ完成しています。

　神経細胞は分裂して増えることはなく、20歳をピークにその後は徐々に減少していきます。いわゆる脳萎縮は、病気以外でも成人以降で、すでに起こり始めているのです。

　だからといって悲観することはありません。脳の神経細胞は使われると発達し、使われないと消失する性質があるため、日頃から脳を使って鍛えることで**老化**を食い止めることができるのです。

　最近注目されている計算ドリルや読み書きなどの脳トレーニングは、脳細胞の活性化に有効です。市販されている脳トレゲームを利用するのもオススメですが、それらに頼らずとも脳を鍛える方法があります。それは手を動かすこと。手を動かすことで、脳のいろいろな部分が連続して働くようになります。昔ながらの折り紙などは、遊びながら脳を活性化させるのに効果的な方法です。

　また、頭が良くなる栄養素といわれる**DHA**（ドコサヘキサエン酸）は神経細胞をつないでいるシナプスに働きかけて、情報伝達をスムーズにする効果があります。

　DHAは、生体内では脳や神経組織、精子などに多く存在しており、「**動脈硬化**、**脂質異常症**、認知症などの予防・改善に良い」、「アトピー、アレルギー等に良い」、「脳の発達に良い」、「がんの発生や転移に効果がある」といわれています。

　DHAを含む食品としては、マグロ、カツオ、ハマチ・ブリ、サバ、イワシ、筋子など、魚類に多くあります。また、「**中性脂肪**が気になる方の食品」という表示で、DHAを関与成分とした**特定保健用食品**が許可されています。

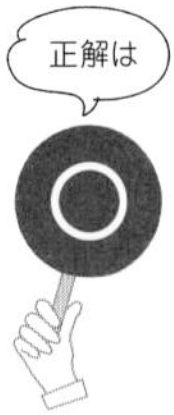

特定保健用食品とは？

「身体の生理学的機能などに影響を与える保健機能成分を含む食品」のこと。血圧、血中コレステロールなどを正常に保つことを助けたり、お腹の調子を整えるのに役立つなど、特定の保健の用途に資する旨を表示するものをいう。特定保健用食品として販売されているものは、製品ごとに食品の有効性や安全性について審査を受け、表示について国の許可を得ている（右の許可マークがその証明）。許可表示は下の４種類に分けられる。

特定保健用食品

食生活において特定の保健の目的で摂取をする者に対し、その摂取により当該保健の目的が期待できる旨の表示をする食品。既に許可を受けている食品は、商品名や風味等の軽微な変更等をした場合、新規と同じ手続で再度トクホと認定される。

許可表示例：
カツオ節オリゴペプチドを配合した食品で、血圧が高めの方に適した食品です。

特定保健用食品（疾病リスク低減表示）

関与成分の疾病リスク低減効果が医学的・栄養学的に確立されている場合、疾病リスク低減表示を認める特定保健用食品。

許可表示例：
この食品はカルシウムを豊富に含みます。日頃の運動と適切な量のカルシウムを含む健康的な食事は、若い女性が健全な骨の健康を維持し、歳をとってからの骨粗鬆症になるリスクを低減するかもしれません。

特定保健用食品（規格基準型）

特定保健用食品としての許可実績が十分であるなど、科学的根拠が蓄積されている関与成分について規格基準を定め、審議会の個別審査なく、事務局において規格基準に適合するか否かの審査を行い許可する特定保健用食品。

許可表示例：
難消化性デキストリンが含まれているのでお腹の調子を整えます。

条件付き特定保健用食品

特定保健用食品の審査で要求している有効性の科学的根拠のレベルには届かないものの、一定の有効性が確認される食品を、限定的な科学的根拠である旨の表示をすることを条件として、許可対象と認める食品。

許可表示例：
○○を含んでおり、根拠は必ずしも確立されていませんが、△△に適している可能性がある食品です。

このトピックは〇？
それとも×？

運動開始から20分経たないと体脂肪は燃えない

運動を開始した直後は、主に血液中の**糖質**がエネルギーとして使われます。その糖質の代わりに**脂肪**がエネルギーとして使われ始めるのが、運動開始から約20分後だといわれていますが、それは「運動を開始してから20分間は脂肪がエネルギーとして使われない」という意味ではありません。体内で燃焼するエネルギーが、「主に」脂肪になるおおよその時間が、運動開始後20分からなのです。つまり、糖質と比較すると割合は少ないのですが、運動開始直後でも脂肪はエネルギーとして使われているのです。

脂肪は運動開始10分後くらいから、時間が経過するとともに燃焼する、つまりエネルギーとして使われる割合が多くなっていき、20分後くらいから脂肪燃焼が糖質燃焼を上回ります。

体脂肪を減らすことを目的とするならば、20分以上運動を行う方が効果的ですが、10分間のウォーキングでも健康維持・向上の効果はあります。

また、時間のほか、運動強度によっても使われるエネルギー源は変化します。運動強度が高くなると糖質がおもなエネルギー源となり、強度が高まるとともに糖質の消費が増大していきます。

一方、血液中の脂肪エネルギー源は、運動強度が高まるにつれて低下します。脂肪がエネルギーとして使われるのは、主観的運動強度で「ややきつい」と感じる程度で、**最大酸素摂取量**（単位時間あたりに体内に取り込める酸素の量）が65％のときに最大となり、20％と85％では低いという結果があります。つまり、運動強度が高過ぎても、低過ぎても脂肪はエネルギーとして使われにくいということです。

この脂肪がエネルギーとして最も燃焼される強度で行う運動を**有酸素運動**といいます。

脂肪は燃えるときにたくさんの酸素を必要とするので、息を切らさずに長い時間行えるウォーキングや軽いジョギング、サイクリングなどを行うことで、効率良く脂肪を燃焼させることができます。

一方、短距離走や筋トレのように瞬

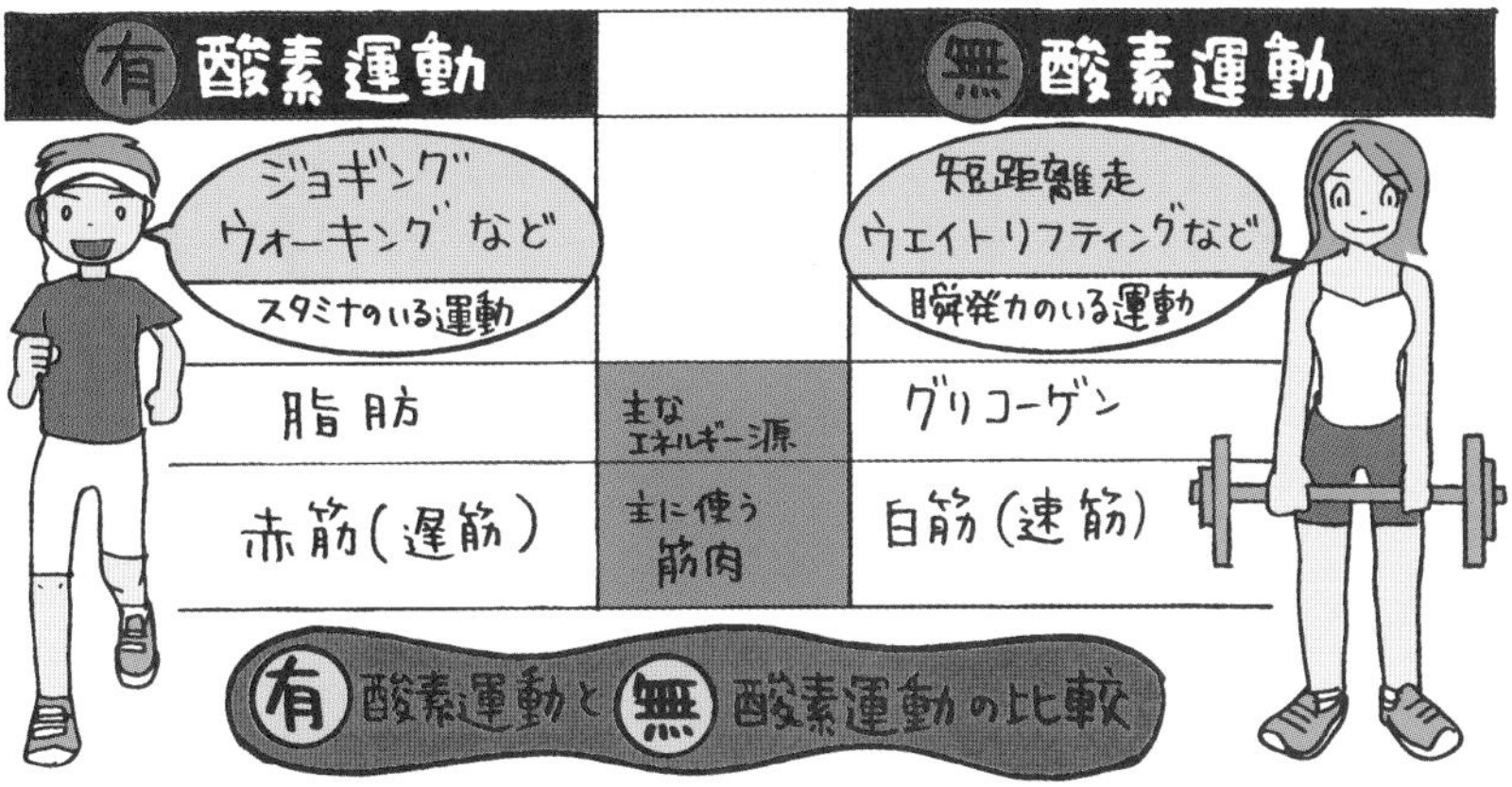

間的に大きな力を発揮する運動は、糖質をエネルギー源とし、酸素を大量に必要としないため、**無酸素運動**といいます。有酸素運動と比べ、力を発揮できるのは短時間ですが、無酸素運動を行うことで筋肉量を増やし、**筋力**をアップさせることができます。

筋肉量が増えれば**基礎代謝**も高まるため、日頃から体脂肪が燃えやすい身体をつくることにつながります。

この2種類の運動では、使う筋肉も異なります。収縮速度の遅い遅筋（赤筋）は、長時間繰り返し収縮し続けることができるため、持久系の運動に適しています。つまり、有酸素運動で主に使われている筋肉になります。一方、収縮速度の速い速筋（白筋）は、瞬間的に大きな力を発揮する運動に適しており、無酸素運動を行うときに活躍する筋肉です。

Point

最大酸素摂取量

体力の構成要素のうち全身持久力の指標。
運動中に体内に取り込まれる酸素の最大量を示し、有酸素性能力とも呼ばれている。最大酸素摂取量は、マラソンなどの全身持久力を必要とする競技者は数値が高い。
一方、この数値が低い場合は糖尿病や心疾患などの生活習慣病との関連が深く、最大酸素摂取量の数値を高めるためにウォーキングなどの有酸素運動の実践が推奨されている。

このトピックは○？
それとも×？

運動前後に摂る栄養素はたんぱく質だけで良い

運動前後に摂るべき栄養素は、運動の目的によって、その内容や摂取タイミングが異なります。例えば、**無酸素運動**のような筋力トレーニングの効果を最大にするためには、肉、魚、卵、豆類などの**たんぱく質**を適度に摂取することが必要です。

しかし、食品でたんぱく質の摂取量を増やそうとすると、一緒に含まれている**脂質**も摂取してエネルギーオーバーになりやすくなるので要注意。**サプリメント**のプロテインは効率良くたんぱく質を摂取できるので上手に取り入れてみるのもオススメです。ただし、サプリメントのプロテインには、運動後のエネルギー補給も同時に行う目的で**糖質**を含んでいることもありますので、購入の際に確認が必要です。当然、摂り過ぎてしまえば、余った分は**体脂肪**となり蓄積されますので、適切な摂取量を把握する必要があります。

また、使った筋肉の修復はトレーニングの直後から行われますので、その材料となるたんぱく質の摂取は、トレーニング後30分以内が効果的です。

運動前に食事をするときは、運動を始める1～2時間前が良いといわれています。それは、食後は**消化**器官に血流が集中するから。消化・吸収のために胃腸にはたくさんの血液が必要となりますが、運動をすると筋肉へ大量の血液が流れていくため、胃腸に負担がかかってしまうことがあるのです。

運動強度が高いほど筋肉や心臓への血流量が増え、胃腸など消化器系への血流量が減ってしまいますが、**有酸素運動**である軽いウォーキングやストレッチであれば、そこまで時間を空ける必要はありません。

有酸素運動を始める1～2時間前の食事には、ご飯やパンなどの**炭水化物**が欠かせません。あらかじめ炭水化物を摂取することで、運動中に必要なエネルギーを補給でき、エネルギー不足による筋肉からのたんぱく質分解を防ぎます。

また、運動後に炭水化物を摂ることは、消耗したエネルギー源を補給し疲労回復になります。このとき、炭水化物だけではなく、たんぱく質（肉、魚、

栄養補給タイミングが運動の筋肉量増加効果に与える影響

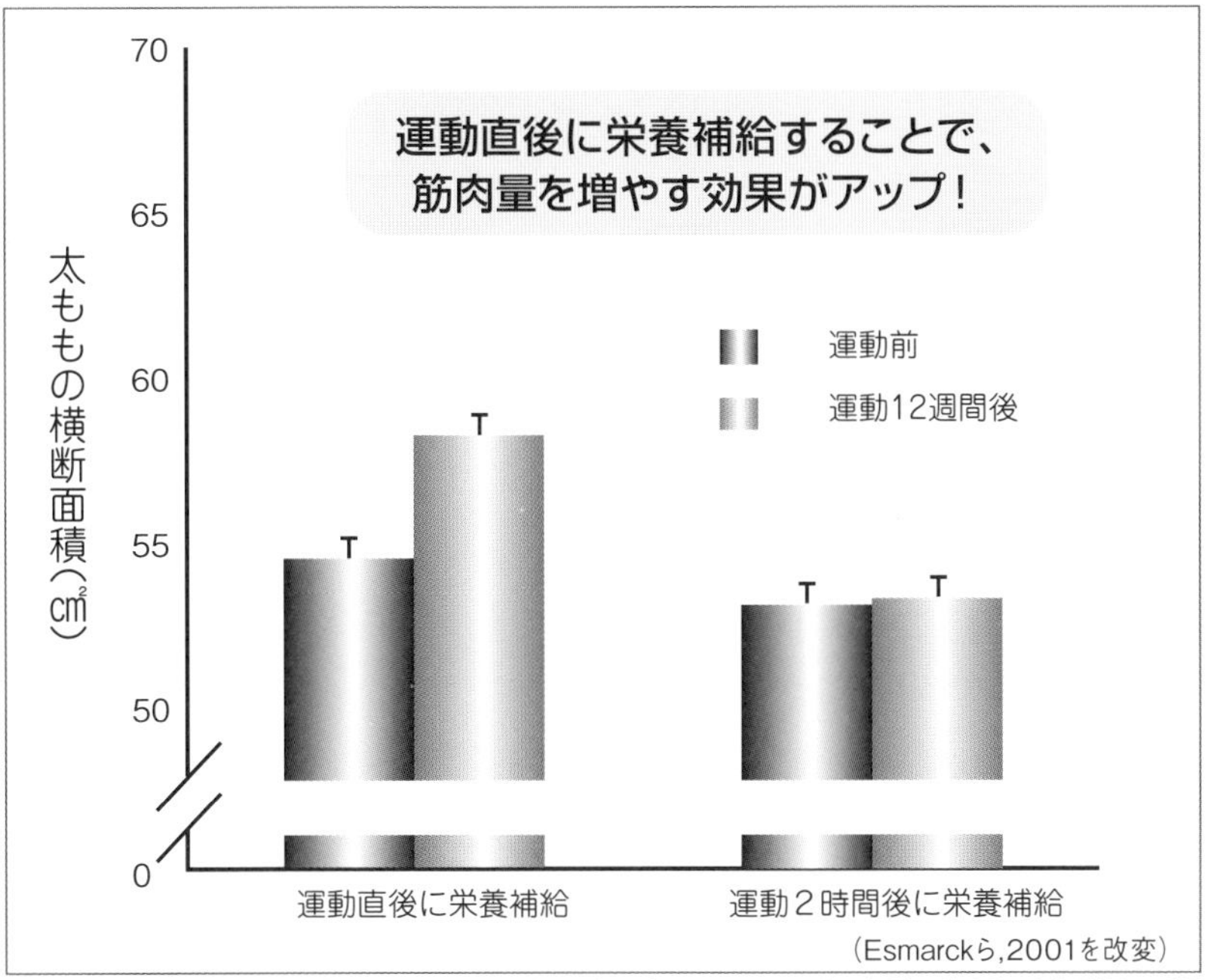

※運動直後に栄養補給するグループと、運動2時間後に補給するグループに分けて、約3か月後の大腿部の筋肉量の変化を比較した結果

Point

運動後に栄養素を摂取する目的

●たんぱく質
運動によって傷ついた筋肉の修復

●糖質（炭水化物）
運動で消費したエネルギーを補い、筋肉（体たんぱく）の分解を予防。疲労回復

●ビタミン・ミネラル
エネルギー消費で使われたビタミンや発汗で失われたミネラル分の補給。疲労回復

卵、豆腐・納豆などの大豆製品）も一緒に摂ると、筋肉疲労の緩和になります。動物性たんぱく質に多く含まれているBCAAは、運動後の疲労感、筋肉痛解消に効果的です。

起床後に運動する場合は、散歩程度の軽い運動か、朝食後に時間が経ってから行うのがベター。起床後は低血糖状態でエネルギーが枯渇していますので、キャンディーなどで糖分を摂ってから行うようにします。同様の理由で、朝食前の空腹時も、できれば避けた方が良いでしょう。とくに高齢者の方は注意が必要です。

このトピックは〇？
それとも×？

ウンチからわかるのは胃腸の調子だけではない

太さがバナナと同じくらいで、色は茶色というのが、一般的に健康的なウンチといわれています。

下痢をしているときは、軟らかく形にならないものから、最もひどい場合は水のような便（水様便）になります。

逆に、硬くて表面がひび割れていたり、硬くてコロコロしたウサギの便（兎糞便）のようなウンチは、**便秘**の前兆です。

ウンチの固さや形は、**水分**量によって決まります。健康な便は70～80％の水分を含んでいて、ソーセージ状あるいは、とぐろを巻いた形になります。腸が炎症を起こすなど、粘膜から水分が吸収できない状態になると水分の多いウンチとなり、何らかの原因で腸内に留まる時間が長くなると、水分が過剰に吸収され、水分70％以下の硬いウンチが出るようになります。

墨汁のように黒い便やコールタールのように赤黒い便は、食道や胃など上部消化管からの出血、赤みがかった便は腸の出血が疑われます。出血部位が肛門に近い部位になるほど血液の色に近くなります。

反対に、白っぽい便は**肝臓**や胆嚢、胆管の病気で黄疸が出ているときの便です。

このような赤黒い便、赤い便、白っぽい便がみられたときは、すぐに専門医を受診して精密検査を受ける必要があります。

ストレスを感じたり、緊張するとお腹が痛くなり、すぐにトイレに行きたくなる、また何週間も下痢や便秘を繰り返しているのにもかかわらず、大腸のバリウム検査や内視鏡検査で異常が見つからない場合は、「**過敏性腸症候群**」が疑われます。

その名の通りストレスが原因となって腸が過敏に反応してしまい、腹痛や便通異常（下痢、便秘）を繰り返す病気です。

過敏性腸症候群のときは、ストレス以外にも、さまざまな刺激に対して消化管が非常に敏感になっています。食事、薬、ホルモン類、そのほかわずかな刺激でも、消化管は異常な収縮を起こします。このような収縮は、女性の

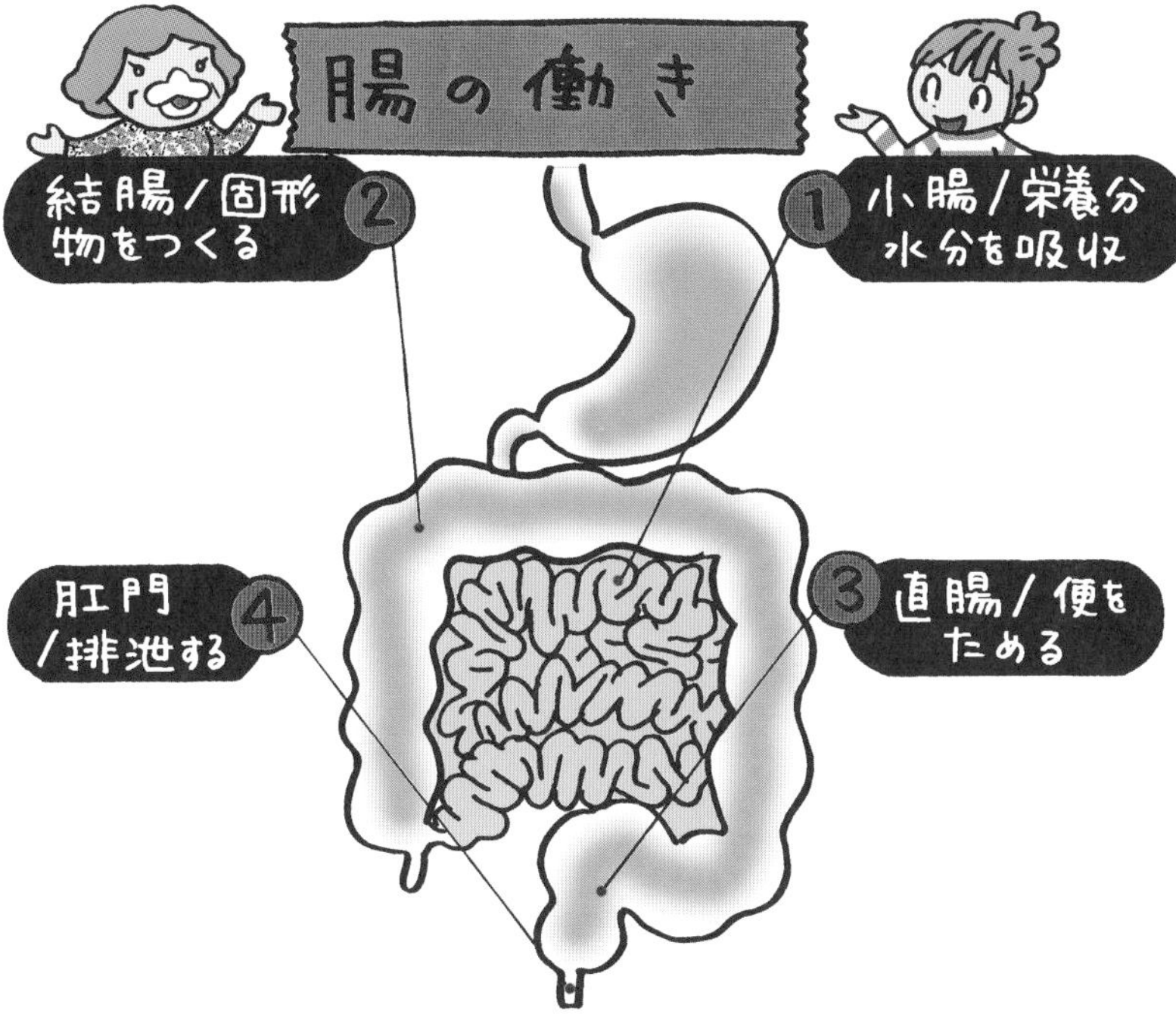

方が男性の3倍多く起こるといわれています。

過敏性腸症候群の症状が現れるのは、食事がきっかけとなることが多く、高エネルギー食と高脂肪食が関連しているようです。

とくに、小麦、乳製品、コーヒー、紅茶、柑橘類などが症状を悪化させることがあるようですが、症状の原因となっているかどうかは不明です。

過敏性腸症候群は自己判断するのは難しいので、腹部症状や便通異常が続くようでしたら、早目に専門医の診察を受けて、きちんと治療することが大切です。

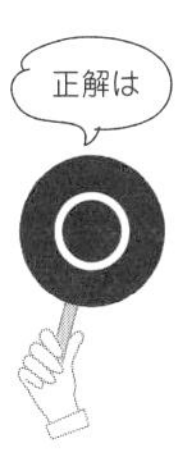

このトピックは○？
それとも×？

爪と髪の毛は、どちらもたんぱく質でできている

爪や髪は、一般に冬よりも夏の方が早く伸び、大人よりも子どもの方が早く伸びます。また、手と足の爪で伸びる速度が異なり、手の爪は1日0.1㎜、1か月で約3㎜伸びるのに対して、足の爪は1日0.05㎜、1か月で約1.5㎜といわれています。爪は硬いため骨や歯と同じように**カルシウム**でできていると思いがちですが、実は髪の毛と同じケラチンという**たんぱく質**の一種でできています。どちらも適度に水分を含んでいる組織なので、乾燥したり、栄養状態が悪いと爪は割れやすく、髪の毛は抜けやすくなることもあり、爪の変形や髪の毛の脱毛、退色で栄養状態や病気を知ることができます。

通常「爪」と呼んでいるものは「爪甲《そうこう》」という部分。爪のつけ根から奥は「爪根《そうこん》」と呼ばれます。ここには爪の元になる大事な部分「爪母《そうぼ》」があります。爪のつけ根には、半月状の白い部分がありますが、これは「爪半月《そうはんげつ》」といって、これから爪になっていく部分。「半月が大きいと健康」などといわれたりしますが、関係はないようです。

髪の毛は、基本的に長期間の伸びる時期（成長期）と、短期間の伸びない時期（休止期）のサイクルで成長しています。休止期の終わりに毛は抜け落ちて、新しい毛が毛包のなかで育ちはじめます。まゆ毛と髪の毛の伸び方が違うように、それぞれの毛によってサイクルは違い、一般的にまゆ毛とまつ毛の成長期は1～6か月間で、髪の毛は2～6年間です。正常なら毎日100本程度の髪の毛が休止期の終わりを迎えて、頭皮から抜け落ちています。

髪の毛を含めた体毛は、毛包から生え成長していきます。毛包は、表皮のすぐ下の真皮層のなかにあります。毛包は身体の表面の至るところに存在しますが、唇、手の平、足の裏にはありません。新しい毛は、毛包の底（基底部）にある毛球という場所でつくられ、細胞が増殖して押し上げられてきます。これらの細胞はすぐに乾燥して死に、密度の高い、硬い固まりとなって毛幹を形成します。毛幹は死んだたんぱく質で構成され、薄い板のようなウロコ

状の傷つきやすい外皮（キューティクル）で覆われています。

人種によって髪の色が違いますが、これは皮膚の色と同様、**メラニン**色素の違いによるもの。人間の毛髪の色は2種類のメラニンによって決まります。1つは黒い髪や茶色い髪にある黒褐色の「ユーメラニン」で、もう1つは赤褐色の髪や金髪にある淡い黄色の「フェオメラニン」です。日本人はユーメラニンが多いため黒いのです。ただ、偏った食事をしていたり、加齢とともに**新陳代謝**が衰えてくると、毛母細胞に栄養成分が行き渡らなくなり、メラニン色素をつくる能力が低下し、量が減少します。すると、メラニンのあった場所に隙間ができ、そこに空気が入り込みます。白髪に光が当たるとキラキラ輝いてみえるのは、この空気が光を反射しているからなのです。

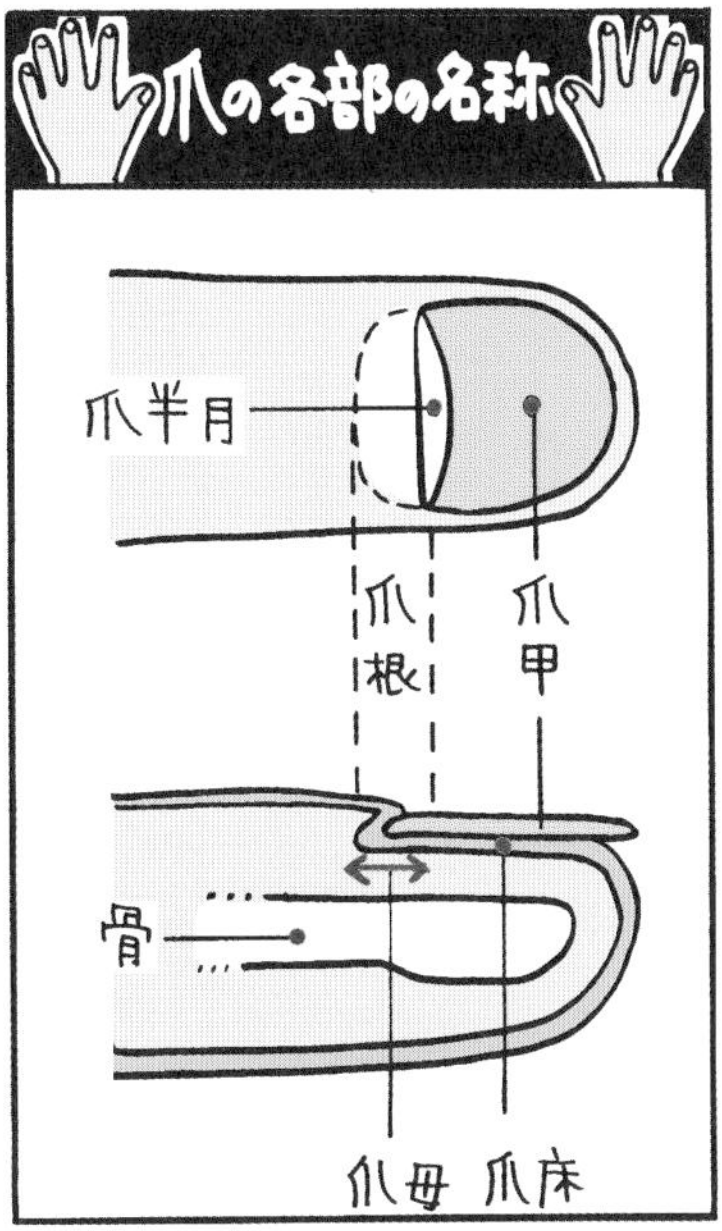

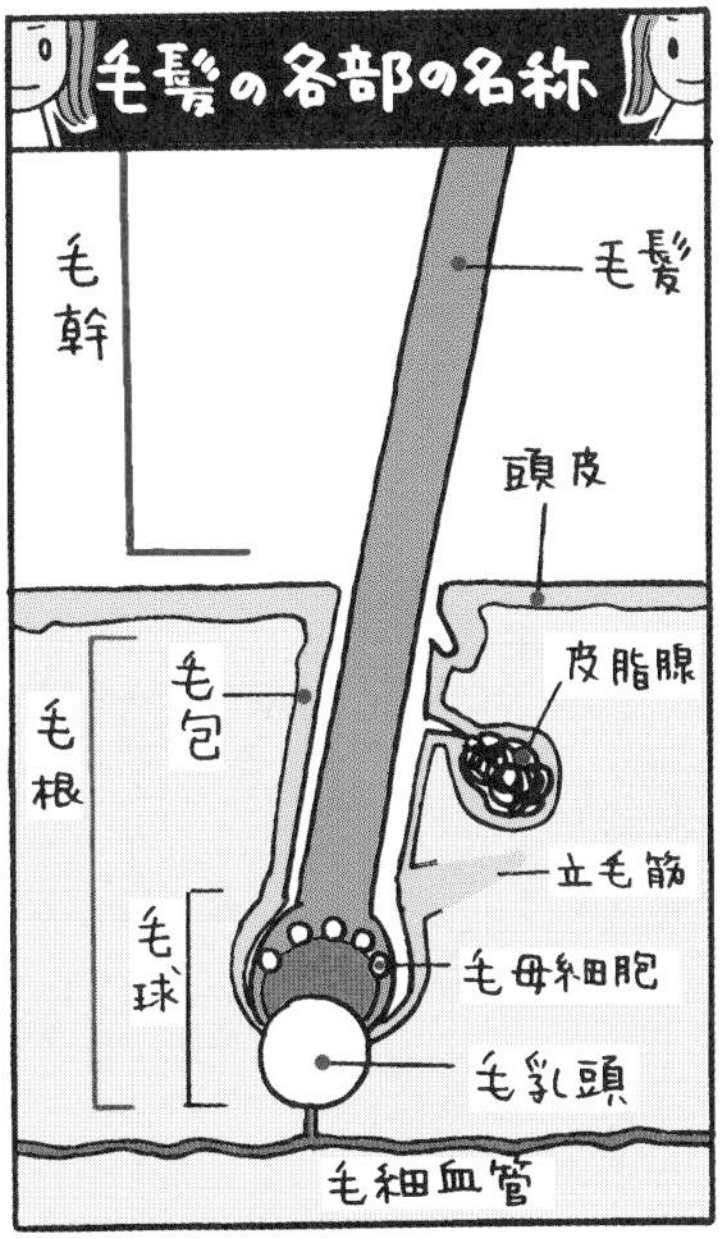

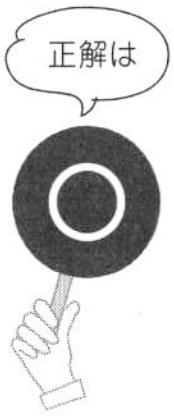

このトピックは〇？
それとも✕？

血液の「サラサラ」「ドロドロ」は赤血球の状態の違い

人間の身体機能には24時間の周期があるため、種々の病気が発症しやすい、あるいは悪化しやすい時間帯があります。

例えば、心筋梗塞、心突然死、脳梗塞などは、血液の凝固能（血液の固まりやすさ）の亢進が著しい午前8時頃が最も発症しやすく、危険な時間帯とのデータがあります。

このように血液の状態の変化は、健康に大きな影響を及ぼします。

よく「血液がサラサラ、もしくはドロドロしている」などといいますが、これは血液の状態をイメージしやすいようにつくられた表現です。テレビや雑誌などのメディアによって、わかりやすい言葉として使われたのが始まりです。

血液が「サラサラ」とは、**赤血球**の変形能力が高い状態。すなわち正常な赤血球の状態で、細い毛細血管でも変形しながらスルスルと流れることができることを表しています。つまり、全身にくまなく血液が行き渡っている状態です。

一方、血液が「ドロドロ」とは、赤血球の変形能力の低下や、そのほかの原因などにより、毛細血管などでスムーズに血液が流れない状態を意味しています。つまり、血液の状態が正常ではなく、全身に行き渡っていない（血行が悪い）状態です。

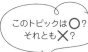

血液は、液体成分である血漿《けっしょう》をベースに、**白血球**、赤血球、**血小板**などからなる複雑な混合物。成人の体内には約4.7～5.7ℓの血液があります。心臓から送り出された血液は全身を循環し、20～30秒というスピードで心臓に戻ってきます。

血液は全身を巡る間に、人間が生きていくために欠かせないさまざまな働きをします。血液は全身の組織に酸素を運び、脂肪、糖分、ミネラル、ビタミンなど、身体に必須の栄養素を運びます。また、二酸化炭素を肺に運び、そのほかの老廃物を腎臓に運んで身体から排出します。化学伝達物質であるホルモンを体内の各所に運び、相互の連絡役にもなっています。さらに、感染からの防御や止血機能を担う成分も、血液によって運ばれます。

年齢を重ねると、骨髄中の脂肪の量が増え、血球を産生する骨髄の量が減少します。通常、この減少による問題はありませんが、身体が要求する血球の量が増えたときに問題が生じます。

例えば、高齢者の骨髄は、血球の要求量の増加に対応する能力が低下しているため、**貧血**を起こすことがよくあります。

なお、魚の脂に多く含まれているエイコサペンタエン酸（EPA）は、血液の流れを良く（サラサラに）し、**動脈硬化**、**脂質異常症**、認知症などの予防や改善に良いとされています。同様に、コーン、大豆、サフラワー油や小麦胚芽、種実類などに含まれ、**活性酸素**を消去するといわれている**ビタミンE**も摂りたい栄養素です。

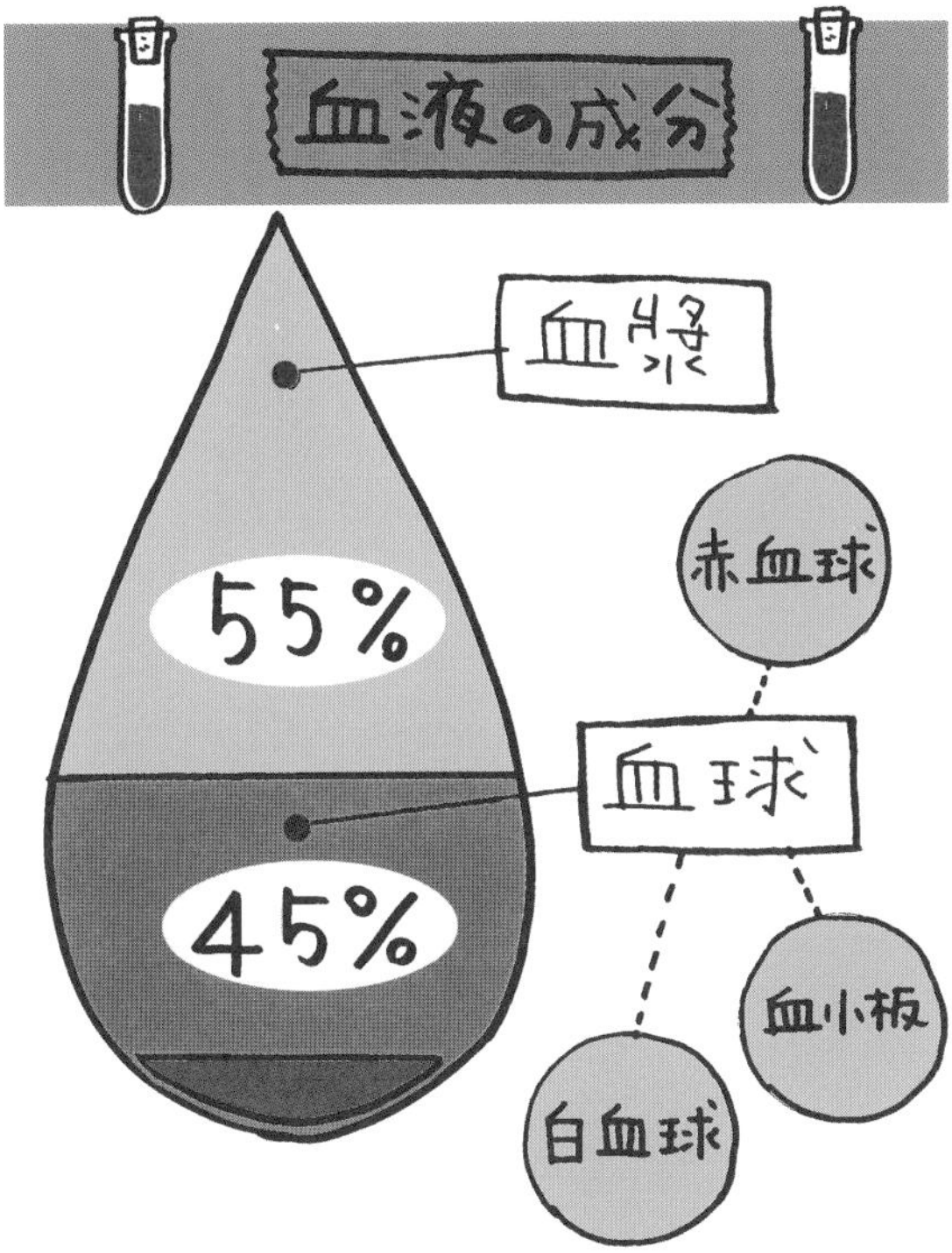

【血漿】血液の液状成分。物質の輸送やガス交換、血液凝固、免疫に関与など、体内の環境を整えるさまざまな役割を担う
【赤血球】肺で酸素を取り込み、身体の各部へ運搬する
【白血球】生体の防衛機構、毒素の中和やアレルギー反応に関係している
【血小板】血管の損傷部位に血栓をつくり止血する

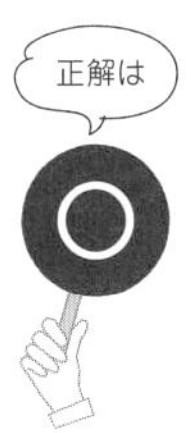

メタボは皮下脂肪よりも内臓脂肪に注意すべき

2008年に**特定健康診査**（特定健診、メタボ健診）がスタートし、**メタボリック症候群**か否かを分ける最初の基準として、「男性85㎝以上、女性90㎝以上」という腹囲の数値が示されました。

この数値は、**内臓脂肪**面積が100㎠以上になると、**生活習慣病**のリスクが高まるというデータに基づいています。

CT検査を行い、内臓脂肪を測定して得られた数値と、高血糖、脂質異常症、高血圧の合併の関係を調べた結果、内臓脂肪面積が100㎠を超えると、100㎠未満の場合と比較して、合併する疾患数が50％以上も高かったというのです。また、腹囲は内臓脂肪面積とよく相関しているため、内臓脂肪面積100㎠に相当するウエスト周囲径を算出したところ、平均で男性84.4㎝、女性92.5㎝という結果が出ました。それを根拠に、「男性85㎝、女性90㎝」を診断基準としたのです。

WHO（世界保健機構）の基準では、男性84㎝、女性80㎝としていて、諸外国の基準でも男性の方が大きくなっています。日本の基準だけが女性が大きい理由は、日本のみがCTによる内臓脂肪面積からウエスト周囲径を決めたのに対し、米国では**BMI**（肥満指数）＝30に相当するウエスト周囲径、ヨーロッパではウエスト・ヒップ比を用いているため。欧米では内臓脂肪を評価して基準値を定めていないのです。

また、女性は男性に比べて**皮下脂肪**が多く、同じ量の内臓脂肪であっても皮下脂肪の分だけウエスト周囲径が大きくなるとし、男性よりも女性の基準値を大きく設定しています。

内臓脂肪型肥満は、冠動脈疾患、**脳卒中**、高血圧症、2型糖尿病、コレステロール高値に密接に関係しています。高血圧・高血糖・高血中脂質は、「トリプルリスク」といい、どれか1つでも悪くなると他の2つも悪くなる負の連鎖が起こります。

しかし、その一方で、自分の体重の5〜10％程度の内臓脂肪を減らすことで、病気のリスクを劇的に減らすこともできます。

さらに、高血圧症の人の大半で血圧

メタボリック症候群の国別診断基準の数値比較

	米国Ch-I教育計画 NCEP(2004) 項目のうち3項目以上を満たす	日本8学会* (2005) 1は必須で2～4のうち 2つ以上を満たす	国際糖尿病連合 IDF(2009) 1～5のうち2つ以上を満たす
肥満、 腹部肥満	(1)腹部肥満 腹部周囲径 ≧102cm(男性) ≧88cm(女性)	(1)内臓脂肪蓄積 臍部ウエスト周囲径 ≧85cm(男性) ≧90cm(女性)	(1)腹部肥満 臍部ウエスト周囲径 ≧90cm(男性) ≧80cm(女性)
糖代謝	(2)空腹時血糖 ≧100mg/dL	(2)空腹時血糖 ≧110mg/dL	(2)空腹時血糖 ≧100mg/dL
脂質代謝	(3)TG ≧150 mg/dL (4)HDL-C ＜40mg/dL(男性) ＜50mg/dL(女性)	(3)TG ≧150mg/dl または、HDL-C ＜40mg/dL	(3)TG≧150mg/dL (4)HDL-C ＜40mg/dL(男性) ＜50mg/dL(女性)
高血圧	(5)血圧 ≧130/85mmHg	(4)血圧 ≧130/85mmHg 以上	(5)血圧 ≧130/85mmHg 以上

TG：トリグリセリド　HDL - C：HDLコレステロール
*日本肥満学会、日本動脈硬化学会、日本糖尿病学会、日本高血圧学会、日本循環器学会、日本腎臓病学会、日本血栓止血学会、日本内科学会

Point

内臓脂肪・皮下脂肪比較表

内臓脂肪	皮下脂肪
●身体に蓄積されやすいが、燃焼もされやすい ●生活習慣病を引き起こす原因となってしまう ●男性の方が女性よりもつきやすい	●身体に蓄積されにくく、燃焼もされにくい ●生活習慣病を引き起こす直接的な原因にはならない ●女性の方が男性よりもつきやすい。

が下がり、2型糖尿病の人でも半数以上が**インスリン**などの血糖降下薬の使用をやめ、食事のみで調整していくことができるなど、病気の治療・改善にも大きく影響しているためです。

　皮下脂肪型肥満は生活習慣病になるリスクは低いのですが、過体重によって膝や腰など骨格に負担を与えることもあり、二次的な影響が現れる可能性も高いため、やはり過剰な脂肪蓄積は防ぐべきなのです。

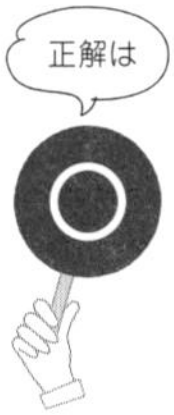

このトピックは○？
それとも×？

タバコには有害物質しか含まれていない

同じ嗜好品でも、お酒は「百薬の長」といわれるのに、タバコは「百害あって一利なし」といわれます。その言葉が示すように、かなり以前からタバコが健康被害を及ぼすことは知られていましたが、健康増進法が施行されて以降、その意識はより一層高まっています。実際、日本人の喫煙率は**国民健康・栄養調査**によると、年々減少してきています。

それは、タバコを吸うことにより、ほぼすべての臓器が害を受け、病気にかかりやすくなるなど、必ずといえるほど健康状態が悪くなることが明らかになったため。事実、喫煙によって引き起こされる疾病の報告は増える一方ですが、喫煙が健康へ良い影響を与えるような研究結果が報告されることはありません。

それもそのはずで、タバコには身体に悪影響をおよぼす物質、おもに**タール**、**一酸化炭素**、**ニコチン**といった有害物質ばかりが含まれています。

タールは、いわゆるタバコの「ヤニ」といわれているもの。

タバコのなかには、「低タール」もありますが、身体に取り込まれるタールの量は吸い方によって変わるため、低タールだからといって、摂取量が少ないとはいえず、害が少ないわけでもないのです。

一酸化炭素は、身体の酸素不足を招きます。日本のタバコの外装にはタール、ニコチンのみ表記が義務づけられていますが、カナダではそうした害を意識させるため、一酸化炭素の表示も義務づけられています。

ニコチンにいたっては、化学物質として「毒物」に指定されています。食事との関連でいえば、ニコチンは**胃酸**を増やす作用があるので、もし吸うのであれば、食前よりは食後の方が胃への負担は少ないといわれています。

タバコを吸う人はニコチンに依存してしまうことが多く、喫煙者のおよそ70％が、やめたいと思っているのにやめられないといわれています。

タール、一酸化炭素、ニコチンの害以外にも、味覚や臭覚が鈍くなり、食事が美味しく感じられなくなることもあります。

タバコを吸う人より、その周囲にい

能動喫煙による健康影響

疾患名	発症部位および影響
がん	肺、口腔・咽頭、喉頭、鼻腔・副鼻腔、食道、胃、肝、膵、膀胱、子宮頸部、肺がん患者の生命予後悪化、がん患者の二次がん罹患、かぎたばこによる発がん
循環器の病気	虚血性心疾患、脳卒中、腹部大動脈瘤、末梢動脈硬化症
呼吸器の病気	慢性閉塞性肺疾患（COPD）、呼吸機能低下、結核による死亡
糖尿病	2型糖尿病の発症
その他	歯周病、ニコチン依存症、妊婦の喫煙による乳幼児突然死症候群（SIDS）、早産、低出生体重・胎児発育遅延

出典：厚生労働省e-ヘルスネット：「喫煙者本人の健康影響」

る人の方に害があるともいわれます。自分で吸う煙（主流煙）より、タバコの先から立ち上る煙（副流煙）の方が、タール、一酸化酸素、ニコチンなどをはじめ、有害物質が多く含まれており、実際に喫煙者より副流煙を吸った人が肺がんになるリスクは1.1〜1.2倍（10〜20％上昇）とされているのです。

喫煙は、栄養・運動・休養を意識して健康力を高めようとすることを阻害するだけでなく、自分以外の人の健康に悪影響を与えるという点で、社会的な問題にまで発展しています。路上喫煙の禁止、各種施設、飲食店、オフィスでの禁煙・分煙、タバコ税の増税など、今後ますます日本は脱タバコ社会へと向かっていくと思われます。

2002年に「健康増進法」が制定され公共交通機関やオフィスなど様々な場所で、禁煙、分煙が行われました。2020年4月には受動喫煙を防ぐための「ルール」が全面的に実施され、20歳未満の喫煙エリアへの立ち入りも一切禁止となっています。

栄養学の基礎編
ダイエット・健康編
食材・料理編
食の安全編
食の迷信編

このトピックは○？
それとも×？

キュウリは緑色でも緑黄色野菜ではない

野菜には、**緑黄色野菜**と**淡色野菜**という分け方がありますが、これは見た目の色で分けられたものではありません。実は、野菜に含まれている「**カロテン**」の量で分けられ、カロテンの多い野菜を緑黄色野菜としているのです。

カロテンとは、動植物に含まれる色素である**カロテノイド**の種類で（左表）、国は可食部１００ｇ当たりのカロテン含量が６００µg以上のものを緑黄色野菜としています。カロテンを多く含む食品には、ニンジン、ホウレンソウ、ピーマン、カボチャなどがあります。また、可食部１００ｇ当たりのカロテン含量が６００µg以下でも、１回に食べる量や使用回数の多い野菜、例えばトマトも緑黄色野菜に含んでいます。したがって、可食部１００ｇ当たりのカロテン含量が６００µg以下のキュウリ、ナス、レタスなどは淡色野菜となります。

カロテンには、体内の**活性酸素**を減らす**抗酸化作用**があることがわかり、近年注目を集めています。とくにカロテン類のひとつ**β-カロテン**は、体内で必要な分だけ**ビタミンA**に変換されるためプロビタミンAとも呼ばれ、過剰摂取の影響についても、問題となる報告がないことから、広く認知されるようになりました。

野菜は、成人で1日あたり３５０ｇ食べること、そのうち緑黄色野菜は１２０ｇ以上摂ることが推奨されています。その理由は、緑黄色野菜は**ビタミンC**をはじめ、**ビタミンK**、**葉酸**、**ミネラル**なども多く含んでいるからです。

しかし、食品中のβ-カロテンは、食材や調理方法によって吸収率が10％以下から60％までと大きく異なります。そのため、食べた野菜の量だけで十分に摂取できたと判断することは難しくなります。β-カロテンは油脂と一緒に食べると吸収が良くなるので、調理法を工夫して上手に摂ることが必要です。

一方、キュウリなどの淡色野菜は、そのまま食べられるものが多いため、調理（加熱など）によって栄養素を損失することなく食べることができます。

いずれにしても、大切なのは緑黄色野菜と淡色野菜を組み合わせて摂るこ

カロテノイドの種類とおもに含まれる食品

カロテノイド	カロテン類	β-カロテン	モロヘイヤ、西洋カボチャ、ニンジン、春菊、明日葉、ホウレンソウ
		α-カロテン	ニンジン、西洋カボチャ、紫イモ
		リコピン	トマト、柿、スイカ
		γ-カロテン	カボチャ、ニンジン
	キサントフィル類	ルテイン	ホウレンソウ、ブロッコリー、芽キャベツ、トウモロコシ、ソバ
		ゼアキサンチン	レバー、卵黄、トウモロコシ、ブロッコリー
		カプサイシン	トウガラシ、シシトウ
		アスタキサンチン	鮭、鯛、エビ、カニ、イクラ
		クリプトキサンチン	トウモロコシ、ミカン、オレンジ、干し柿

＊ニンジン1本（100g）：β-カロテン当量9,100μg、トマト1個（100g）でβ-カロテン当量540μg、キュウリ1本（100g）でβ-カロテン当量330μg、ナス1本（100g）でβ-カロテン当量100μg。

と。野菜それぞれに含まれている栄養素はさまざまですから、緑黄色だから良い、淡色だから物足りないと一概にいうことはできないのです。

例えば、淡色野菜であるネギ、玉ネギ、ラッキョウ、ニンニクなどに含まれる硫化アリルは、独特の刺激臭や辛味、切ると涙が出てくる原因物質などがありますが、それらには疲労回復、血液凝固を遅らせ血栓を予防する、活性酸素除去などの働きがあるといわれています。また、ナスの皮に含まれるナスニンという**ポリフェノール**にも抗酸化作用があります。最近では野菜などの色素であるポリフェノール全般に、血管をきれいにして**高血圧**や**動脈硬化**を予防する効果があるともいわれています。野菜は、緑黄色も淡色もまんべんなく食べることが大切です。

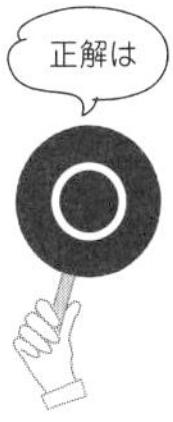

このトピックは○？
それとも×？

イチゴは果物ではなく、果実的「野菜」である

実は、野菜と果物（果実）の分類について、明確な定義といえるものはありません。分類の基準は国によって異なり、日本でも生産・流通・消費などで分類の仕方が異なるものもあります。

生産分野においては、一般的に次の特性を持つ植物が野菜とされています。

①**田畑に栽培されること**（山菜などは野菜と区別することが多い）

②**副食物であること**

③**加工を前提としないこと**（コンニャクのような加工を前提とするものは野菜とはしていないが、漬物など原料形質がはっきり残っているものや家庭における簡易加工は加工に含まない）

④**草本性であること**

ただ、どの定義も確固たるものではなく、農林水産省では果実を生産や出荷の統計をまとめる都合上、「果樹」として分類していますが、それは木本性などの永年作物、つまり「樹木になった実」としています。そのため、イチゴやメロン、スイカなどは野菜に分類されますが、果実的な利用をすることから「**果実的野菜**」としています。

しかし、栄養面でみると野菜と果物は食事での役割が違います。野菜類と果実類の栄養素量の平均値を比較すると、野菜類は果実類に比べて、水分、たんぱく質、ナトリウム以外の無機質、ビタミンDおよびC以外のビタミン、食物繊維が多く、調理では加熱しても、生でも使用されます。

一方、果実類は野菜類に比べて、エネルギー、炭水化物が多く、甘みと酸味があり、特有の香りや味を持つものが多くあります。また、加熱せずに摂取することが多いため、栄養素の調理損失が少なく、色彩、甘味、酸味を生かす料理に用いることができます。しかし、糖分が多いため肥満につながらないよう食べ過ぎに注意が必要です。

野菜と果物の共通点は、ビタミン、ミネラル、食物繊維の源であり、比較的エネルギーや脂肪が少なく、また**ポリフェノール**など、健康維持や疾病予防に役立つ成分を含んでいることが挙げられます。ただし、野菜は毎食食べるべき食品（1日350gが目標）であるのに対して、果実は1日1回

野菜と果物の違い

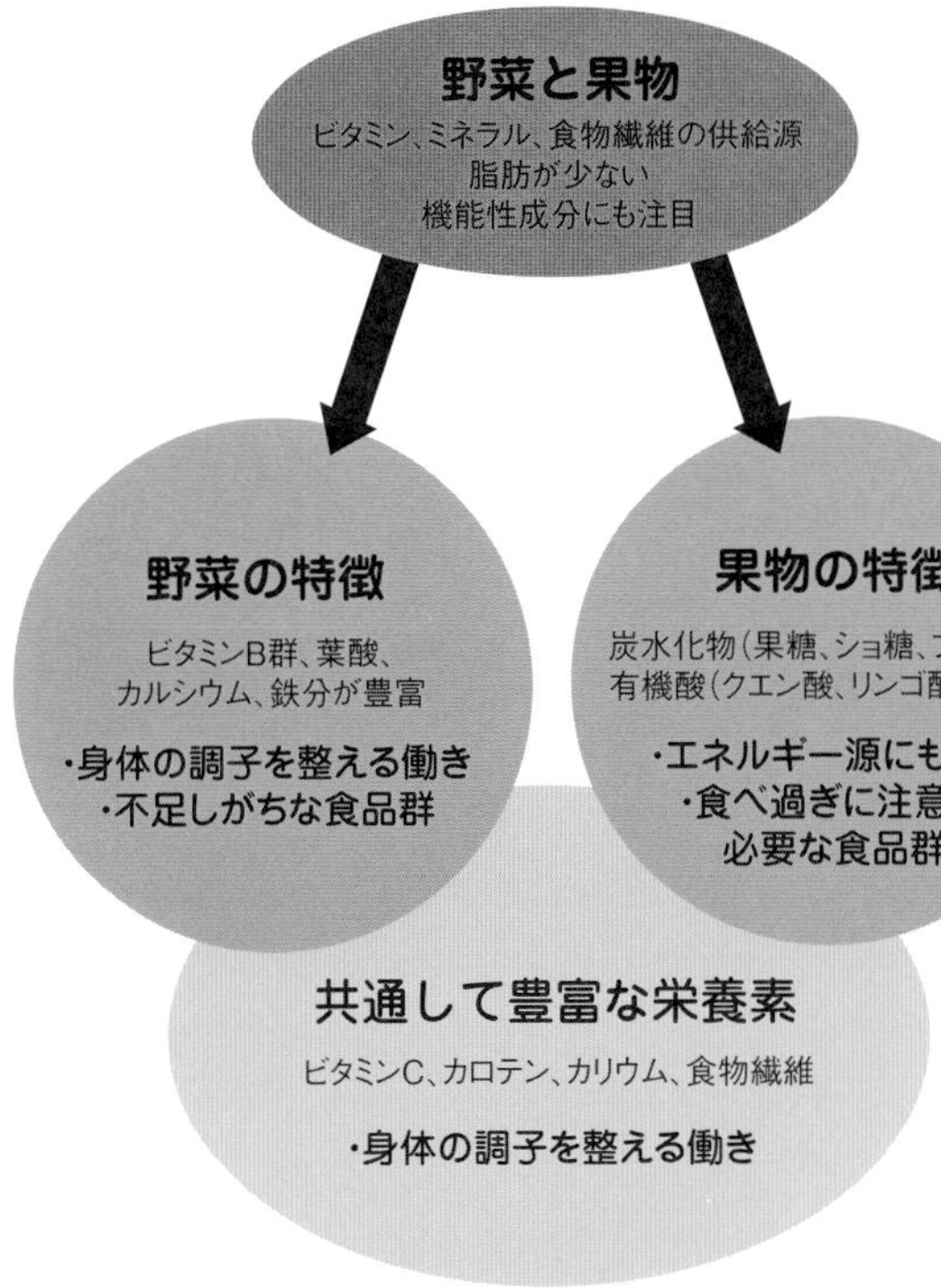
炭水化物（果糖、ショ糖、ブドウ糖）、
有機酸（クエン酸、リンゴ酸）が豊富
・エネルギー源にもなる

※資料：（社）日本栄養士会ホームページより

200gの摂取が推奨されている点が異なります。

緑黄色野菜には、プロビタミンAである**カロテン**のほか、**葉酸**も多く含まれています。葉酸が欠乏すると、**動脈硬化**のリスクや、妊婦では胎児の神経管欠損症のリスクが高まるなど、深刻な問題が生じるため、国ではとくに妊娠を希望している女性に対し、1日400μg摂取することを呼びかけています。

また、野菜には**カリウム**も豊富に含まれています。カリウムは**ナトリウム**と拮抗し、高血圧の改善が期待されていますが、腎疾患患者では高カリウム血症を起こすことがあるため、低カリウム食にしなければなりません。

果物には**果糖**が多く含まれ、血糖値を上げにくいなどといわれていますが、多量摂取により**中性脂肪**の増加を招くこともあるので注意が必要です。

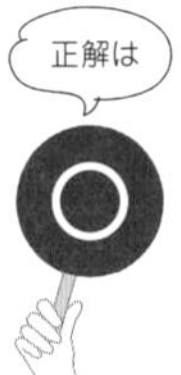

ウインナーとフランクフルトはどちらもソーセージ

このトピックは〇？
それとも×？

ウインナーとフランクフルトについて、日本農林規格（JAS）では、肉を詰めるのに使用している動物の腸の種類、または太さによって両者を明確に分類していますが、どちらも「ソーセージ」として一括りにしています。

一般的なソーセージは、ひき肉のように細かく切って塩漬けした肉に、調味料や香辛料を加えて練り合わせ、動物の腸に詰めたものをいいます。

ソーセージの語源は、ラテン語の「sa-sus（塩漬けの意）」であるといわれていますが、塩漬けにした肉を動物の腸に詰めることが、ソーセージの共通項となっているようです。

JASのソーセージ品質表示基準では、ウインナーソーセージは「羊の腸を使用したもの、または太さが20㎜未満のもの」をいいます。

なお、「ウインナー」とは、オーストリアのウィーンでつくられ始めたソーセージで、ウィーン風ということに由来しています。コーヒーに泡立てた生クリームを浮かべる「ウインナー」コーヒーも同様です。

一方、フランクフルトソーセージは「豚の腸を使用したもの、または太さが20㎜以上36㎜未満のもの」をいい、名称はドイツのフランクフルトで発祥したことに由来しています。

このほかに、ボロニアソーセージがありますが、これは「牛の腸を使用している、または太さが36㎜以上のもの」とされています。これも名称はイタリアのボロニア地方に由来しています。

ちなみに、スーパーなどでは、ソーセージと並んでハムが売られていることが多いと思いますが、この2つは何が違うのでしょうか？

これはとても単純で、ハムは「肉の塊」、ソーセージは「ひき肉を練り合わせたもの」の違いです。

ハムにも骨付きハム、ボンレスハム、ロースハム、ショルダーハムなど、たくさんの種類がありますが、これもJASではしっかり分類されています。興味をお持ちの方はぜひ調べてみてください。

なお、ソーセージもハムも塩漬けさ

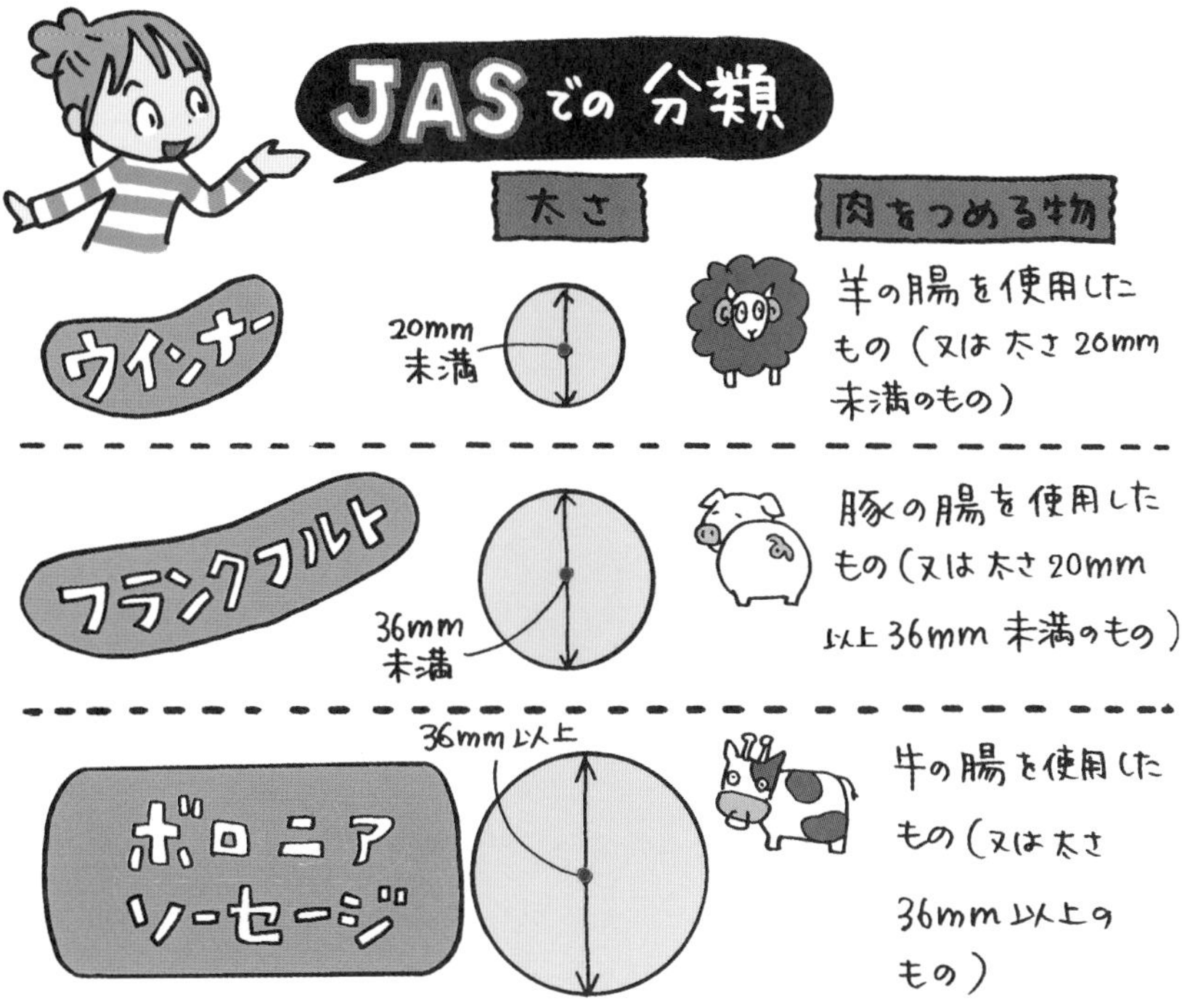

Point

JAS制度とは？

日本農林規格（Japanese Agricultural Standard）が「農林物資の規格化及び品質表示の適正化に関する法律（JAS法）」に基づいて、農林物資の①品質の改善、②生産の合理化、③取引の単純公正化及び④使用又は消費の合理化を図るための制度。飲食料品などが一定の品質や特別な生産方法でつくられていることを保証する「JAS規格制度」と、原材料、原産地など品質に関する一定の表示を義務付ける「品質表示基準制度」からなっている。

れていますので、塩分を気にしている人はケチャップやソース、しょうゆ、塩などで味をプラスする際は、ほどほどに。

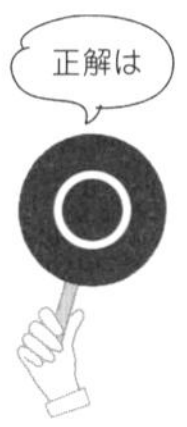

このトピックは〇？
それとも✕？

アスパラガスはグリーンとホワイトで栄養価が違う

青果市場でよく見かけるグリーンアスパラガスと、主に缶詰のイメージがあるホワイトアスパラガス。色は違いますが、どちらも同じ品種のアスパラガスです。土寄せして光合成をさせず、若茎が地上に出る前に収穫するのがホワイトアスパラガス。土寄せせずに光合成を行わせた若茎を収穫したものがグリーンアスパラガスです。

　グリーンアスパラガスは、鮮度が低下しやすく、時間が経つと固くなるため、新鮮なうちに調理しなくてはなりません。

　同じ品種とはいえ、栄養価ではグリーンアスパラガスの方が**β-カロテン**、**ビタミンE**、**ビタミンB群**が豊富に含まれ、ホワイトアスパラガスは**鉄**が多く含まれているなどの違いがあります。ちなみに、アスパラガスから発見されたという特有の栄養成分でアミノ酸の1つ「**アスパラギン**」はどちらにも含まれています。

　なお、秋から春に出回る「アスパラ菜」は、グリーンアスパラガスに似ていることから名付けられたもので、アスパラガスとは違う品種です。

　アスパラガスのように、色は違うけれども形状が似ている、また名称が似ている野菜はいくつかあります。真っ先に思い付くのは、ブロッコリーとカリフラワーだと思います。どちらもキャベツと同じ、アブラナ科の野菜ですが、実は品種が異なります。

　野生キャベツの花蕾が肥大したものがブロッコリーとなり、ブロッコリーが突然変異したのち、品種改良されてできたのがカリフラワーなのです。

　色の違いからもわかるように、ブロッコリーには葉緑素（クロロフィル）や**カロテン**が多く含まれますが、カリフラワーはこれらの成分をほとんど含みません。どちらも**ビタミンC**が豊富ですが、ブロッコリーの方がより多いことが知られています。しかし、茹でてしまうとブロッコリーの方が損失が多いため、結果的に茹でたカリフラワーとほぼ同じ含有量になるようです。

　名称が似ているパターンでは、トウモロコシとヤングコーンがありますが、

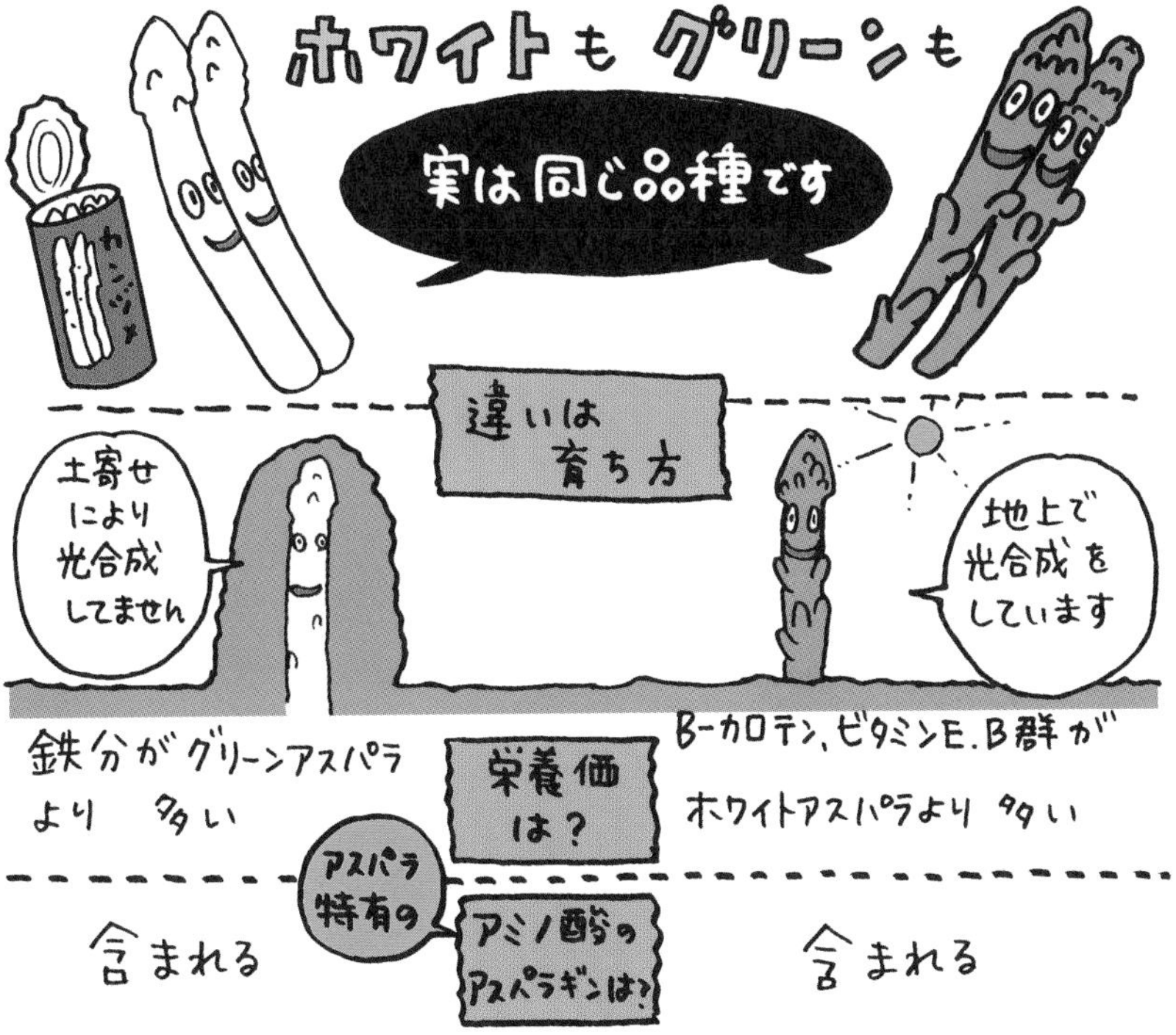

Point

野菜の若採り

若採りで最近注目されているのが「スプラウト」。カイワレ大根やブロッコリースプラウトなどがそれ。これらは発芽したばかりで、これから成長するために必要な栄養素をたっぷり蓄えている。事実、成長後の野菜と比べても栄養価がはるかに高く、ビタミン、ミネラルも豊富に含んでいる。

これは同じものです。トウモロコシを若採りしたものがヤングコーンです。ヤングコーンはトウモロコシ同量と比べて栄養成分は少ないのですが、エネルギーが低い割には**カルシウム**と**葉酸**が多く含まれています。

トウモロコシは多くの国で主食とされています。身体のエネルギー源となる**糖質**や**たんぱく質**を多く含んでいるほか、ビタミンE、**ビタミンB1**、**ビタミンB2**、**カリウム**、**亜鉛**、鉄などの栄養素も含んでいます。

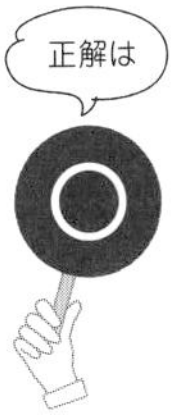

このトピックは○？
それとも×？

サツマイモは加熱しなければ甘くならない

秋の味覚の代表ともいえるサツマイモ。同じイモでも、ジャガイモと何が違うのかというと、ジャガイモが茎の一部が肥大したものであるのに対し、サツマイモは根の一部が肥大したもの。サツマイモに比べてジャガイモはたんぱく質が多く含まれていますが、糖質やカルシウム、食物繊維はサツマイモの方が多く含んでいます。

両者とも**炭水化物**の仲間の「**デンプン**」が多いため甘味がありますが、サツマイモの方が甘味を強く感じるのは、β-アミラーゼという成分が多く含まれているからです。その違いは、焼きイモにしたときによくわかります。

つまり、サツマイモは加熱すると甘味を強く感じられるのですが、これは**アミラーゼ**がデンプンを分解することによって**麦芽糖**という糖質がつくられるためです。

アミラーゼは70度で最も活発に働きますが、耐熱温度も70度過ぎであるため、60～70度の温度帯でじっくりと加熱していくことで甘味が増していきます。これが甘くて美味しい焼きイモをつくるポイントです。

ちなみに、高温で一気に加熱すると、酵素がうまく働かずに甘みが引き出されません。

また、手軽に電子レンジで焼きイモをつくろうとしても、短時間で加熱してしまうとアミラーゼが十分に作用できなくなり、デンプンの多くは麦芽糖になることができないため、じっくり熱をかけたような甘さにはならないのです。電子レンジで加熱する場合は、『弱』の機能でラップを使わず、水で濡らしたクッキングペーパーに包み、ゆっくり加熱していくと甘味が出やすくなります。

また、サツマイモの一種に紫イモがあります。切るときれいな紫色をしています。主に沖縄や南九州方面などで栽培されていますが、通常出回っているサツマイモと同様に食物繊維やビタミンCを豊富に含むほか、**ポリフェノール**の一種である**アントシアニン**がたくさん含まれています。アントシアニンには、老化を招く**活性酸素**などを分解する効果があるので、ストレスの

栄養学の基礎編
ダイエット・健康編
食材・料理編
食の安全編
食の迷信編

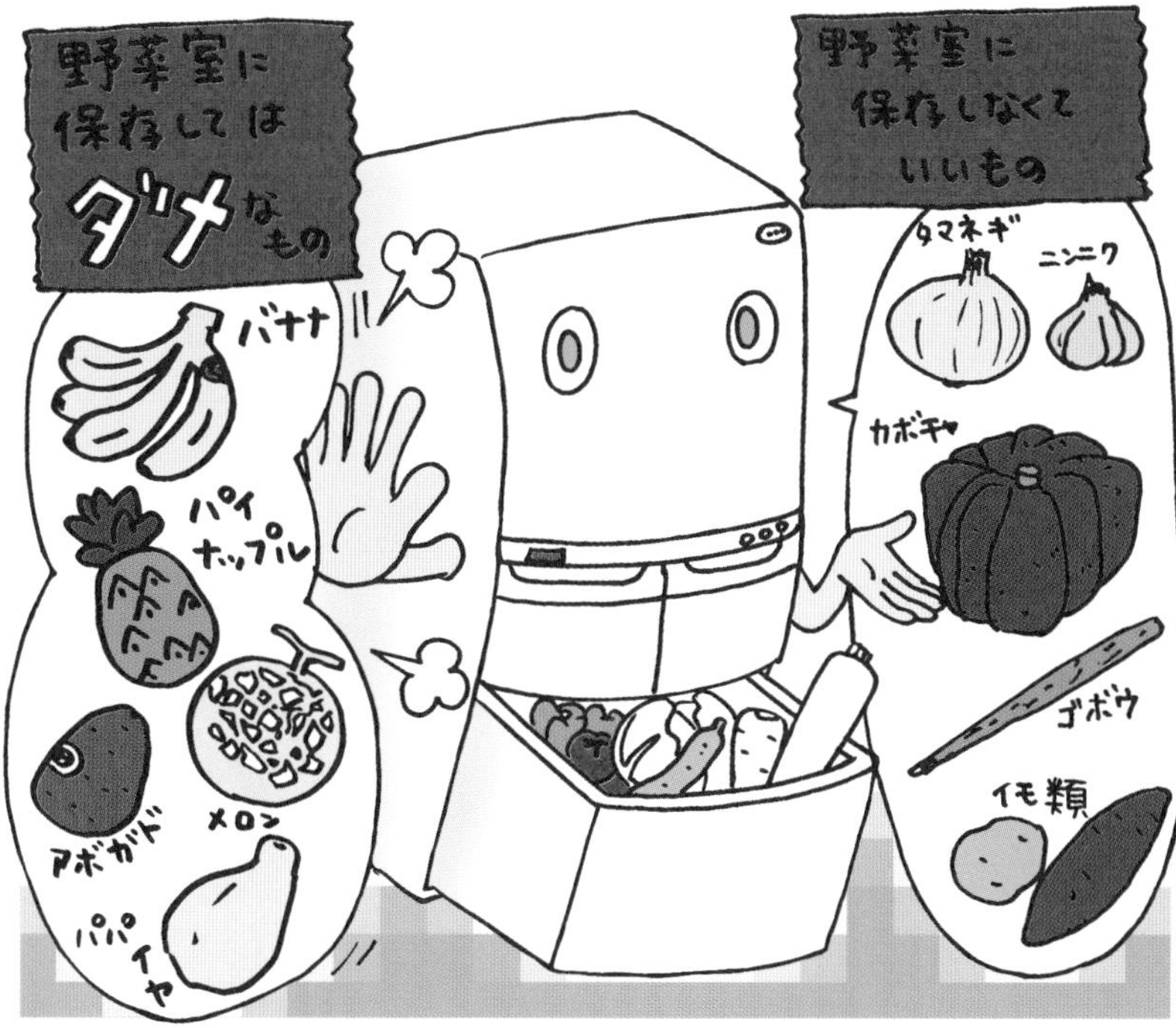

※参考資料：「サツマイモの栄養機能成分と焼き芋の美味しい焼き方理論」津久井亜紀夫（東京家政学院短期大学教授）

多い人や美容を気にしている人にオススメです。

なお、サツマイモは土に埋まった温かい環境で育っているため、寒さが苦手。最適貯蔵温度は10～15度なので、冷蔵庫ではなく、常温で保存するのが最適です。冷蔵庫や冷凍庫など、冷えたところで保管すると低温障害を起こしてしまいます。

Point

低温障害

一般に熱帯、亜熱帯を原産地とする青果物は、低温に対する感受性が大きく、一定時間以上低すぎる温度にさらされると、食品が正常な代謝作用ができなくなり、変色や品質低下という障害が起こる。バナナ、ナス、オクラ、ピーマンなども低温障害が起こりやすい。

このトピックは〇？
それとも✕？

イカ墨と違いタコ墨は食べられない

パスタやリゾットなど、イカ墨を使った料理はさまざまあります。しかし、タコは同じ魚介類で墨も持っていますが、タコ墨を使った料理は見かけません。毒性もなく食べられるのですが、なぜなのでしょうか。

その訳は、イカとタコでは墨の性質と役割に違いがあるからです。どちらの墨も成分は**メラニン**ですが、イカ墨はドロッと粘りがあるのに対し、タコの墨はサラっとしています。

イカの墨は吐いてもすぐに霧散せず、ひとつの塊となって水中を浮遊します。この塊がイカの姿にみえることから、外敵に襲われそうになった時に墨を吐き、ダミー効果をねらったものだろうと考えられています。一方、タコは敵に襲われると、思い切り敵に向け墨を吐きかけ、煙幕状にしてそのスキに逃げます。どちらの墨も敵を麻痺させる特殊な成分が含まれているのですが、イカは墨袋が取り出しやすく扱いやすいのに対し、タコの墨は流れ出しやすく、取り出しにくくなっています。

また、墨の粘度の違いが**うま味**の違いにもなっているようで、イカ墨はタコ墨に比べてうま味成分の**アミノ酸**が30倍前後も多く含まれています。これが、イカ墨がタコ墨と比べてより頻繁に料理に使われる理由です。

ちなみに、イカとタコでは、墨を吐くことだけではなく、血液の特徴も共通しています。人間はもちろん、多くの動物は赤い血液をしていますが、イカとタコは赤くないのです。人間などの脊椎動物の血液は、**ヘモグロビン**という色素たんぱく質が鉄と結合して酸素を運搬しています。このヘモグロビンが、酸素と結びつくことで、赤色になります。

一方、無脊椎動物であるイカやタコ、エビ、カニなどの血液は、ヘモグロビンではなく**ヘモシアニン**という色素たんぱく質が銅と結合し、酸素を運搬しています。ヘモシアニンは酸素と結びつくことで、無色から青色になり、酸素を失うと無色になります。

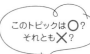

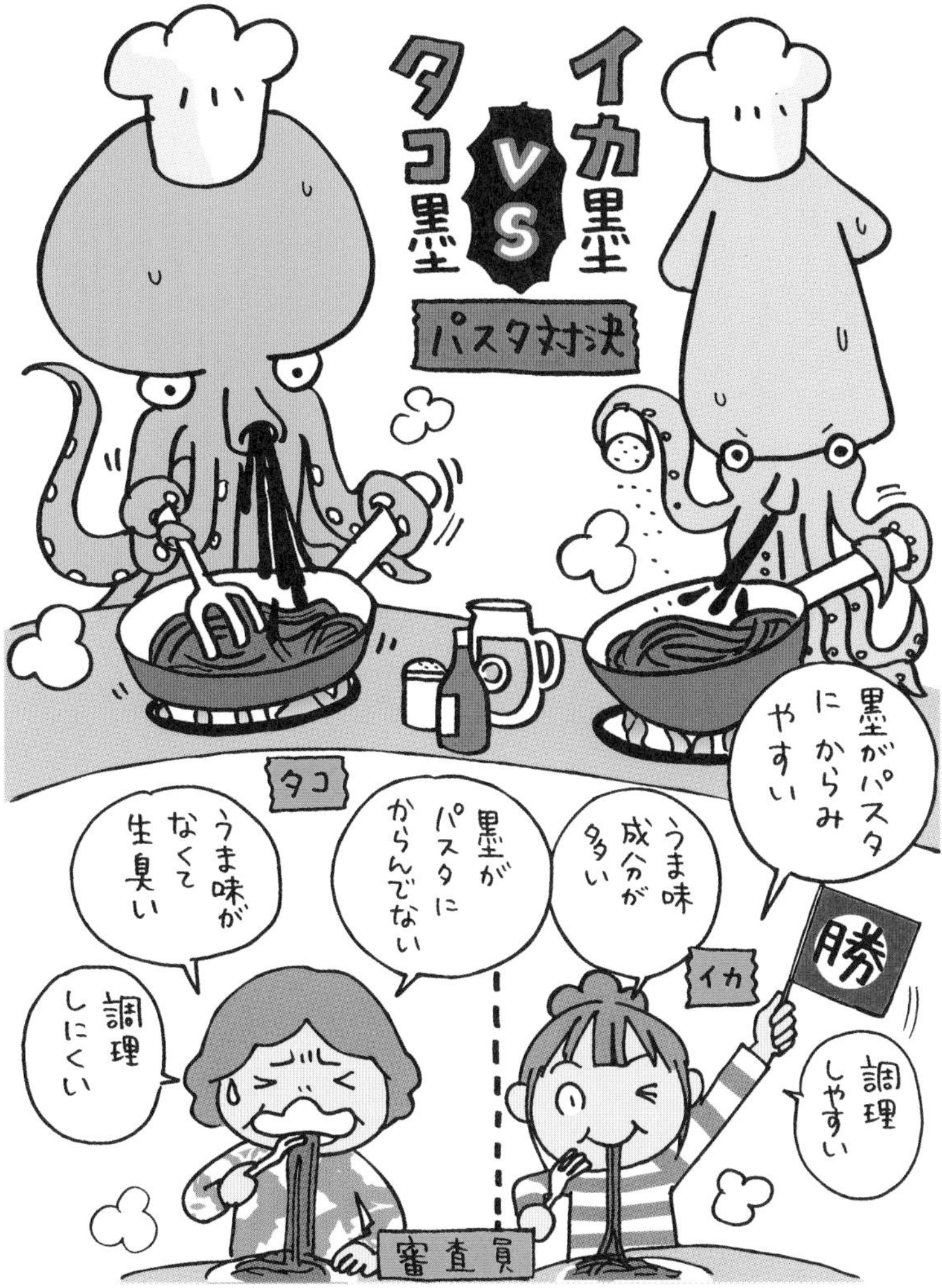
イカ墨VSタコ墨
パスタ対決
タコ
イカ
墨がパスタにからみやすい
うま味成分が多い
調理しやすい
勝
墨がパスタにからんでない
うま味がなくて生臭い
調理しにくい
審査員

このトピックは○？
それとも×？

すべてのチーズはナチュラルチーズがもとになっている

チーズの原料は牛、山羊、水牛などの乳で、その**たんぱく質**と**脂肪**を固めた**乳製品**です。チーズは、製造中に**乳糖**がほとんど除かれるので、牛乳を飲むとお腹がゆるくなる人でも摂ることができる乳製品としてオススメです。

一口にチーズといっても、カマンベールやカッテージ、モッツァレラなどたくさんの種類があります。チーズは乳製品のなかで最も種類が多い品目で、世界中で1000種類以上あるといわれています。大きく分類するとナチュラルチーズとプロセスチーズの2種類になりますが、プロセスチーズはナチュラルチーズを原料にしているので、ナチュラルチーズがチーズの総称といえます（プロセスチーズは1～数種類のナチュラルチーズを粉砕して乳化剤を加え、加熱・溶解し成型したもの）。

ナチュラルチーズは、欧米で古くからつくられているチーズで、牛、山羊、水牛などの乳に**乳酸菌**と凝乳酵素を加え、固めてつくります。硬さや熟成方法で大きく4つ（軟質、半硬質、硬質、超硬質）に分類されています。

カビを使って熟成させたものが、カマンベールやブルーチーズ。カビというと**食中毒**を心配しますが、使用するカビはペニシリウムという種類で食べても害はありません。それどころか、チーズのなかのたんぱく質や脂肪を分解し、独特の風味や組織をつくり出すのに欠かせない存在です。

家庭の冷蔵庫で保存中に表面にカビが生えることがありますが、それは有用なカビではないので注意。カビが生えてしまうとチーズ本来の品質や風味が低下してしまいます。

チーズを美味しく食べられる期間は種類によって違います。また、同じチーズでも熟成の時間によって、味も香りも変化しますので、表示してある**賞味期限**が1つの目安になるでしょう（モッツァレラチーズは水分が多く傷みやすいので注意）。なお、ナチュラルチーズと違い、プロセスチーズは加熱殺菌されているので、衛生的で保存性に優れています。

また、チーズは種類によって栄養成分にも違いがあります。例えば、パル

チーズの種類

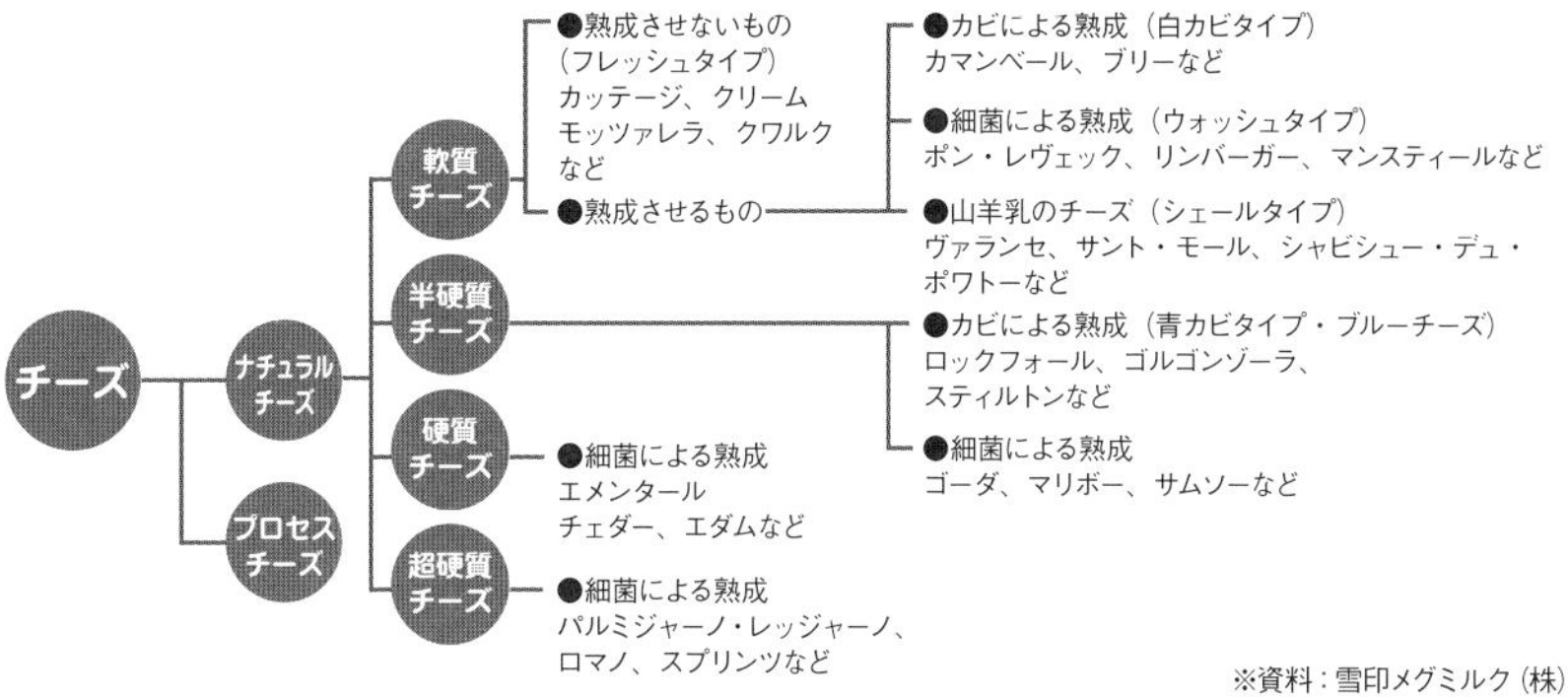

※資料：雪印メグミルク（株）

チーズの栄養分（100g中）

種類		名称	エネルギー (kcal)	水分 (g)	たんぱく質 (g)	脂質 (g)	炭水化物 (g)	ビタミンA (レチノール活性当量) (μg)	ビタミンB2 (mg)	食塩相当量 (g)	カルシウム (mg)
ナチュラルチーズ	硬質	パルメザン	445	15.4	44.0	30.8	1.9	240	0.68	3.8	1,300
	↑	ゴーダ	356	40.0	25.8	29.0	1.4	270	0.33	2.0	680
		ブルー	326	45.6	18.8	29.0	1.0	280	0.42	3.8	590
		カマンベール	291	51.8	19.1	24.7	0.9	240	0.48	2.0	460
	↓	クリーム	313	55.5	8.2	33.0	2.3	250	0.22	0.7	70
	軟質	カッテージ	99	79.0	13.3	4.5	1.9	37	0.15	1.0	55
プロセスチーズ			313	45.0	22.7	26.0	1.3	260	0.38	2.8	630
牛乳			61	87.4	3.3	3.8	4.8	38	0.15	0.1	110

※資料：日本食品標準成分表2020年版（八訂）

メザンチーズなど水分の少ないものには、たんぱく質、カルシウムが多く含まれています。また、クリームチーズは脂肪を多く含んでいますがカッテージチーズは少ないなど、さまざまです。

ほとんどのチーズに共通しているのは、比較的塩分が多いこと。食塩は、製造過程で味つけと有害菌の繁殖を抑えて、正常に発酵熟成させるために使用されています。しかし、量が不足すると熟成がうまく行なわれなくなり保存性も悪くなるため、減塩が難しくなります。チーズ1切（約20g）であれば、健康を害する量ではありませんが、プロセスチーズなどは、つい2～3切食べてしまいがち。カルシウム源だからといって食べ過ぎると、塩分の摂り過ぎになることもあります。

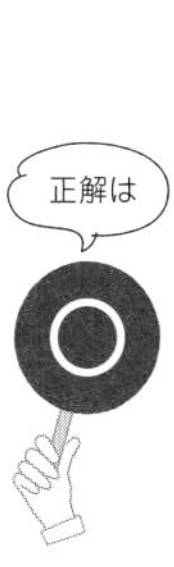

このトピックは〇？
それとも×？

玉露はコーヒーよりもカフェインが多い

カフェインというと真っ先にコーヒーを思い浮かべますが、実は玉露の方がコーヒーや紅茶よりもカフェインを多く含んでいます。

ご存知のように、カフェインは睡眠を妨げる強い作用があります。体調や体質によって変わりますが、摂取され血液に流れ込んだカフェインは、約30分で脳に到達します。その作用は8～14時間持続するといわれ、夜間睡眠中の中途覚醒を増やし、総睡眠時間を減らすことにつながります。

また、カフェインは**メラトニン**を減少させるともいわれています。メラトニンは、睡眠・覚醒周期（一定の時刻になると自然に眠くなり、一定時間眠ると自然に目が覚める）など、生体の日内リズムや内分泌系を制御する働きを持つホルモン。メラトニンが減少することで、それらの生体リズムが乱れる可能性があります。

これらのことを踏まえ、十分な睡眠をとるためにも、就寝前はカフェインを多く含む緑茶、コーヒー、紅茶を控え、番茶や玄米茶に代えるのがオススメです。

また、緑茶中のカフェインが早産・低体重児出産のリスクを高めることや、日常的にコーヒーを多飲している妊婦に早産、流産、低体重児出産の割合が高いという報告もあり、妊娠中のカフェイン摂取には注意が必要です。

栄養素との組み合わせとしては、カフェインは**鉄**の吸収を阻害する可能性があります。**貧血**気味の人は食事中や食後のコーヒー、お茶などは控えた方が良いでしょう。健常な人でも300mg以上のカフェインの摂取は、健康にさまざまな影響を与える危険性が示唆されていますので要注意です（300mgは玉露にして約180ml、紅茶にして1ℓ）。

その一方で、カフェインの覚醒作用によるメリットもあります。最近、注目されているのは、大脳の精神機能を高揚させ、感覚や知能活動を敏感にする働きや、疲労感を解消する作用です。カフェインが脳の働きを活発にし、集中力を高めるというわけです。

カフェインはお茶類のほか、チョコ

お茶の種類

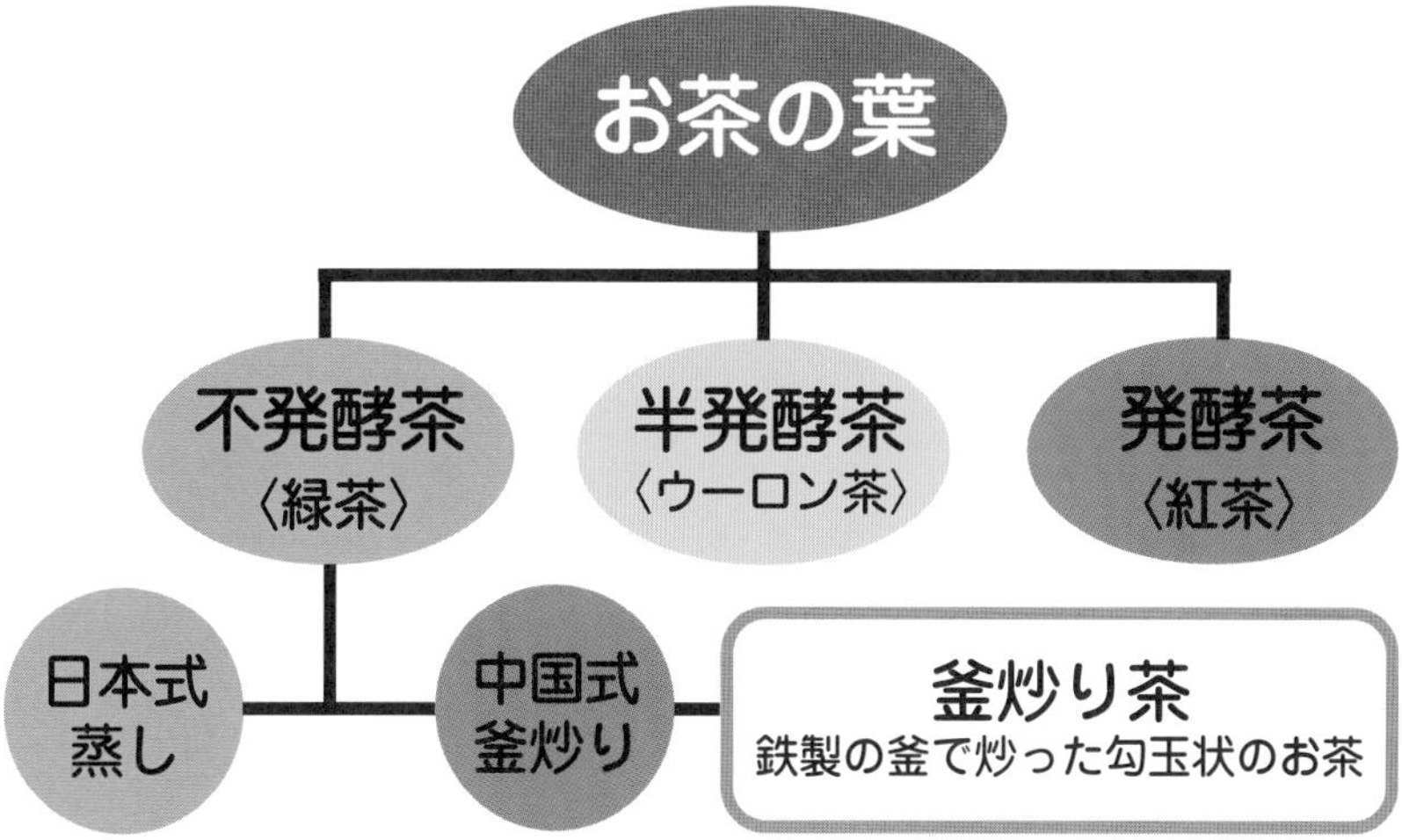

・不発酵茶：茶の葉の酸化酸素の動きを止めたもの。緑茶（煎茶、玉露、番茶）。
・半発酵茶：茶の葉を短時間発酵させたもの。ウーロン茶。
・発酵茶：茶の葉の酵素を最大限に作用させたもの。紅茶。

カフェインを含む飲みもの

飲料	カフェイン量（100ml当り）	備考
レギュラーコーヒー浸出液	約60mg	コーヒー豆の粉末10gを熱湯150mℓで浸出
インスタントコーヒー	約4000mg	インスタントコーヒー顆粒製品100g当たりの値
玉露	約160mg	茶葉10gに60℃の湯60mℓを加え2.5分浸出
煎茶	約20mg	茶葉10gに90℃の湯430mℓを加え1分浸出
紅茶	約30mg	茶葉5gに熱湯360mℓを加え1.5〜4分浸出
ウーロン茶	約20mg	茶葉15gに90℃の湯650mℓを加え0.5分浸出

※資料：日本食品標準成分表2020年版（八訂）

レートやコーラなどにも含まれ、医薬品としても使われています。

　悪者のイメージが強いカフェインですが、むやみに避けるのではなく日常生活に上手に取り入れて活用してほしいと思います。

このトピックは〇？
それとも✕？

水の硬度は料理に影響する

水には軟水と硬水がありますが、それは含まれる**ミネラル**、とくに**カルシウム**と**マグネシウム**の量で分類されています。

カルシウムとマグネシウムの量が多いものが硬水、それらをほとんど含んでいないものが軟水です。なお、これらのミネラルは、地下の岩石から時間をかけて溶け出した天然のものを量って分類しているので、あとからカルシウムやマグネシウムを添加したものは含みません。

軟水や硬水の度合いは「**硬度**」によって表されています。国によって基準が異なりますが、日本ではアメリカの基準が主に使われており、「カルシウム濃度（㎎／ℓ）×2.5＋マグネシウム濃度（㎎／ℓ）×4.1」で算出されています。

硬度の分類も国によって異なりますが、硬度100以下が「軟水」、101〜300は「中硬水」、300以上が「硬水」というのが目安とされています。

一般的に、硬度が低い水は、まろやかで飲みやすく、逆に高いと重々しくて飲みにくくなります。軟水は、料理などの生活用水に適していますが、硬水では豊富に含まれるミネラルが、ほかの栄養成分の作用を阻害してしまうことが多く、味が染み込みにくい、思うような味つけができないなど、料理には不向きだといえます。

しかし、硬水はスポーツ後のミネラル補給や**ダイエット**、**便秘**の解消に適しているといわれ、飲料水として硬水を選ぶ人もいます。もちろん、水分補給という点では硬水でも軟水でも差はありません。

ただし、日本の水は硬度が60程度のミネラル分の少ない軟水が多いため、飲み慣れていない硬度の高い水を飲むとお腹がゆるくなることもあります。まずは、硬度100〜300程度の中硬水から、徐々に慣らしていくのがオススメです。

一方、ヨーロッパの水はほとんどが硬水。料理では水をそのまま利用せず、野菜に熱を加えるときは、野菜に含まれる水分を利用して蒸したり、オーブ

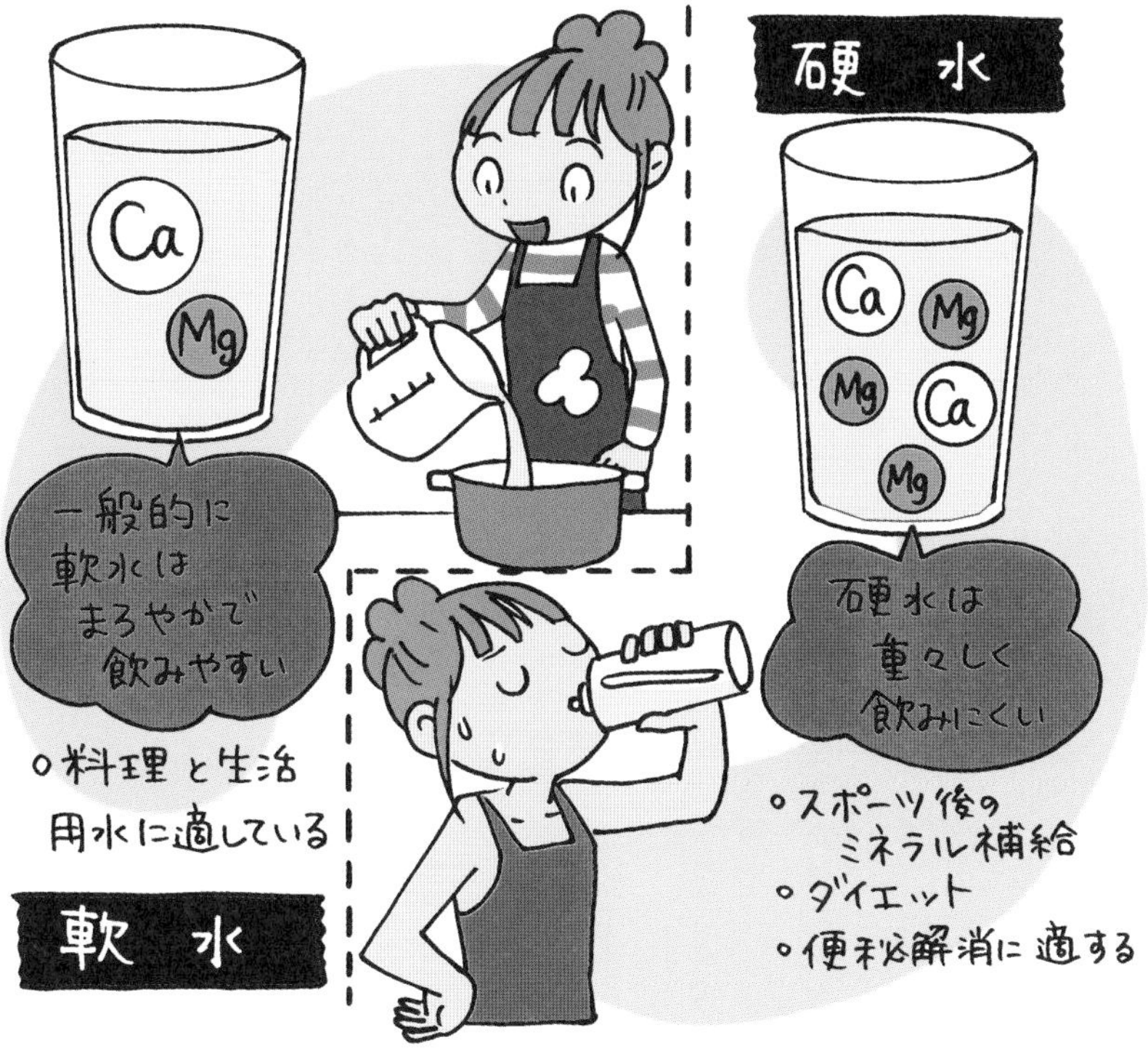
硬水
Ca
Mg
一般的に軟水はまろやかで飲みやすい
硬水は重々しく飲みにくい
○料理と生活用水に適している
○スポーツ後のミネラル補給
○ダイエット
○便秘解消に適する
軟水

ンで焼いたり、油脂を加えて煮込んだりします。

米はピラフのように炒めたり蒸したり、リゾットのように水を使わずスープストックで煮たりします。

肉もソテーのように油で炒めたり、ローストビーフのようにあぶる料理が多いようです。また、煮物はシチューのような煮込み料理が多く、直接水で煮込まず、スープストックを使って、ワインや生クリームを加えて調理しています。

このように考えると、硬水がヨーロッパの食文化に深くかかわっていることがわかります。

食品でも、硬さや軟らかさが食感に変化を与え、美味しさの感覚に関係しているように、水の硬度も味の重要な要素なのです。

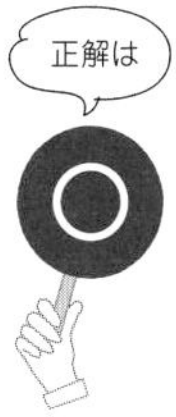
正解は
○

味付けの順番「さしすせそ」には意味がある

昔から料理の基本といわれている「さしすせそ」。「さ」は砂糖、「し」は塩、「す」は酢、「せ」はしょうゆ、「そ」は味噌のことで、煮物などをつくるときに調味料を加える順番を示したものです。

最初の2つの順番は、分子量（分子を構成する原子の重さの和）の違いに基づいています。砂糖の分子量は342.2、塩は58.5で、砂糖が塩よりも大きくなります。分子量が小さいほど、食材に染み込みやすいため、塩を先に入れると砂糖が染み込みにくくなってしまうのです。一度しょっぱくなった煮物の味を調整するのが難しいのはこのためです。

酢は加熱すると蒸発して酸味が飛んでしまうのですが、食材の臭みを抜いたり、やわらかくする作用もあるため、頃合いを見計らって加える意味で3番目になっています。

しょうゆや味噌は、加熱しすぎると風味が損なわれてしまうため、最後に入れるのが良いとされています。

とはいえ、「さしすせそ」はあくまでも原則。すべての料理でこれに縛られる必要はありませんが、調味の基本として覚えておくことは大切です。

また、調味と同様に覚えておきたいのが、栄養素と調理法の関係です。

水溶性ビタミンは、水に溶けるだけでなく長時間の加熱にも弱いため、茹でたり炒めたりすることで、素材から流出したり、分解されて失われてしまうことがあります。これを**調理損失**といいますが、**ビタミンC**は水溶性ビタミンのなかでも、とくに調理損失が著しいとされています。そのため、火を通して食べることが多い菜の花やブロッコリーなどは比較的多くビタミンCを含んでいますが、調理時の洗浄や加熱でほとんどが失われてしまいます。

脂溶性ビタミンである**カロテン**にも損失はあります。例えば、ホウレンソウを3分間茹でると、約10％損失してしまいます。

そのほかでは、タマネギに多く含まれる黄色の色素で**フラボノイド**の一種ケルセチン。タマネギを40分間炒めてもほとんど減少しませんが、煮ると溶

調理によるビタミンの損失

ジャガイモを丸ごと40分蒸した時のビタミンの残存率（％）	B_1＝96　B_2＝96　C＝74
ホウレンソウを３分茹でた時の残存率（％）	カロテン＝90　B1＝70　B２＝80　C＝48
ホウレンソウの茹で時間とビタミンCの残存率（％）〈生＝茹で時間０分を100％として〉	１分＝74　２分＝61　３分＝48　５分＝40
生で５分間水にさらした時のビタミンCの残存率（％）	かぶの葉１枚＝100　レタス１枚＝100 ホウレンソウ＝80　白菜１枚＝80 ニンジン（千切り）＝70

保存方法の違いによるビタミンC残存率

野菜の種類	貯蔵条件	残存率（％）
ホウレンソウ	25℃室温翌日	80
	10℃冷蔵庫翌日	90
	0℃冷蔵庫翌日	96
ピーマン	30℃室温3日後	92
	10℃冷蔵庫3日後	92
	0℃冷蔵庫3日後	100
トマト	30℃室温3日後	82
	5℃冷蔵庫3日後	95
モヤシ	水につけて翌日	69
	水につけて2日後	46
	ポリ袋入りを0℃冷蔵庫翌日	92

出典：「調理のためのベーシックデータ第５版」（女子栄養大学出版部）

け出しやすくなります。これは、フラボノイドの多くが糖と結合して水に溶けやすい形で存在しているためです。

また、代表的なフェノール酸化合物であるクロロゲン酸類（春菊、ゴボウ、ナス、モロヘイヤ等に多い）も同様で、春菊を5分間茹でた時の残存率は44～62％で、損失分は煮汁中に検出されたという報告があります。

また、リンゴを切ったときに切り口が変色することからわかるように、**ポリフェノール**類は酸化してしまうため、空気に触れることで抗酸化力も落ちることが予想されます。

これらを効率良く摂るためには、煮汁もまるごと食べられるスープや煮込み料理がオススメ。脂溶性ビタミンは、油で調理すると効率良く摂取できます。

また、電子レンジを活用するのもいいでしょう。加熱時間が短く、水を使わない電子レンジで調理を行えば、茹でるよりも損失は少なく済みます。

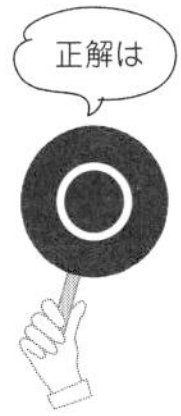

このトピックは○？
それとも×？

同じ塩分量でも塩辛さが違うことがある

塩分量も具材も一緒なのに、温かいお味噌汁と冷めたお味噌汁では、感じるしょっぱさが異なることがあります。

味には、**甘味**・**酸味**・**塩味**・**苦味**の4つの基本味がありますが、味を感じる舌の場所や温度などで味覚は変化します。同じお味噌汁でも、温度によってしょっぱさが違うように感じるのはそのためです。塩味は、舌の先端と周辺で感じますが、温度が上がると感度が鈍くなるため、同じ塩分量でも冷めたときの方がしょっぱく感じます。

甘味は、舌の先端部分で感じ、体温に近い温度のときに最も強く感じます。ゼリーなど砂糖を多く含むものは、常温だと強く甘味を感じるので、冷やしてから食べると甘さも程よく感じられ、ノド越しも良くなります。

酸味は舌の周辺部で感じますが、温度による感度の変化はありません。減塩食など、さまざまな料理で味付けのアクセントに向いています。

苦味は舌の付け根で感じ、温度が高いほどマイルドに感じられます。体温と同じくらい、またそれ以下になると苦味を強く感じます。コーヒーやお茶は温かい方が飲みやすく、美味しく感じるのはそのためです。

味覚は、舌の**味蕾**のなかにある味細胞に味覚物質が取り込まれることで感じられます。味蕾は、多数の味細胞から構成されていて、4つの基本味を感じています。

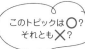

基本の4つの味に加え、昆布や野菜などに多いグルタミン酸、魚や肉類に多いイノシン酸、干しきのこ類に多いグアニル酸といった「**うま味**」もあります。うま味は満腹感を与える働きもあります。日本料理では昆布（グルタミン酸）とかつお節（イノシン酸）、西洋料理や中国料理では野菜類（グルタミン酸）と肉類（イノシン酸）を組み合せてだしをとり、おいしさを生み出しています。ちなみに母乳には、グルタミン酸が非常に多く含まれています。

舌の表面の大部分は、何千個もの小さな味蕾に覆われており、味蕾の総数は、人種、年齢、栄養状態で変わりますが、成人で約7500個といわれています。また、味細胞は短いサイクルで次々と新しい細胞と入れ替わり、細胞が生まれ変わるときに**亜鉛**を必要とします。味覚は出生後約28日の乳児期で完成されますが、加齢にともなって、ある程度の味や香りがないと認識できなくなり、味覚が低下していきます。

そのため、糖分や塩分の多い、濃い味を好むようになり、**糖尿病**や**肥満**、**高血圧**を招きやすくなります。

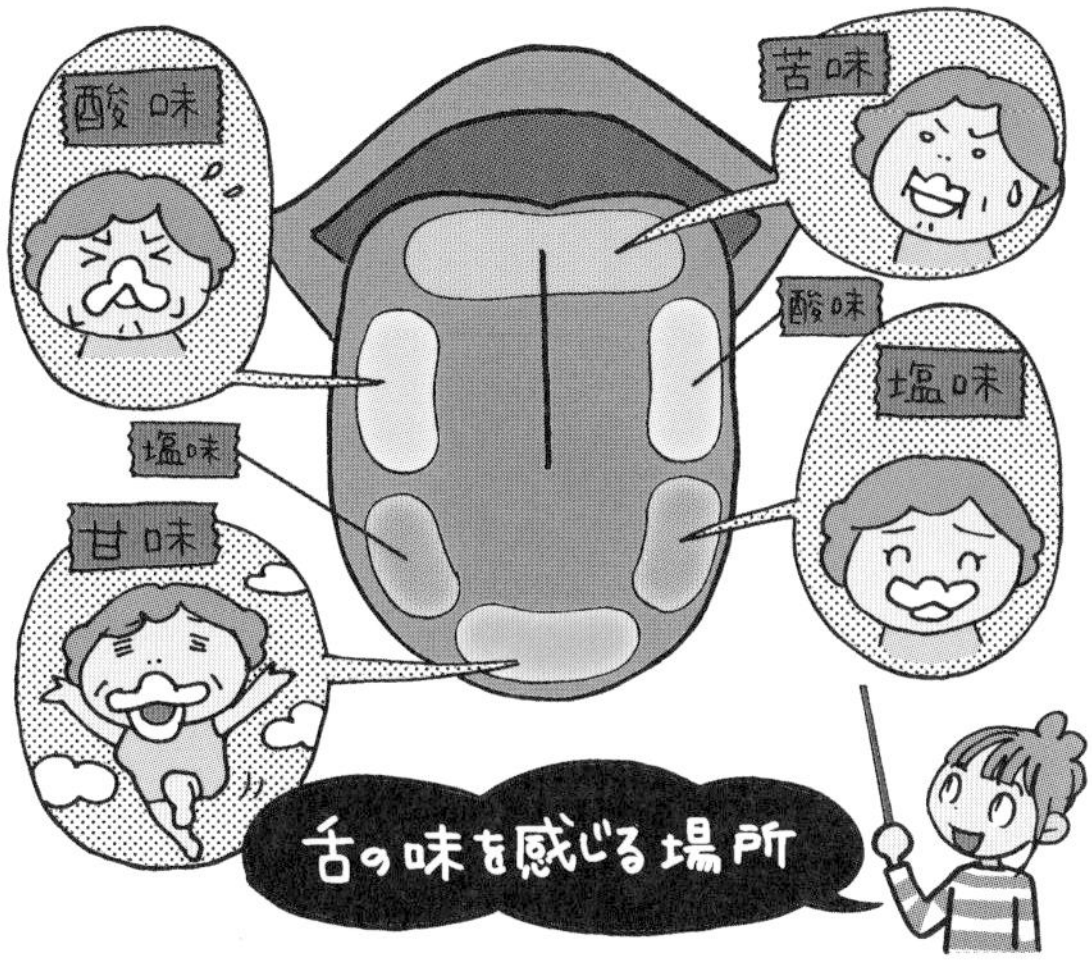

温度による味覚の感じ方

	低温	体温	高温
塩味	強く感じる		弱く感じる
甘味	弱く感じる	最も強く感じる	弱く感じる
酸味	温度による変化なし		
苦味	最も強く感じる	最も強く感じる	弱く感じる

また、極端な**偏食**や加工食品ばかりの食事は、味細胞の再生に必要な亜鉛の摂取不足になりやすく、味覚を鈍らせてしまいます。最近では、若年層にも「何を食べても味を感じない、変な味がする」といった味覚障害が発生し、問題となっています。

食べものの美味しさは舌で味を感じるだけでなく、色、香り、硬さ、弾力性、粘性などもかかわっています。それらが五感（味覚、嗅覚、触覚、視覚、聴覚）を刺激し、味を感じ取っているのです。

さらに、誰とどこで食べるかなど、心理的、生理的、環境的など、さまざまな要素も加わり、美味しいという感覚が生み出されています。

味覚は食事を楽しむための重要な感覚。いろいろな食材をバランス良く食べることは、味覚を鈍らせないためにも非常に大切なことなのです。

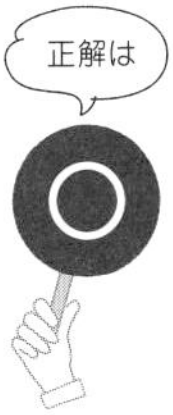

このトピックは○？
それとも×？

塩の「ひとつまみ」と「少々」は同じ分量

料理のレシピでよく目にする「塩ひとつまみ」と「塩少々」という表記。そのほかにも、「少量」「適宜」「適量」などいろいろありますが、それぞれの分量は違う場合も、同じ量を示している場合もあります。

例えば、「少量」は、塩など粉状のものの場合、親指・人差し指・中指の3本でつまんだ量で、これは「ひとつまみ」と表記されることもあり、この2つは同じ分量を示しています。なお、しょうゆなどの液体は、さっとかける程度の量をいいます。

では、「塩ひとつまみ（少量）」と「塩少々」ですが、この2つの分量は同じではありません。「ひとつまみ」が指3本なのに対して、「少々」は親指と人差し指の2本でつまむ量（液体は1〜2滴分）に相当します。数値で表すと、「少々」が約1g強、「ひとつまみ（少量）」が約2gです。

また、「適量」は適切な量、ちょうど良い量を「必ず入れる」ことを示し、「適宜」は「必要であれば入れる」ことを示しています。例えば、塩を「適量」とあれば、適切な量を加減して入れることをいい、「適宜」とあれば、そのときの状態に応じて、塩気が十分だと感じられれば入れなくてもいいし、足りないと思えば入れる、ということなのです。

こうした区別をきっかけにして、減塩を意識した調理を心掛けることが大切です。それは、毎日の食事のなかで、**塩分**の摂取量の約70％が調味料からだといわれているため。日本人は塩分を多く摂りすぎている傾向にありますが、「塩」を単独で摂取する量よりも、味噌やしょうゆ、ソース、ケチャップなどに含まれている塩分の摂取量がはるかに多いのです。手軽に利用できる顆粒のだしやタレ、カレーやシチューのルーにも塩分が含まれています。

そのため、塩分の過剰摂取を防ぐためには、適量、適宜、少々、少量の使い分けをして食塩の使用量を減らすことに加えて、塩分が多く含まれている調味料の使用も控えることが効果的です。塩分が減ったことで味覚的な満足度が下がるようならば、酢や香辛料な

調味料の食塩相当量①

調味料	小さじ1（5mℓ）	大さじ1（15mℓ）	備考
食塩	6.0g	17.9g	
しょうゆ	0.86g	2.6g	濃口しょうゆで計算
みそ　淡色辛みそ	0.7g	2.1g	
ドレッシングタイプ和風調味料	0.4g	1.1g	ノンオイルで計算
トマトケチャップ	0.18g	0.5g	
マヨネーズ	0.1g	0.3g	
バター（有塩）	0.07g	0.23g	

調味料の食塩相当量②

調味料	食塩相当量	備考
固形コンソメ（1個）	2.2g	1個を5.3gとして計算
顆粒ガラスープ（小さじ1）	1.2g	顆粒中華だし小さじ1を2.5gとして計算
顆粒和風だしの素（小さじ1）	1.3g	
オイスターソース（大さじ1）	18.5g	大さじ1杯を18gとして計算
カレールー（20g）	2.12g	

※資料：日本食品標準成分表2020年版（八訂）より算出

ど「塩分を含まない調味料」で酸味、香味、辛味をプラスしたり、天然だしのうま味を利用すればカバーできます。

でき上がった料理に調味料を合わせるときは、料理に直接にかけず、小皿に調味料を取り分け、つけながら食べると塩分摂取量はグッと減ります。

ちなみに、しょうゆの濃口と薄口は、味の濃さではなく、色の濃さを表しています。薄口しょうゆは、塩分量を増やすことで熟成による色の変化を抑えたもので、濃口しょうゆよりも多くの塩分を含んでいます。調理の際、色が薄いと、つい多めに加えてしまうことがあるかもしれませんが、薄口しょうゆで調味するときは、塩分が多く含まれていることに注意する必要があります。

ニンニクを食べても歯を磨けば口臭はなくなる

口臭の原因は、80％以上が口腔内にあります。口のなかにいる嫌気性菌という種類の細菌が、たんぱく質やアミノ酸を分解して**揮発性硫黄化合物**という物質をつくり、これが口臭の主たる原因となるのです。揮発性硫黄化合物が増える理由によって、生理的口臭と病的口臭に分けられます。そのほかに「自分の口は臭う」などの思いこみが原因の心因性口臭もあります。

生理的口臭は健康な人でもあり、起床時に最も多く起こります。それは、夜間は**唾液**の分泌が減るため、細菌が口腔内で増殖しやすく、揮発性硫黄化合物を発生させるからです。

そのほか、空腹時、疲労時、緊張時にも生理的口臭は強くなります。そのようなときは、食事をする、休養をとるなど、口臭の原因を取り除き、その後歯磨きや洗口をすることでほとんどが消失します。口臭が強いときは、歯と歯の間に食べものの「カス」がたまり、口のなかが不潔な状態になっていることが多いのです。

また、口臭に男女差はないのですが、食事やうがいなど口を動かす機会がないと、唾液の分泌量が減少し、時間が経つにつれて揮発性硫黄化合物が増えていきます。お茶や水で口のなかを潤すだけでも予防できます。

揮発性油を含むタマネギやニンニクなどは、匂い成分である硫化アリルが多く含まれています。それが血流に乗って肺に入り、息となって吐き出されます。また、硫化アリルが胃内に残っていると、逆流し口臭となることもあります。これらの臭いは歯磨きでも消すことはできず、食べたものが身体から完全に排出されるまで続きます。

また、舌が汚れていても口臭の原因になりますので、舌の表面や裏側を舌ブラシで磨くのも効果的です。

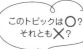

防臭効果のあるマウスウォッシュや口臭防止スプレーなども市販されています。これらに含まれる成分のなかで、最も防臭効果が高いのはクロロフィル（葉緑素）といわれていますが、その効果は2～3時間程度です。

思いこみによる口臭（心因性口臭）は、実際には口臭がないのに、自分の

栄養学の基礎編
ダイエット・健康編
食材・料理編
食の安全編
食の迷信編

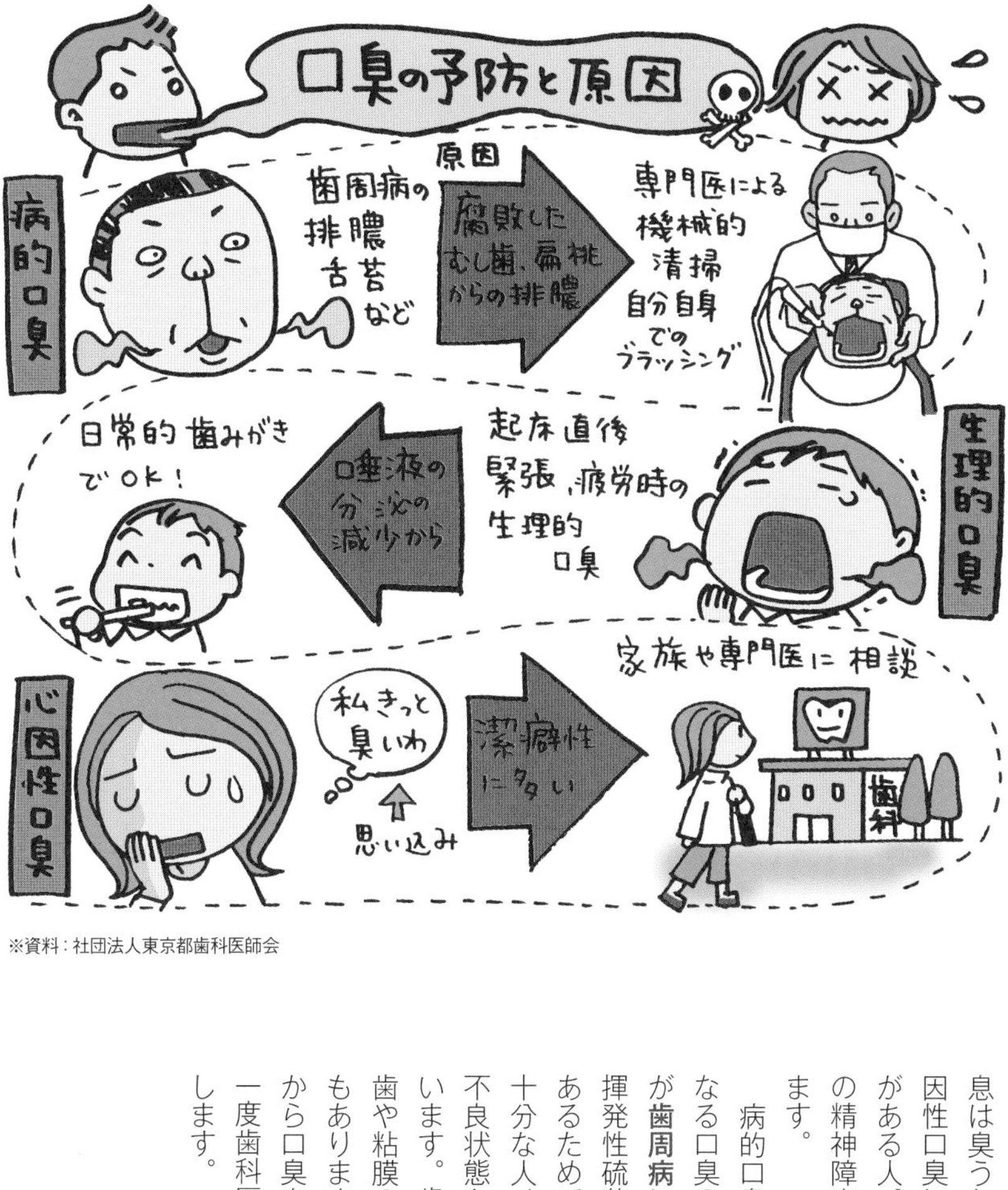

※資料：社団法人東京都歯科医師会

息は臭うと思いこんでしまうもの。心因性口臭になりやすいのは、潔癖傾向がある人。また、統合失調症など重症の精神障害によって起こる場合もあります。

病的口臭は、何らかの病気が原因となる口臭のことで、その代表的なものが**歯周病**によるもの。歯周病の原因が揮発性硫黄化合物をつくる嫌気性菌であるためです。歯周病は、歯磨きが不十分な人、喫煙者、糖尿病患者、栄養不良状態などでなりやすいといわれています。歯周病のほかには、大きな虫歯や粘膜の潰瘍などが原因になることもあります。何の自覚もないのに家族から口臭を指摘されるようになったら、一度歯科医を受診することをオススメします。

遺伝子組換え食品って安全？

最近スーパーなどで目にすることが多い「**遺伝子組換え食品**」。〝遺伝子〟〝組換え〟と書いてあると、自然な感じがしないため不安を感じる人も多いようです。遺伝子組換え食品とは一体何なのでしょうか。

生物の細胞から有用な性質を持つ遺伝子を取り出し、植物などの細胞の遺伝子に組み込み、新しい性質をもたせた食品が「遺伝子組換え食品」です。

遺伝子組換え技術が従来の品種改良と違う点は2点です。生産者や消費者の求める性質を効率よく持たせることができる点。そして、種を超えていろいろな生物から、有用な遺伝子を組み込める点です。

遺伝子組換え技術により害虫抵抗性や除草剤耐性の農作物をつくれるようになったことで、余計な農薬などを使わず、元気な食品を効率よくつくれるという大きなメリットがあります。例えば、味の良い品種に乾燥に強くなる遺伝子を組み込むことで、味が良く乾燥にも強い品種ができます（※遺伝子組換え技術が用いられる前から、「掛け合わせ」の手法で農作物の遺伝子の組合せを変えることにより、品種改良が行われてきました）。

食品の安全性の面からみて、遺伝子組換え食品を食べ続けても大丈夫なのでしょうか。さまざまなデータによれば、組み込んだ遺伝子によってつくられるたんぱく質の安全性や、組み込んだ遺伝子が間接的に作用し有害物質などをつくる可能性がないことが確認されており、食べ続けても「問題はない」との国の見解があります。

日本で安全性が確認され、流通が認められている遺伝子組み換え食品は8作物（303品種）、添加物20種類（47品目）です（2020年8月現在）。8作物は大豆（枝豆、大豆もやしを含む）、トウモロコシ、ばれいしょ、なたね、綿実、アルファルファ、てん菜、パパイヤがあります。

食品の分類で「有機食品」というものもありますが、遺伝子組換え技術を使用したものは、有機食品としては認められていません。

有機食品は「化学的に合成された肥

遺伝子組換え食品の表示の仕組み

表示は商品ラベルの原材料名または名称のところにカッコ書きで書いてあります。

名称	○○○
原材料名	大豆（遺伝子組換え）
内容量	300g
賞味期限	○年△月×日
保存方法	要冷蔵
製造者	○○○食品株式会社 東京都○○○

- 「遺伝子組換え」（義務表示）→ IPハンドリング※された遺伝子組換え農作物
- 「遺伝子組換え不分別」（義務表示）→ IPハンドリングされていない農作物（遺伝子組換え農作物が混じっている可能性がある）
- 「遺伝子組換えではない」（任意表示）「原材料のみ」（表示なし）→ IPハンドリングされた非遺伝子組換え農作物

ただし、製造の過程で組み込まれた遺伝子やその遺伝子がつくる新たなたんぱく質が技術的に検出できない場合には、表示は義務付けられていません（例：油やしょうゆなど）。加工食品については、その主な原材料（全原材料に占める重量の割合が5%以上のもの）にあたらない場合は、表示が省略できることになっています。

※IPハンドリング（分別生産流通管理）とは、遺伝子組換え農作物と非遺伝子組換え農作物を生産・流通・加工の各段階で混入が起こらないよう管理し、そのことが書類などにより証明されていることです。

引用：厚生労働省／遺伝子組換え食品の安全性について

任意表示制度

遺伝子組換えに関する任意表示制度について、情報が正確に伝わるように改正されます。改正後の食品表示基準は2023年4月1日に施行されます。

現行制度

分別生産流通管理をして、意図せざる混入を5%以下に抑えている大豆及びトウモロコシ並びにそれらを原材料とする加工食品 → 「遺伝子組換えでないものを分別」「遺伝子組換えでない」等の表示が可能

新制度

分別生産流通管理をして、意図せざる混入を5%以下に抑えている大豆及びトウモロコシ並びにそれらを原材料とする加工食品 → 適切に分別生産流通管理された旨の表示が可能

<表示例※>
「原材料に使用しているトウモロコシは、遺伝子組換えの混入を防ぐため分別生産流通管理を行っています」
「大豆（分別生産流通管理済み）」等
※ 遺伝子組換え農産物の具体的な混入等を併せて表示することは可能ですが、表示と商品に矛盾がないように注意。

施行前でもこの表示は可能です。

分別生産流通管理をして、遺伝子組換えの混入がないと認められる大豆及びトウモロコシ並びにそれらを原材料とする加工食品 → 「遺伝子組換えでない」「非遺伝子組換え」等の表示が可能

料及び農薬の使用を避けることを基本として、土壌の性質に由来する農地の生産力を発揮させるとともに、農業生産に由来する環境への負荷をできる限り低減した栽培管理方法を採用した場所において生産されたもの」という原則があるためです。

　現在、遺伝子組換え食品の安全性については賛否両論、さまざまな意見があります。例えば、含有が5%未満であれば「遺伝子組換え」を表示する義務がないので消費者は困るという声や、本当に安全なのかという指摘がされています。

　各国で多くの研究がされていますので、最新情報をチェックしていくのが安心です。

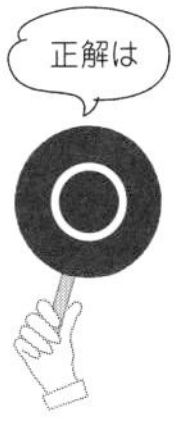

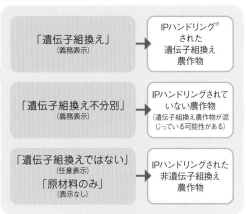

このトピックは○？
それとも×？

賞味期限と消費期限は意味が違う

食品には、**賞味期限**または**消費期限**が記載してありますが、品質が保持できる期間の長さで、「賞味」もしくは「消費」が使い分けられています。

賞味期限は、ビン詰や缶詰、真空パックのレトルト食品など、比較的長期間保存できる食品に記載されます。

これは、食品ごとに定められた（パッケージ等に記載されている）方法で保存した場合に、腐敗、変敗、その他の食品または添加物の劣化にともなう衛生上の危害が発生する恐れがないと認められる期限を示す年月日になっています。ただし、製造日から3か月以上経過しているものには、年月で表示することが認められています。

一方、消費期限は食肉、弁当、生菓子、惣菜など、賞味期限より短く、製造された日を含んで5日以内に消費するべき食品につけられる表示です。なお、「定められた方法により保存した場合において……」という部分は消費期限と同様です。

つまり、品質が急速に劣化しやすい食品には消費期限、比較的長期間保存できるものが賞味期限とされているのです。

こうした期限表示を目安にするのはとても大切なことですが、直射日光の当たる場所に置きっぱなしにするなど、保存状態が悪いと表示の期限内でも品質が急速に落ちることがあります。「直射日光を避けて……」「高温多湿を避けて……」など、それぞれに表示されている方法で保存し、期限内に食べることが前提であることに注意してください。

ちなみに、以前は製造年月日の表示が義務付けられていましたが、現在その義務はなく、加工食品は消費期限、または賞味期限のどちらかを表示することが義務付けられています。

ただし、製造年月日のみを表示することは認められていませんが、賞味期限または消費期限の表示を適切に行った上で、任意で製造年月日を表示することができます。

また、食品表示基準上の加工食品については、容器や包装の表示可能面積が30㎠以下のもの、品質の変化が極めて少ないものは期限表示の省略ができ

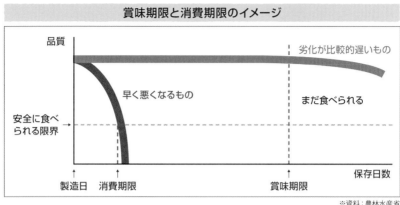

賞味期限と消費期限のイメージ

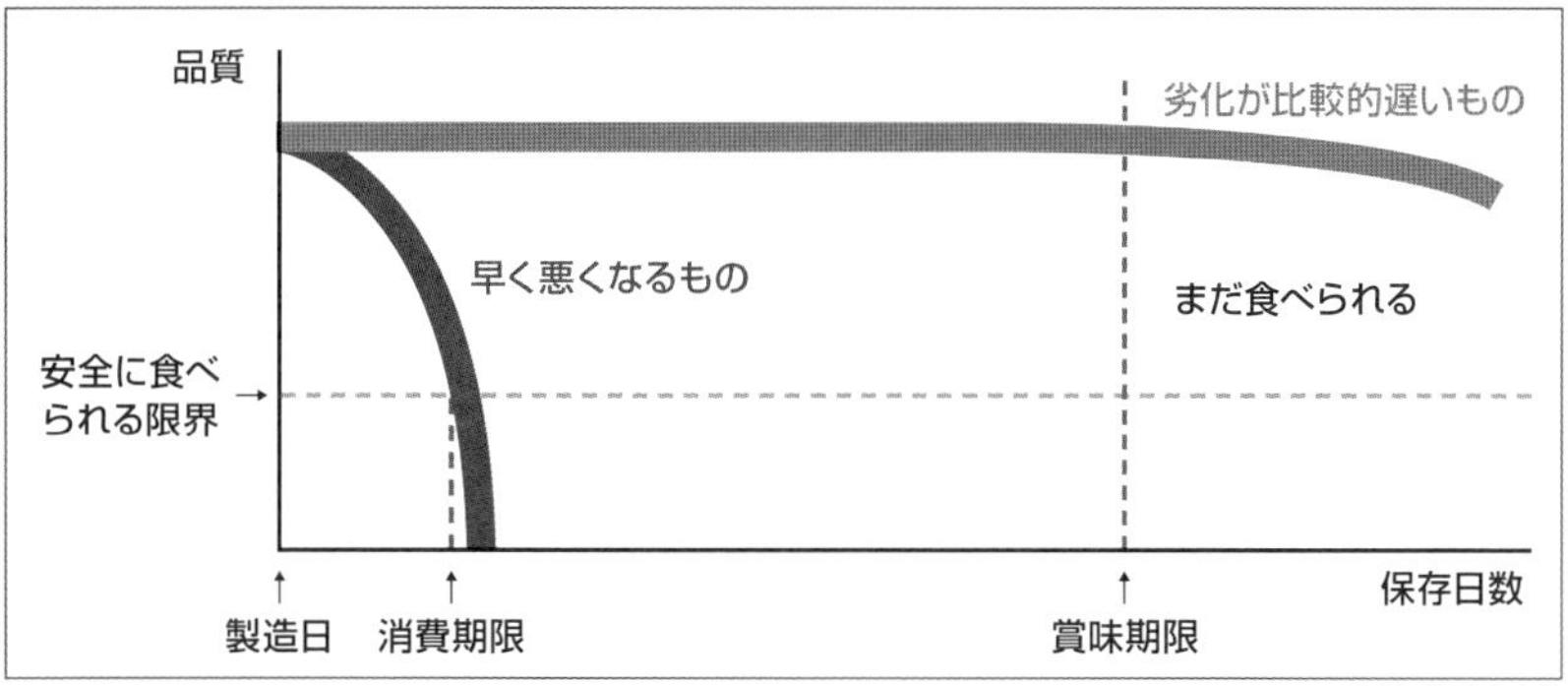

※資料：農林水産省

Point

賞味期限と消費期限はココが違う

	賞味期限	消費期限
意味	おいしく食べることができる期限。この期限を過ぎても、すぐ食べられないということではない。	期限を過ぎたら食べない方が良い期限。
表示法	3か月を超えるものは年月で表示し、3か月以内のものは年月日で表示。	年月日で表示。
対象食品	スナック菓子、カップ麺、缶詰など。	弁当、サンドイッチ、生麺など。
開封後	開封する前の期限を表しており、一度開封したら期限にかかわらず早めに食べることがすすめられている。	開封する前の期限を表しており、一度開封したら期限にかかわらず早めに食べることがすすめられている。

ます。例：でん粉、チューインガム、冷菓、砂糖、アイスクリーム類、食塩およびうま味調味料、酒類、ポリエチレン製容器入りまたはガラス瓶入りの飲料水および清涼飲料水（紙栓を付けたものを除く）。氷は表示の省略ができます。

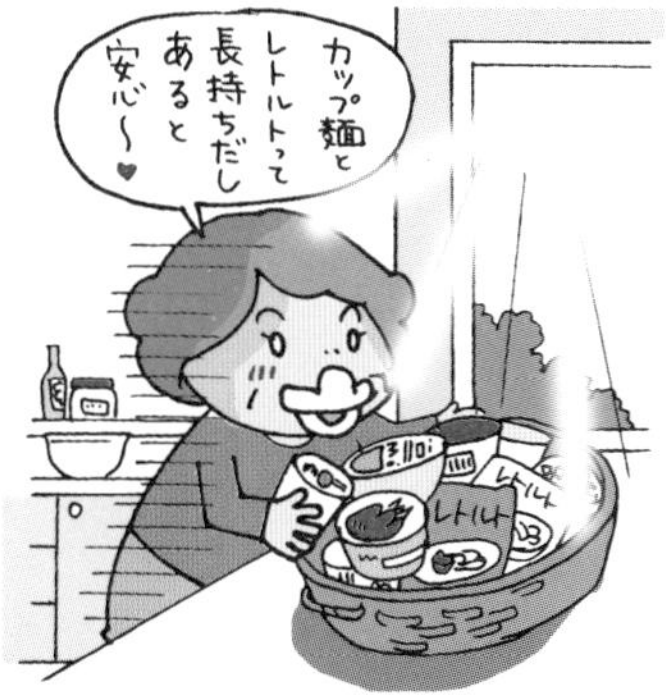
カップ麺とレトルトって長持ちだしあると安心～♥

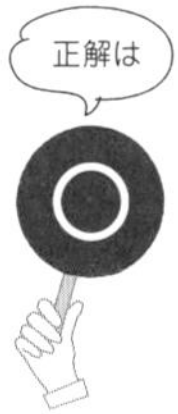
正解は

このトピックは○？
それとも×？

食べものと薬の組み合わせは注意すべき

食べものと医薬品の組み合わせによって**相互作用**が起こることは、すでに多くの研究結果が発表されています。

相互作用とは、摂取した飲食物が医薬品の主作用や副作用に影響し、効果や副作用が増減する現象のこと。医薬品の効果が増すと副作用が起き、効果が弱まると治療効果が失われます。

食品の成分が医薬品の効き方に協力的または拮抗的に影響する例としては、ちょっと難しくなりますが説明すると、**コエンザイムQ10**があります。ちょっと難しくなりますが説明すると、コエンザイムQ10を摂取することによって、血中**コレステロール**降下薬（スタチン系薬剤：HMG-CoA還元酵素阻害薬）の副作用である横紋筋融解症を予防する可能性が示されています。

これは体内でコエンザイムQ10とコレステロールがつくられる過程が途中まで一緒であるため、コレステロール降下薬を飲むとコエンザイムQ10の合成も低下することが考えられることに起因しています。コエンザイムQ10を補給することで、薬の副作用の予防や軽減の可能性が示されたのです。

このほか、グレープフルーツがカルシウム拮抗薬（血圧を下げる薬）の効果を増強する可能性も示されています。以前はグレープフルーツ特有の苦味成分であるナリンギンやナリンゲニンなどのフラボノイド類によるものと考えられていました。しかし、その後の研究からベルガモチンやジヒドロキシベルガモチンなどのフラノクマリン類が相互作用に関与することが明らかにされ、最近では、ぶんたん、オロブランコ、ダイダイなどグレープフルーツ以外の柑橘類でも同様の可能性が示されています。

ここで注意してほしいのは、グレープフルーツは薬によって相互作用する場合はありますが、それ自体が血圧を下げるものではないということです。そもそも、こうした相互作用には大きな個人差があるだけでなく、グレープフルーツ中のフラノクマリン類の存在量も一定していないことから、薬の量を減少させる目的で安易にグレープフルーツを摂取することは避けるべきとの考え方もあります。いずれにしても、

食べものと医薬品の組み合わせ例

食べもの	医薬品	相互作用
グレープフルーツ	カルシウム拮抗薬（血圧降下・血管拡張薬）	グレープフルーツは、カルシウム拮抗薬の消化管での吸収を促進させるとともに、肝臓における薬剤解毒酵素を阻害するため、血圧降下作用を増強させる。
納豆、クロレラ、ビタミンK含有食品	ワーファリン（抗凝固薬）	ワーファリンは、ビタミンKと拮抗して作用するため、ビタミンKを多く含む食品はその作用を減弱させる。
牛乳（Ca含有食品）	テトラサイクリン系抗生物質、骨粗鬆症治療薬、鉄剤など	牛乳に含まれるカルシウムと薬がキレートを形成して、消化管での吸収を阻害する。
セントジョーンズワート	シクロスポリン（免疫抑制薬）、ワーファリン、ジゴキシン（強心薬）、経口避妊薬など	セントジョーンズワートはさまざまな薬剤の血中濃度を低下させ、薬理効果を減弱させる。
アルコール	ワーファリン、フェニトイン（抗痙攣薬）	常習的な飲酒は肝薬物代謝酵素を誘導するため、薬効が減弱する。 飲酒直後は肝臓でアルコールが優先的に代謝されるようになるため、飲酒中に服用した薬は代謝が後回しになり、薬効が増強される。

Point

食べものと医薬品の相互作用

食べものと薬の相互作用では、「作用を起こす成分とその量」を知ることが重要になる。食べもののどの成分が作用を起こし、どれくらいの量で作用が起きるのかがわかれば、食べて良いのか、いけないかをきちんと判断できる。そうすることで、誤って食べてしまい健康被害が発生するのを防ぐと同時に、健康被害の可能性を意識し過ぎるあまり、食べて良いものまで食べないといったストレスを避けることができる。

グレープフルーツとの相互作用が懸念される薬を飲んでいる人は、医師と相談し安全性を確保することが必要となります。

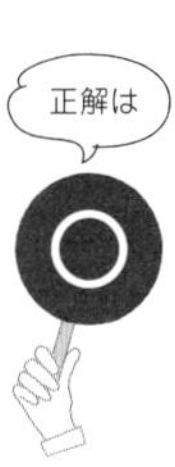

このトピックは○？
それとも×？

腐りやすい肉の順番は、牛→豚→鶏である

食用肉の牛、豚、鶏のなかで、一番傷みやすいのは鶏です。鶏肉は牛肉や豚肉よりも**水分**が多いため、細菌が繁殖しやすいからです。次に水分量が多く傷みやすいのは豚肉。牛肉がこの中では傷みにくいといえます。また、切り分けられ、加工された状態では、ひき肉→スライス肉→ブロック肉の順で傷みやすくなります。その理由は酸化。細かくされ表面積が多いひき肉が、一番空気に触れやすく最も傷みやすいのです。

つまり、肉の保存で気をつけなければならないのは、水分と空気。水分を多く含む鶏肉は早めの調理を心掛け、保存するときはラップを肉に密着させて包み、空気に触れさせないようにすることがポイントです。

そのほかにも、美味しく食べるために知っておきたい肉の特徴があります。

牛肉の色はミオグロビンという赤紫色の色素によるものですが、この色素は空気中の酸素に反応して鮮やかな赤色に変わります。スライス肉の重なっている部分が、黒っぽい色になっていることがありますが、それは傷んでいるからではありません。その部分をしばらく空気に触れさせておけば赤色に変わります。ただ、ずっと空気中にさらしていると、酸化が進み、鮮やかだった赤色もくすんだ色に変化します。

また、売場でチェックしてほしいのは、食品トレー内のドリップ（汁）の量。量が多いほど品質が落ちていますので、出てないものを選ぶのもコツ。

牛肉の脂肪の融点は部位によって違いますが、約40～56度。火を加えて温かいうちに食べると、脂が溶けてまろやかな味になりますが、冷えると脂が固まってしまうので、冷たい料理にはあまり向きません。ちなみに、国産和牛は脂肪の融点の低さが特徴。さっとお湯にくぐらせることで、肉の**うま味**や食感を楽しむしゃぶしゃぶなどは、この特徴を活かした食べ方です。

豚肉は一般的に淡い赤色で、繊維が繊細で組織もやわらかいのが特徴です。ほかの肉類と比べると脂肪の蓄積が多く、とくに皮下や腎臓周辺に集まっています。脂肪は通常純白色で、融点は人間の体温に近い28～48度と牛肉より

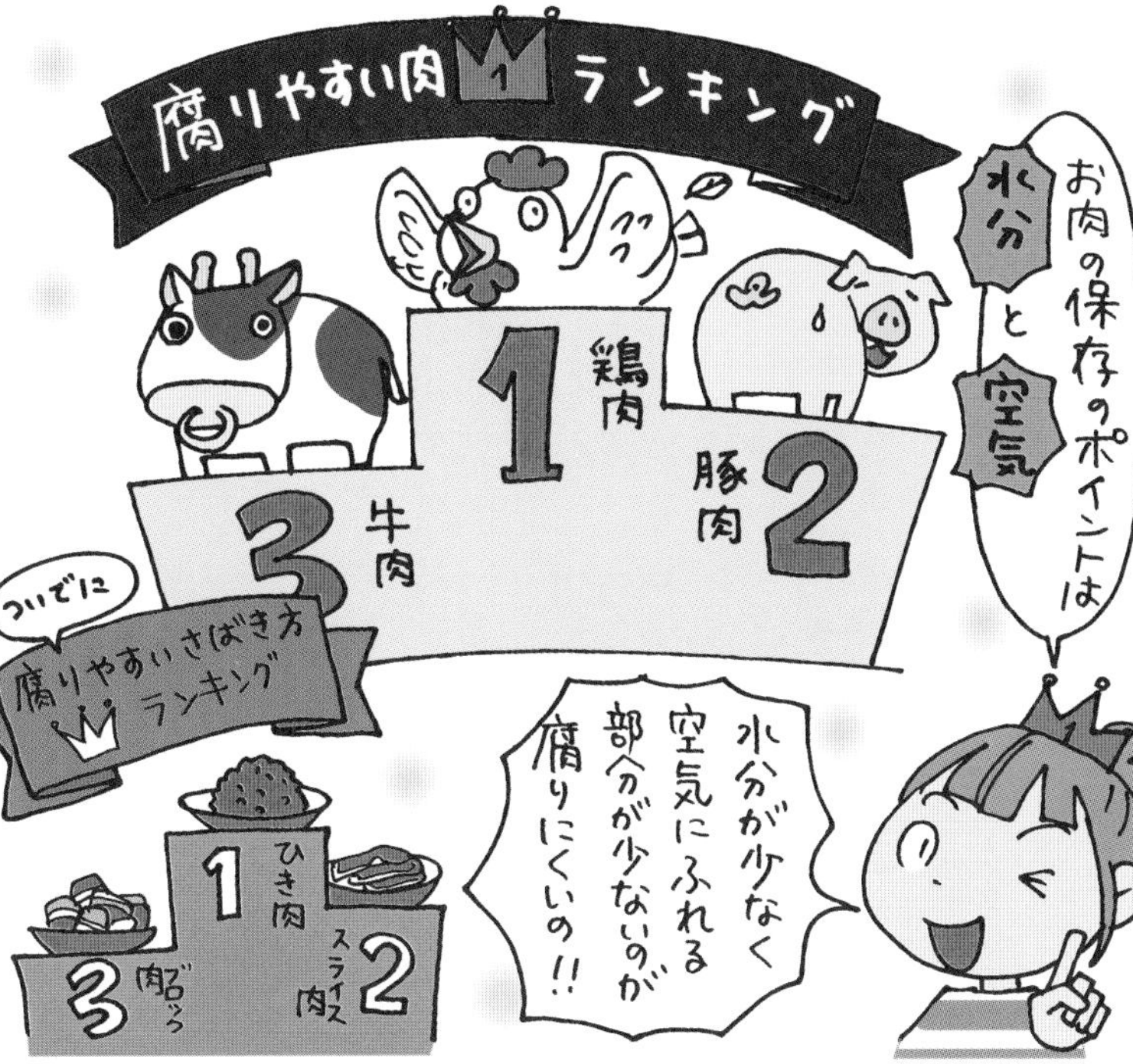
腐りやすい肉ランキング
1 鶏肉
2 豚肉
3 牛肉
お肉の保存のポイントは
水分と空気
ついでに
腐りやすいさばき方ランキング
1 ひき肉
2 スライス肉
3 肉ブロック
水分が少なく空気にふれる部分が少ないのが腐りにくいの!!

も低いため、冷しゃぶやハムでも口のなかで脂が溶け、美味しく感じます。

鶏は食用肉のなかで最も脂肪分が少ないのが特徴。若い鶏肉ほど肉色が淡くやわらかで味も淡泊ですが、成長とともに肉色、硬さが増していきます。脂肪の融点は30～32度と比較的低く、冷めても美味しく食べることができます。しかし、生食は**食中毒**の原因となる細菌（カンピロバクター、サルモネラ属菌など）が付着していることがありますので、ピンク色の部分がみえなくなるまで、しっかりと火を通すことが必要です。

肉全般にいえるのですが、「死後硬直」後から徐々にうま味が増します。昔から「肉は腐る寸前が一番美味しい」などといわれるのはこのためです。

正解は
×

このトピックは〇？
それとも✕？

調味料には食品の保存性を高める働きがある

塩、砂糖、酢、味噌、しょうゆ、だしなどの調味料は、料理の味を調えるものとして使いますが、それ以外にも大切な役割を持っています。

例えば、砂糖。干し椎茸は砂糖を加えた水を使うと早くもどります。これは砂糖が水と結合しやすく、親水性・保水性の効果があるため。早くもどすことで、干し椎茸から**うま味**成分が溶け出す量を少なくできます。

また、ジャムや羊かんなど、砂糖がたくさん使われている食品の日持ちが良いのは、砂糖に防腐効果があるため。砂糖が**水分**を奪うことでカビや微生物の繁殖を抑えているのです。糖度が高いほど、食品は腐りにくくなります。

次に塩ですが、肉や魚を焼く前に塩をふるのは味付けのためだけではありません。浸透圧を利用して余計な水分を素材から出し、肉や魚の身を引き締めるためです。味付けと同時に、塩による脱水効果とたんぱく質凝固効果を利用しているのです。塩辛や干物など、水産物の加工品の保存性を高めているのも塩の脱水効果によるもの。水分を少なくすることで、微生物の働きを抑えているのです。

防腐・殺菌効果の面では、酢も力を発揮します。リンゴは切ったあとそのままにしておくと褐色に変化しますが、それはリンゴの**ポリフェノール**が酵素の働きによって酸化するため。切ったリンゴを酢水につけてpHを酸性にすれば、酵素の働きが抑えられ、変色を防ぐことができます。

また、酢を浸けた布で水アカなどのアルカリ性の汚れを拭くと、汚れが中和されキレイに落とすことができます。さらに、水で薄めた酢でまな板や調理器具を洗えば、菌の繁殖も防げます。

刺身を食べるときに欠かせない調味料といえばしょうゆですが、味をまろやかにするだけでなく、生魚の臭みを消す効果もあるのです。これは、メチオノールという物質の働きによるもの。メチオノールは、しょうゆの原料である大豆に含まれている**アミノ酸**の一種（メチオニン）が変化したものです。

また、しょうゆ漬けにしたものは日持ちが良くなりますが、これはしょうゆに含まれている塩分や**アルコール**な

Point

しょうゆと味噌の不思議

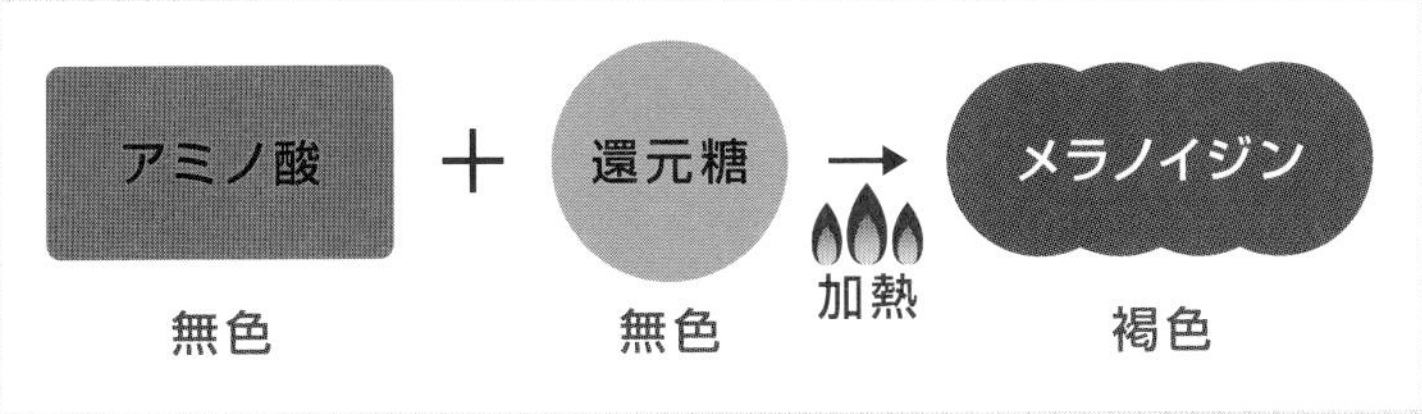

しょうゆと味噌の原料はどちらも大豆であるが、なぜあのような褐色をしているのか？ その秘密は製造過程で起こる「アミノカルボニル反応」にある。これは食品が褐色に変化する「褐変反応」、とくに「非酵素的反応（酵素を伴わない反応）」の1つで、図のようにたんぱく質（アミノ酸）と糖（還元糖）が加熱によって褐色に変化する反応をいう。食品は褐変（メラノイジンを生成）することで、香りの上昇や抗酸化・抗菌性物質の生成などが起こる。しょうゆや味噌の独特の香りは、この褐変によって生み出されたもので、焙煎したコーヒー豆や焼きたてのパンなどの香りも同様の反応によるもの。なお、アミノカルボニル反応は発見者の名をとって「メイラード反応」とも呼ばれている。

どの防腐効果によるものです。

同様に、魚を味噌漬けや味噌煮にすることがありますが、それも味噌の原料である大豆のたんぱく質に、魚の臭みを吸収する働きがあるためです。もちろん、味噌には塩が含まれているので、塩の働きである脱水作用や防腐作用なども持っています。

そのほかの調味料では、みりんが素材の生臭さを消す、煮崩れを防止する、味の浸透を良くする、ツヤを出すなどの効果、みりん風調味料は甘みを加えるほかに照りを出す効果があります。また、日本酒には材料の臭みを消す、うま味を加えて風味を良くする、材料を柔らかくする効果、コショウには強力な殺菌・抗菌作用や**動物性食品**の臭みを取り除く作用などがあります。

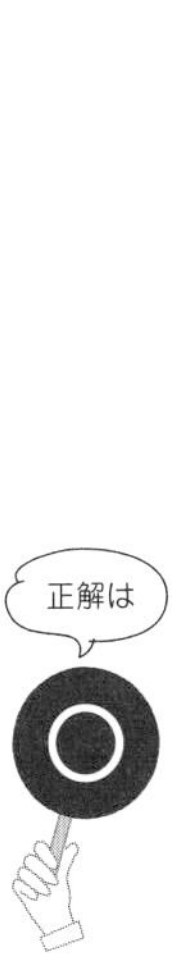

このトピックは〇？
それとも✕？

すべての野菜と果物は冷蔵庫に保存するのが良い

最近の冷蔵庫には、冷蔵室と冷凍室のほかにチルド室や野菜室など、それぞれの食品に合った温度管理ができる機能もあります。

冷蔵庫の使い方の基本は、庫内に食品を詰め込みすぎないこと。冷蔵庫は庫内に冷たい空気を送り込んで食品を冷やしていますが、食品がたくさん詰め込まれていると空気の流れが悪くなり、冷えるのに時間がかかってしまう、均一に冷えないなどが起こります。

これは食品の保存状態に影響するだけでなく、余計な電力を消費することにもなります。ちなみに、冷蔵庫の裏にホコリがたまると、放熱の妨げとなり、庫内を十分に冷やせなくなります。これも消費電力を増やす原因です。

また、残った調理済みの食品を冷蔵庫に保存することも多いと思いますが、その際に重要なのは、空気に触れることでの劣化を防ぐために、密閉容器に入れるかラップでぴったりと覆うことです。また、熱いものを入れるときは、粗熱を取り、庫内の温度を上げないようにします。庫内は湿度が低く、食品から**水分**が蒸発しやすいうえ、冷風にさらされて乾燥が進むため、なるべく早く食べ切ることが必要です。

冷蔵庫は食品を保存するうえで大変重宝しますが、すべての生鮮食品を冷蔵庫で保存すれば良いというわけではありません。バナナやサツマイモなど、冷蔵すると品質が低下するものもあります。これらを冷蔵すると、変色や腐敗（低温障害）が進むため、常温保存が良いといわれています。そのほか、マンゴーなど南国育ちの果物は低温が苦手で、長時間冷蔵庫に入れると、むしろ傷みやすくなってしまいます。

果物には、収穫された後に植物ホルモンのエチレンを生成することによって自らを熟させる（追熟させる）ものがあります。追熟させてから食べるものを一度冷やしてしまうと追熟が進まなくなるため、美味しく食べることができません。緑色の未熟なトマトも同様なので、赤く熟してから冷蔵庫へ入れるようにします。また、ナスやホウレンソウ、ニンジンなどは、生えていたときと同じ方向に立てて入れておくと長持ちします。

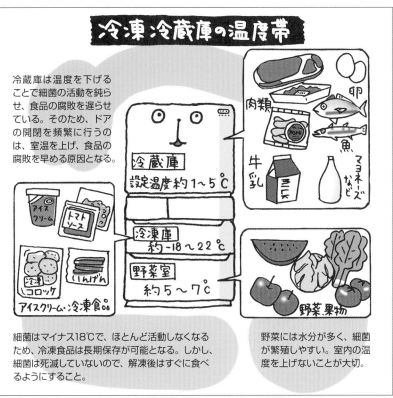

冷凍冷蔵庫の温度帯
冷蔵庫は温度を下げることで細菌の活動を鈍らせ、食品の腐敗を遅らせている。そのため、ドアの開閉を頻繁に行うのは、室温を上げ、食品の腐敗を早める原因となる。
肉類
卵
魚
牛乳
MILK
マヨネーズなど

設定温度約1～5℃
アイスクリーム
トマトソース
冷凍コロッケ
いんげん
アイスクリーム・冷凍食品
冷凍庫
約-18～22℃
野菜室
約5～7℃
野菜、果物
細菌はマイナス18℃で、ほとんど活動しなくなるため、冷凍食品は長期保存が可能となる。しかし、細菌は死滅していないので、解凍後はすぐに食べるようにすること。
野菜には水分が多く、細菌が繁殖しやすい。室内の温度を上げないことが大切。

あくまでも一例。使っている冷蔵庫の取扱説明書をよく読み、それぞれの食品に合った場所で保存することが品質劣化の予防になる。
※資料：農林水産省

また、冷凍すればどんな食品でも品質が保てるわけではありません。実際、「冷凍焼け」と呼ばれる劣化が起こります。これは冷凍によって、水分が抜け乾燥した食品に空気が触れることで、脂肪が酸化されて褐変が起こった現象。冷凍焼けした食品は、水を加えても元には戻らず、風味も落ちてしまいます。

また、ほとんどの野菜や果実は80～90%以上が水分で構成されているため、そのまま冷凍すると細胞が破壊され、解凍したときに形が崩れてしまいます。さらに、冷凍、解凍中に進行する酵素作用によって変色や異臭が発生し、食品の価値を失ってしまいます。冷凍する場合は、一度茹でるなどして、細胞の組織をある程度柔軟にすることで細胞破壊を防ぐことができます。

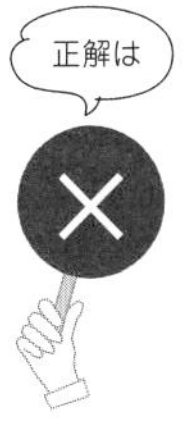

正解は

このトピックは〇？
それとも×？

食中毒は夏だけ注意すれば良い

梅雨から夏の時期に「**食中毒**に気をつけましょう」というメッセージをよく目にしますが、食中毒は一年中起こる危険性があります。発生件数でみると、7～9月にかけて最も多く、12～1月に最も少なくなるため、夏季に注意が喚起されますが、ほかの時期に食中毒が発生していないわけではありません。

食中毒を引き起こす原因は大きく分けて、「細菌」「ウイルス」「自然毒」。**病原性大腸菌O-157**などの細菌による食中毒は、湿度、気温ともに高くなる5～9月にかけての夏季に多く発生します。これは細菌が高温多湿を好み、この時期に増殖が活発になるため。

気温が低く、空気が乾燥する冬は、細菌が増殖しにくく、細菌による食中毒は減りますが、二枚貝などに多く発生する「**ノロウイルス**」が増えます。

自然毒はキノコや野草、フグなど、生物に含まれている有害物質のこと。それらを食べたことによる食中毒も、細菌やウイルスほど発生件数は多くありませんが、毎年発生しています。

食中毒を防ぐ基本は、細菌やウイルスを「付けない」「増やさない」「やっつける」こと。細菌やウイルスは、食品を買ったときから、保存中、調理前、調理中、食事中、食後、後片付けまで、さまざまなシーンで付着、増殖している可能性があります。

そのため、温度管理が必要な生鮮食品などを購入する際は、買い物の最後にし、購入したらすぐに持ち帰り、冷蔵庫に保存することが大切です。

細菌の多くは気温10度で増殖のスピードが遅くなり、マイナス15度でストップします。ただし、細菌が死ぬわけではありません。原因菌の1つ、**ボツリヌス菌**は一般的な冷蔵庫内の温度（3度前後）でも、毒素をつくることができます。また、O-157は室温で15～20分の間に2倍にも増えることがわかっています。長く保存、また常温に放置せず、できるだけ早く調理して食べることも予防の1つとなります。

細菌やウイルスを「やっつける」一番の手段は、十分な加熱で食中毒菌を殺すこと。食品の中心部の温度が75度で1分間以上の加熱が目安とされています。ただし、火を通したからといって、すべてが安全なわけではありません。とくに焼肉やバーベキューなどでは、生肉を網に乗せて焼く箸と食べる箸が同じなどでも、食中毒が起こることがあります。

また、主に海産魚介類に多い、**腸炎ビブリオ**は、夏場に多く発生する食中毒原因菌の1つ。とくに近海産のアジ、タコ、イカ、マグロ、アカガイなど、生で食べることの多い海産物には注意が必要です。腸炎ビブリオは、海水など塩分のあるところを好み、真水に弱い性質があるので、真水（水道水）でしっかり洗うことで予防ができます。

食中毒といっても、菌によってさまざまなタイプがあるので、菌の特性を知り、「付けない」「増やさない」「やっつける」ことが重要です。

食中毒の原因菌とその特徴

	おもな原因食品	特　徴
サルモネラ菌	卵・肉料理、納豆など	卵からの感染が非常に多く、ほとんどが家庭で発生している。加熱調理で殺菌可能。発熱・腹痛・粘血便がおもな症状。
カンピロバクター	非加熱の鶏料理、不衛生な井戸水など	発生率がもっとも高い。動物の腸内に生息し、鶏肉からの感染が多いが、豚・牛・犬からも検出されることがある。加熱調理で殺菌可能。
病原性大腸菌 O-157	飲み水、あらゆる食品	加熱には弱いが感染力が強く、少しの菌でも発症。感染後2～3日で血便をともなう激しい下痢を起こすことがある。下痢止めの服用は、毒素の排出を妨げ、症状悪化につながることも。
ブドウ球菌	お弁当、おにぎりなど	傷のある手で調理した場合など、傷口からの感染が多い。熱に強い毒素をつくるため、加熱しても殺菌できないが、5℃以下の低温保存で菌の増殖を防ぐことができる。
腸炎ビブリオ菌	海産魚介類	加熱や真水に弱いため、十分な加熱と水洗いで予防が可能。ほかの細菌よりも増殖スピードが速いため、夏場の生ものが要注意。

※資料：阿部万寿雄「最近の冷凍食品の進歩と美味しさの秘密」冷凍Vol.79 No.916 2004.2

このトピックは○？
それとも×？

イライラするのはカルシウム不足が原因

カルシウムには脳神経の興奮を抑える働きがあります。そのため、カルシウムが不足する→脳神経が興奮しやすい→イライラする、と考えられるようになったと予想できますが、食事から摂取するカルシウムが不足したからといって、それがすぐにイライラの原因になることはありません。

なぜなら、血液中のカルシウム量は体内で厳密に管理されているからです。

体内にあるカルシウムの99％は骨や歯に存在し、残り1％は血液や細胞外液などに存在して血液凝固や心機能、筋収縮などにかかわっています。血液中のカルシウム量は一定に保たれるようになっていて、少しでも足りなくなると、カルシウムの貯蔵庫である骨からカルシウムが溶け出し、血液中に補充されます。逆に、血液中のカルシウム量が過剰になると、骨に蓄積されたり、尿中に廃棄されるなど、常に一定の供給量になるよう調節されています。つまり、カルシウムの摂取量が不足しても、骨がその分を補給してくれるのです。

当然、長期的に骨からカルシウムが溶け出すのは問題です。一般的に長期間カルシウムが不足すると、くる病（乳幼児の骨格異常）、骨量減少症、**骨粗鬆症**などにつながります。

また、高血圧、動脈硬化、認知障害、免疫異常、糖尿病、肥満、腫瘍、軟骨の変性と変形性関節症など、多くの疾病を引き起こす可能性もあり、極度に不足すると筋肉の痙攣が起こることがあります。

イライラの予防というよりも、そうした事態を避けるために、カルシウムを多く含んだ食べもの（牛乳、小魚、大豆・大豆製品など）を積極的に摂るよう心掛けましょう。また、カルシウムの吸収を良くするために必要な**ビタミンD**（魚介類、卵類、きのこ類など）を含んだ食べものを摂ることも重要です。とくに日本人はカルシウムの摂取量が不足しているので、積極的に摂ることが推奨されています。

正解は

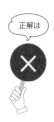

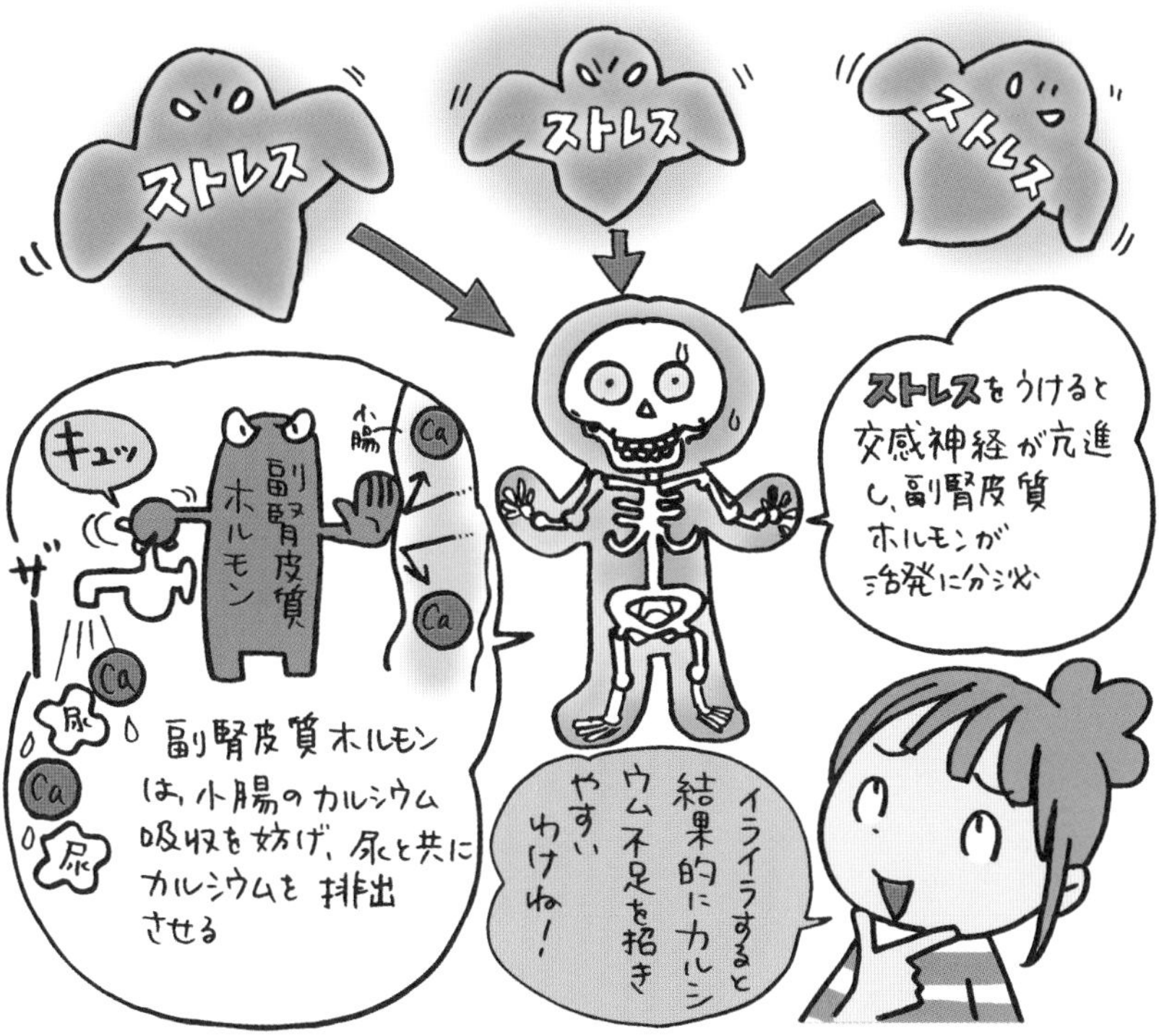

Point

ストレスを感じるとカルシウムが減る!?

カルシウムが不足するとイライラしやすいといわれるのは、ストレスが関係しているからともいえる。人間の身体は、ストレスを受けると交感神経の活動が亢進し、副腎皮質ホルモンの分泌が活発になる。これはストレスから身体を守ろうとして起こる反応だが、この副腎皮質ホルモンの働きに、小腸でのカルシウムの吸収を妨げる、尿とともにカルシウムを排出させることがある。つまり、ストレスを受けているときはカルシウム不足を招きやすいといえる。イライラしているときはストレスを抱えている場合が多いため、カルシウム不足がイライラの原因と考えられるようになったのかもしれない。ちなみに、副腎皮質ホルモンが放出することで、ビタミンCやたんぱく質も分解されてしまうため、カルシウムと併せてそれらを積極的に摂ることもストレス対処法の1つになる。

このトピックは〇？
それとも✕？

脂肪の摂取は少ないほど良い

内臓脂肪や**皮下脂肪**をイメージするためか、**脂肪**は摂らない方が良いと思っている人も多いようです。栄養学で脂肪という場合、**中性脂肪**を指すことが多く、脂質の一種と考えますが、脂質は人体に欠かすことのできない**三大栄養素**の1つ。摂取量が少ないほど良いということは決してありません。たしかに、摂りすぎれば肥満や大腸がん、乳がんなどのリスクを高めますが、不足すれば血管や細胞膜が弱くなるなどの問題が起こります。

体内に存在する脂質には中性脂肪、**リン脂質**、コレステロールなどがあり、エネルギーの貯蔵や細胞膜の構成成分としてなど重要な働きをしています。ちなみに、脂質1gで9kcalのエネルギーを産生します。

脂質の多くはグリセリンに「**脂肪酸**」が結合した構造をしています。脂肪酸は、大きく「**不飽和脂肪酸**」と「**飽和脂肪酸**」に分けられ、植物性の油など常温で液体のものは不飽和脂肪酸を含んでおり、バターなど常温で固体、加熱すると融けて液体になるものは飽和脂肪酸が多く含まれています。

左の表で確認してほしいのですが、不飽和脂肪酸には「**n-6系脂肪酸**」である**リノール酸**と、「n-3系脂肪酸」である**リノレン酸**があります。それらは体内で合成できないため、食べものから摂取する必要があり「**必須脂肪酸**」と呼ばれています。これが不足すると発育障害や皮膚炎などが起こります。

ほかのn-6系脂肪酸（アラキドン酸など）およびn-3系脂肪酸（エイコサペンタエン酸、ドコサヘキサエン酸など）は、必須脂肪酸があれば合成が可能なため、n-6系、n-3系脂肪酸（**多価不飽和脂肪酸**）をまとめて必須脂肪酸ということもあります。

ところで、植物性の油は良く、動物性が悪いというイメージを持っている人がいますが、一概にそうとはいえず、現在では紅花油やひまわり油などn-6系の油の摂りすぎが問題になっています。また、免疫機能の正常化、動脈硬化の予防に良いといわれているシソ油やマグロ、サバなどに含まれているn-3系の脂肪酸の摂取量が少なく、積極的に摂ることが勧められています。

このn-6系とn-3系脂肪酸には理想とされる摂取比率があり、n-6:n-3=4:1とされています。

近年「健康によい油」として話題になっている、アマニオイルやエゴマオイルなどがあります。これらにはn-3系脂肪酸が多く含まれており、認知症予防やコレステロール排泄を促すとして人気です。ただ、これらは非常に酸化しやすい油なので、熱を加えずにサラダやパンに生のまま使う、また開栓後は冷所保存しないと劣化してしまいます。健康によいとしても、油には変わりないので、1日の摂取量は大さじ1~2杯にとどめたいものです。

脂肪酸の種類と特徴

●脂肪酸の種類と特徴

分類			おもな脂肪酸	代表的な食品	特徴
飽和脂肪酸	短鎖		酢酸	バター	主にエネルギー源となる。LDL、HDL、TG 上昇。
	中鎖		ラウリン酸	ヤシ油・ココナッツ油	
	長鎖		ミリスチン酸	ヤシ油・パーム油	
			パルミチン酸	バター・牛や豚の脂	
			ステアリン酸	牛や豚の脂	
不飽和脂肪酸	一価不飽和脂肪酸		オレイン酸	オリーブ油・菜種油（キャノーラ油）・牛や豚の脂など幅広く存在	血液中のコレステロールを減少。酸化しにくい。LDL、HDL は下げない。
	多価不飽和脂肪酸	n-6系	リノール酸	紅花油（サフラワー油）・ひまわり油・綿実油・コーン油・大豆油など多くの植物油	必須脂肪酸。血液中のコレステロール値や血圧を下げる。
			γ-リノレン酸	母乳	血糖値、血液中のコレステロール値を下げる。血圧を下げる。さまざまな生体機能の調整。
			アラキドン酸	レバー・卵白・サザエ	必須脂肪酸。胎児、乳児の正常な発育に必須。
		n-3系	α-リノレン酸	シソ油・エゴマ油・アマニ油	必須脂肪酸。体内でエネルギーになりやすく、必要に応じて身体の中でEPA、DHAにつくり変えられる。
			EPA（エイコサペンタエン酸）	キンキ・サンマ・マイワシ・ハマチ（養殖）・ブリ・ウナギ・マグロ（トロ）	抗血栓作用・血液中の中性脂肪の減少。酸化しやすい。
			DHA（ドコサヘキサエン酸）	サンマ・マグロ（トロ）・ハマチ（養殖）・ブリ・ニジマス・ウナギ	抗血栓作用・脳のリン脂質の構成成分。酸化しやすい。脳の機能を高める。

Point 脂質の種類と働き

- **中性脂肪**→貯蔵エネルギーとなって、脂肪組織や肝臓に存在。体温保持、臓器の保護
- **コレステロール**→細胞膜の重要な構成成分
- **リン脂質**→細胞膜の主要成分。脂質の輸送にも関与
- **遊離脂肪酸**→脂肪酸の多くは中性脂肪やリン脂質と結合しているが、一部は遊離して血液中に存在

このトピックは〇？
それとも×？

「腹八分目」とは適度な満腹感のこと

「食事は腹八分目で終えるのが良い」と昔からいわれますが、腹八分目がどの程度なのか、明確にわかる人は少ないと思います。

実は、腹八分目とは食事を8割でやめておくことでも、胃の8割を満たすことでもありません。目一杯満腹になるまで食べずに、「適度な満腹感が得られる量」を食べるということなのです。

胃は食べものが入っていない時は、ほとんどペチャンコの状態ですが、食べものが入ってくるとゴム風船のように膨らみ1.5～2ℓほどの容量に拡がることができます。

普通、胃に入った食べものは**胃酸**やペプシンで消化され始め、2～3時間で粥状の液体となって少しずつ小腸へ送り出されます。目一杯満腹になるまで食べたり、脂っこいものを多量に食べると、普段より消化する時間が長くなり、胃に負担がかかってしまいます。また、消化し切れなかった食べものが胃に残ってしまうと、胃もたれなどの症状を起すことがあります。それを防ぐために、腹八分目、つまり適度な満腹感が得られたところで食事を終えるのが良いとされているのです。

しかし、「適度な満腹感」というのも実感しにくい感覚です。そこでオススメなのが、腹八分目と同様に昔からいわれている「よく噛んでゆっくり食べる」こと。

これを実行すれば、**唾液**の分泌が促されて消化を助けてくれるだけでなく、満腹感を得やすくし、食べ過ぎを予防できるからです。

食欲をコントロールする満腹中枢は、食事開始から20分ほどで働き始めるため、ゆっくり食べることによって、少ない量でも満腹感を得ることができるのです。

早食いの人に肥満が多いのは、満腹中枢が働く前にたくさんの量を食べてしまうからともいわれています。一度、適度な満腹感がどんな感じか、よく噛んでゆっくりと食べることで確認してみることも必要です。

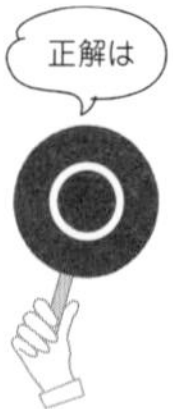

Point

咀嚼《そしゃく》と満腹中枢

時間をかけてよく噛むことは、脳の働きを活発にし、神経ヒスタミンの量を増やしてくれる。神経ヒスタミンは、満腹中枢（交感神経）を刺激することで満腹感を得やすくすると同時に、脂肪細胞から分泌されるレプチンというホルモンの分泌も刺激すると考えられている。レプチンは食欲を抑制する働きがあるため、ゆっくりとよく噛むことは、肥満対策における行動療法の1つと位置づけられている（「咀嚼法」という）。この方法を実践した結果、BMI（肥満指数）の減少に加え、健康への関心・不安緩和にも有効との報告がある。

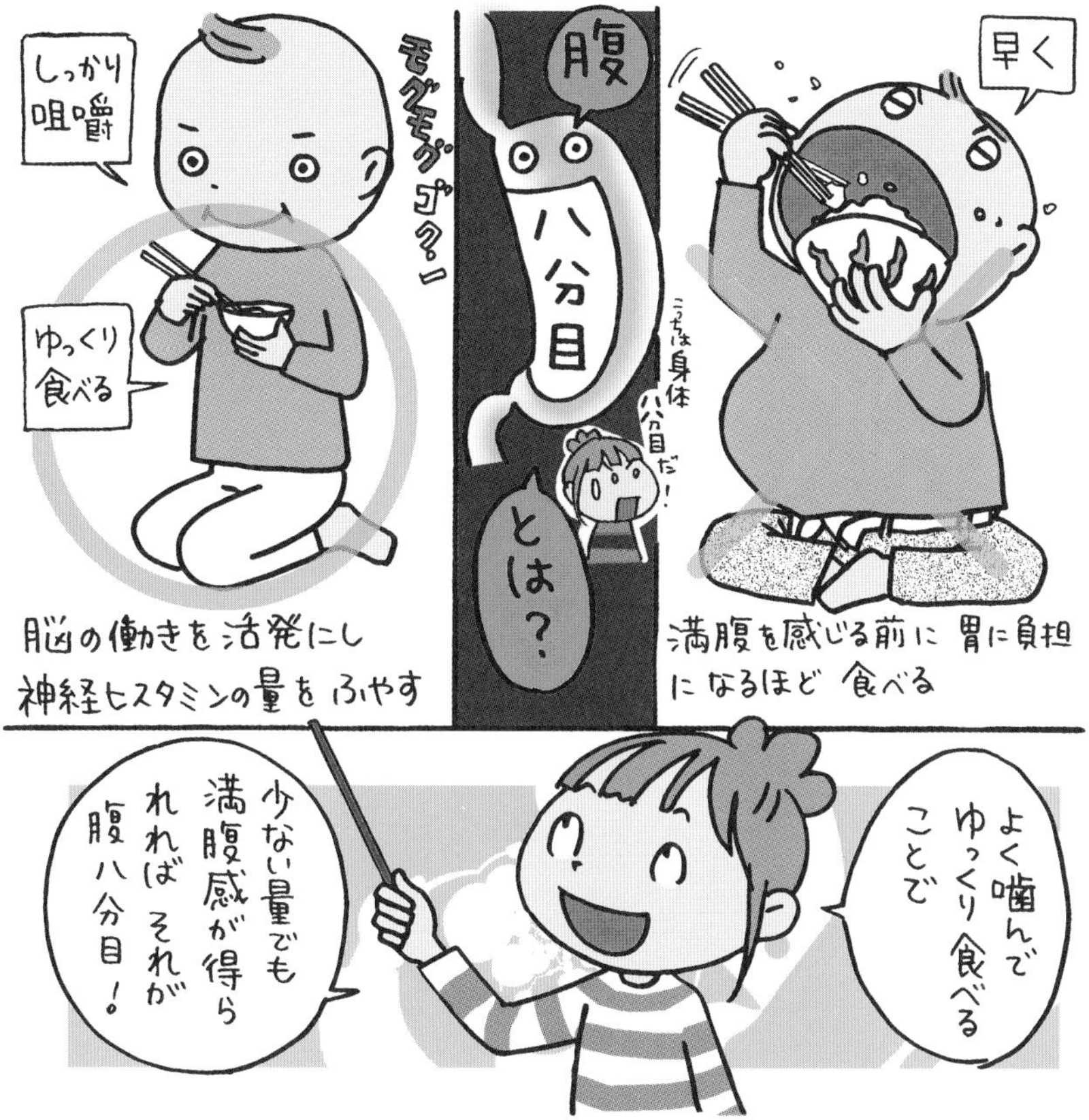
しっかり咀嚼
ゆっくり食べる
モグモグゴクン
脳の働きを活発にし
神経ヒスタミンの量をふやす
腹
八分目
とは？
こっちは身体
八分目だ！
早く
満腹を感じる前に胃に負担
になるほど食べる
よく噛んで
ゆっくり食べる
ことで
少ない量でも
満腹感が得られれば
それが
腹八分目！

このトピックは〇？
それとも✕？

満腹でも食べられる「別腹」がある

これ以上食べられないくらい満腹なのに、食後のデザートはなぜかペロリと食べられる……。そんなときよくいわれるのが「甘いものは別腹だからね」。果たして、本当に「別腹」は存在するのでしょうか。

物理的に考えれば、満腹なのですから胃袋はパンパンに膨らんでいるはず。それ以上食べものが入るスペース、つまり別腹はないと考えられます。しかし、ここでポイントとなるのが「満腹感」。食べたものの糖分が分解されて血液に取り込まれると**血糖値**が上昇します。大脳の中枢神経は胃の拡張や血糖値の上昇を感知すると、それを「満腹感」として認識させ、それ以上食べられないようにします。

ところが、食後に出されたケーキなどをみて「食べたい！」と感じてしまうと、大脳がそれに反応してホルモンを分泌。食欲をコントロールしている中枢神経に働きかけ、新たな食欲を生み出してしまうのです。大脳からの指令を受けた胃は、何と食べたものの一部を小腸に送り出すなどして、新たに食べものを受け入れるスペースをつくるのです。これが、別腹ができる仕組み。予め用意されているわけではありませんが、別腹は存在するのです。

胃の大きさは多少個人差があり、食べられる量も変わってきますが、胃袋はある程度の大きさまで拡がるため、「お腹いっぱい」と感じていても、実際に胃内が満タンになっているとは限らないのです。

満腹感の正体は、大脳の満腹中枢が食べた量だけでなく、血糖値やいろいろなホルモンの作用を感知した反応。つまり、食べる量は胃の大きさよりも、大脳がどれだけ「満腹」を強く感じているかに影響を受けているのです。ずっと同じものを食べていると、飽きて「美味しそう」と思わなくなりますが、違う食べものがあると新たな食欲が生じます。会席料理などのコース料理は様々な料理が少しずつでてくるので、たくさん食べてしまう傾向にあります。ただ、コース料理は糖分の少ない料理から順にでてくるので、血糖値の急激な上昇を防ぐ太りにくい食べ方

別腹のしくみ

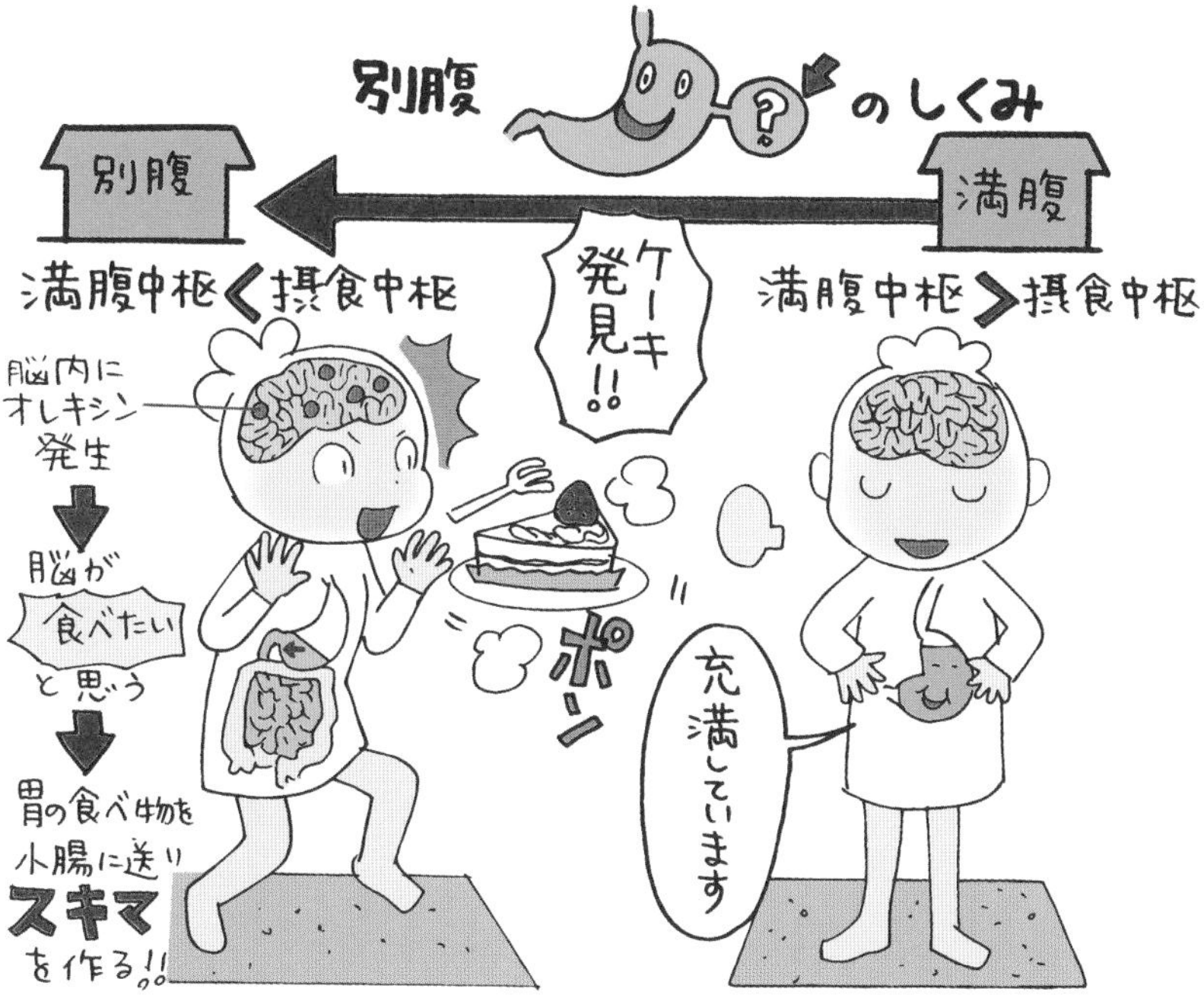
別腹 のしくみ
別腹
満腹
満腹中枢＜摂食中枢
満腹中枢＞摂食中枢
ケーキ発見!!
脳内にオレキシン発生
脳が食べたいと思う
胃の食べ物を小腸に送りスキマを作る!!
ポン
充満しています

Point

ダイエットと満腹中枢

別腹ができるしくみからわかるように、満腹中枢をコントロールして、新たな「食欲」が脳に伝わらないようにすることが、ダイエットを確実に成功させるコツ。そのための方法としては、満腹感が得られたところで食べるのをやめる（デザートやお菓子などを見ないようにする）ことから始め、徐々に満腹感の手前で食べるのをやめるというようにし、最終的には空腹感がなくなったところで食べることをストップできればシメたもの。現実には難しいダイエット方法だと思うかもしれないが、無理な食事制限をするよりもストレスは少なく、また一旦その感覚が身に付けばリバウンドする心配もない。

とも言えます。

ちなみに、食べられる量が減ったことを「胃が小さくなった」と表現しますが、実際の大きさはあまり変わっていません。厳密にいえば、胃が「機能的に」小さくなったという表現の方が正しいと思われます。

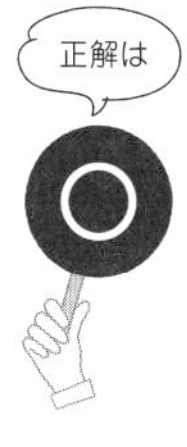
正解は

このトピックは○？
それとも×？

1日に30食品食べれば バランスの良い食事になる

「1日に30種類の食材を食べましょう」という国のスローガンを記憶している人は多いと思います。しかし現在、国では「1日30品目」を目標として掲げてはいません。その代わりに、食品の数にとらわれず、「**主食・主菜・副菜**を基本に」「多様な食品を組み合わせる」ことが重要だとしています。

これは、「30」という数字に神経質になるあまり、結果的に食べ過ぎてしまうといった「本末転倒」を招かないようにするためだともいわれています。

現在は「**食事バランスガイド**」（左図）を用いて、主食、主菜、副菜が揃った食事を1日3回摂り、牛乳・**乳製品**、果物をプラスして摂ることで栄養素のバランスをとることが、健康的な食生活の基本であると示されています。

こうした指針を示した目的のひとつは、ラーメン&ライスなど主食と主食の組み合わせによる栄養素の偏りに気づいてもらうことですが、これもあまり神経質になると食事の楽しみや味わうことを忘れてしまいがちになるので注意が必要です。

２０１４年に「和食」がユネスコの無形文化遺産となり、世界から注目を集めました。米（ごはん）を中心に、日本の気候や風土に合わせて魚や肉、野菜、海藻、豆類など多種多様なおかずを組み合わせて食べる「日本型食生活」は、栄養バランスに優れているだけでなく、日本各地で生産される農林水産物が多彩に盛り込まれ、健康的であることが認められたためです。

食の欧米化が進み、日本人でさえ和食を食べる機会が減ってきている昨今、意識して和食を取り入れることが栄養バランスの見直しにつながるかもしれません。

栄養素のバランスを調える簡単な方法としては、例えば、昼食がうどんなら夕食はご飯に、昼食がトンカツなら夕食は焼き魚にするなど、主食や主菜で食材や調理法が重ならないように意識することがあります。これだけでも、さまざまな栄養素を摂ることができ、栄養素のバランスを調えやすくすることができます。主菜が炒めものなら、

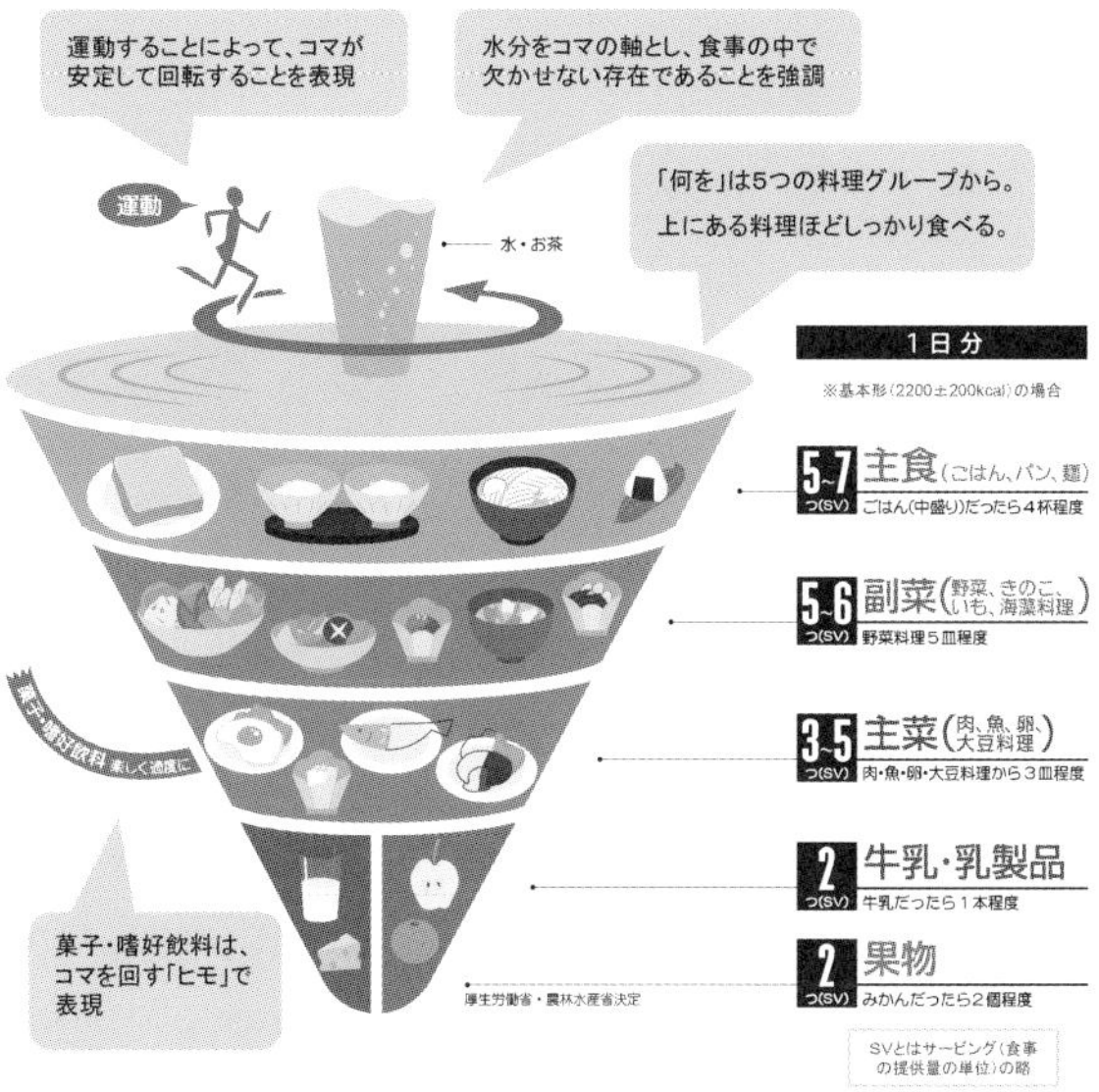
運動することによって、コマが安定して回転することを表現
水分をコマの軸とし、食事の中で欠かせない存在であることを強調
運動
水・お茶
「何を」は5つの料理グループから。上にある料理ほどしっかり食べる。
1日分
※基本形（2200±200kcal）の場合
5~7つ(SV) 主食（ごはん、パン、麺） ごはん(中盛り)だったら4杯程度
5~6つ(SV) 副菜（野菜、きのこ、いも、海藻料理） 野菜料理5皿程度
3~5つ(SV) 主菜（肉、魚、卵、大豆料理） 肉・魚・卵・大豆料理から3皿程度
2つ(SV) 牛乳・乳製品 牛乳だったら1本程度
2つ(SV) 果物 みかんだったら2個程度
菓子・嗜好飲料 楽しく適度に
菓子・嗜好飲料は、コマを回す「ヒモ」で表現
厚生労働省・農林水産省決定
SVとはサービング（食事の提供量の単位）の略

●「食事バランスガイド」は、望ましい食生活についてのメッセージを示した「食生活指針」を具体的な行動に結びつけるものとして、1日に「何を」「どれだけ」食べたらよいかの目安をわかりやすくイラストで示したもの。厚生労働省と農林水産省の共同により平成17年6月に策定された。

Point

「食事バランスガイド」と主食、主菜、副菜

「主食」は、エネルギーの源となる炭水化物を含む、ご飯、パン、麺、パスタなどを主材料とする料理。「主菜」は、身体をつくる材料となるたんぱく質を含む、肉、魚、卵、大豆、大豆製品などを主材料とする料理。「副菜」は、身体の調子を調えるビタミン、ミネラル、食物繊維を含む、野菜、いも、豆類（大豆を除く）、きのこ、海藻などを主材料とする料理のこと。これらにカルシウムの供給源である、牛乳、ヨーグルト、チーズなど牛乳・乳製品や、ビタミンC、カリウムなどの供給源である、リンゴ、ミカンなどの果実、およびスイカ、イチゴなどの果実的な野菜を加えると、国が提唱している「食事バランスガイド」の区分通りの食事をすることができる。
お菓子やジュースなどの嗜好飲料は食生活のなかでも、楽しみとして捉えられ、食事全体のなかで適度に摂る必要があることから、1日200kcal程度を目安としている。
また、食事のバランスがとれていても、身体を動かさなければ、食べた栄養素はエネルギーとして円滑に使われないため、栄養バランスのとれた食事と適度な運動が、健康づくりに欠かせないことを「コマ」を回す絵で表現している。

副菜は蒸しものや茹でものにするなども有効です。

正解は

×

このトピックは○？
それとも×？

旬のものを食べても栄養価に変化はない

季節の食べものの、出盛りで一番味の良い時季を「旬」といいます。四季のある日本では、季節ごとにさまざまな旬の食べものがありますが、昔から旬のものを食べると良いといわれているのは、美味しいからだけではありません。

春が旬といえば、キャベツ、新ジャガ、筍、たらの芽、菜の花、ふき、ウドなどがあります。

山菜などの苦い食べものが多いのですが、この苦味成分はアルカロイドやタンニンといった**ポリフェノール**の一種で、解毒作用や新陳代謝を促進する作用があります。

活動量が減る冬は、体内の代謝も悪くなりがちで、春を迎えるころには老廃物も蓄積されています。それを春野菜の苦味成分の解毒作用で、身体から追い出そうというわけです。

さらに、春になると紫外線が強くなりはじめます。そのため、肌のしみの素となる**メラニン**の生成を抑制するビタミンCを含むものも多く出回っているのです。

夏の旬といえば、スイカ、オクラ、キュウリ、トマト、ナス、ピーマン、ゴーヤなど、火照った身体を冷やしてくれるものとして、水分の多い野菜や果物などが多く出回るようになります。ちなみに、冬瓜（トウガン）は「冬」という字が入っていますが、これは冬まで美味しく食べられるという意味で、夏が旬の野菜です。

秋の旬では、銀杏、栗、サツマイモ、里芋、松茸などがあります。

炭水化物や脂肪を含む食べものが多く、冬の寒さに向けてエネルギーを蓄えるようにする意味があります。

最後に冬の旬といえば、カブ、小松菜、大根、長ネギ、白菜、ホウレンソウ、百合根、ゴボウなど。

身体を温める働きがある根菜類を食べて、寒さに負けないようにする意味があります。

このように、旬の食べものには、その時季に陥りやすい身体の不調を回復させようとする意味もあるのです。

一年を通して野菜や果物が手に入るようになった現在では、旬を感じることが難しくなりました。しかし、健康

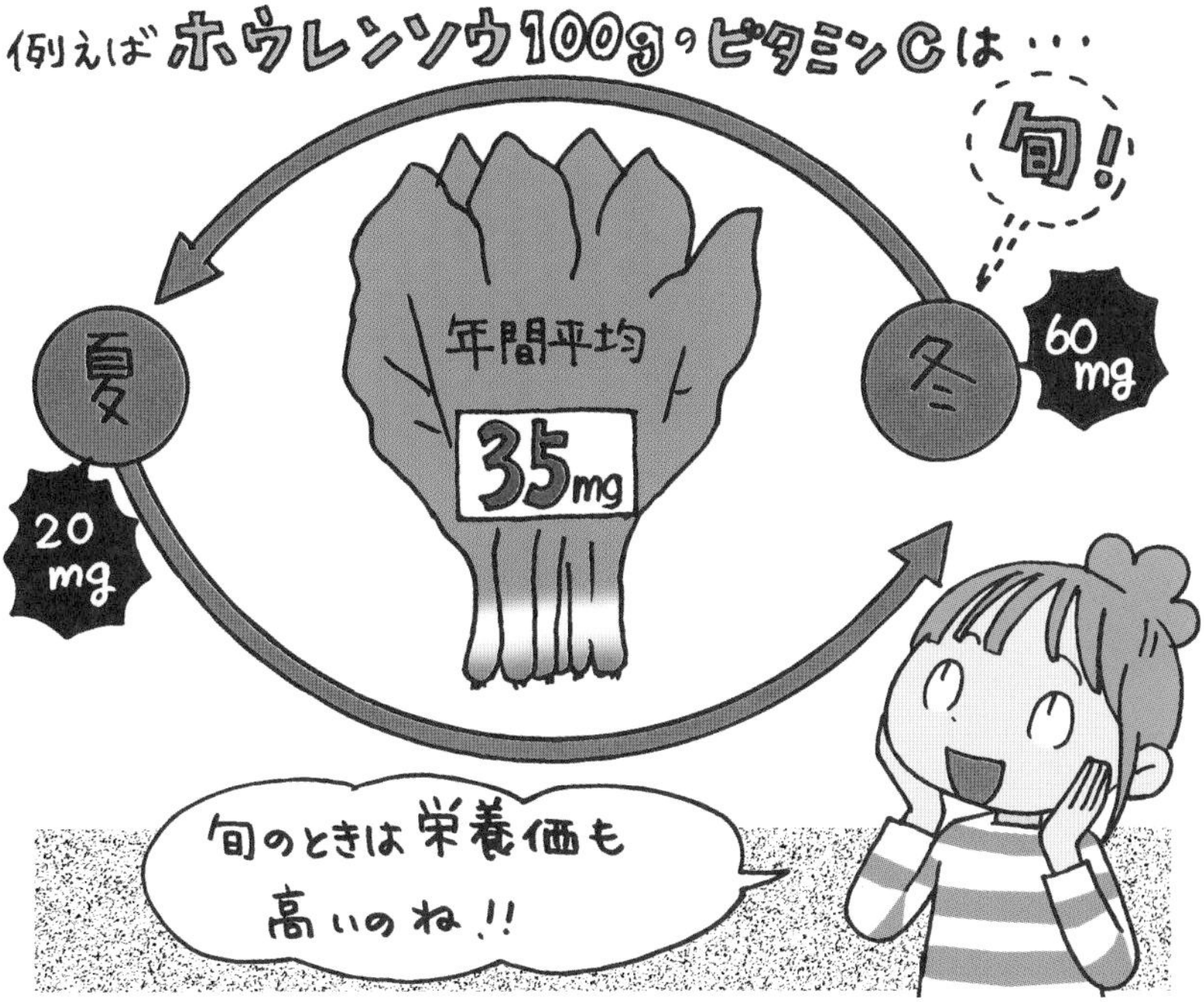
例えばホウレンソウ100gのビタミンCは…
旬！
夏
20mg
年間平均
35mg
冬
60mg
旬のときは栄養価も高いのね!!

のためにも、ぜひ旬のものを積極的に食べてほしいと思います。なぜなら、旬のときとそうではないときでは、同じ食べものでも栄養価が変わっているからです。

例えば、ホウレンソウ100gのビタミンC含有量は年間平均35㎎ですが、旬である冬採りのものは60㎎、旬ではない夏採りになると20㎎と大きく変化します。本来自然界のなかにあって、農産物や水産物はとれる時季が決まっていたわけですから、こうした変化は当然なのかもしれません。

旬のものを食べるということは、季節の移り変わりを感じ、素材そのものの味を楽しむだけでなく、栄養価の面でも身体に良い影響があるのです。

このトピックは○？
それとも×？

ウナギと梅干しは良くない食べ合わせである

食べる量や体質、そのときの健康状態にもよりますが、健康に影響を及ぼす食べ合わせはあります。

また、その食品が持っている有効な成分の働きを阻害するような組み合わせもあります。

良くない食べ合わせといえば、昔から「ウナギと梅干」が有名ですが、本当なのでしょうか？

ウナギは疲労回復効果のある**ビタミンB_1**を多く含んでいます。また、たんぱく質、脂肪を含み、少量で高エネルギーを摂ることができるため、夏バテで食欲が落ちやすい時期などにオススメの食品です。一方、梅干に豊富に含まれる**クエン酸**にも疲労回復効果があります。つまり、実はどちらも疲労回復に効果があり、その点では相乗効果がある良い組み合わせといえるのです。

ただ、「ウナギの蒲焼」は脂っこさが増し、それにプラスして梅干の強い酸味が刺激となり消化不良を起こすこともありますので、胃腸が弱っているときには避けた方が良さそうです。

そのほかでは、天ぷらとスイカも良くない食べ合わせとして有名です。確かに、天ぷらのような油が多いものを食べるときに、水分の多いスイカを一緒に食べると胃酸が薄まるため、消化不良を起こしやすくなります。しかし、油分と水分が多い食べもの、また温かいものと冷たいものを一緒に食べることに注意が必要なのは胃腸が弱い人。体調にもよりますが、そうでなければこの組み合わせに問題はありません。

以前、キュウリやニンジン、リンゴ、バナナなどに含まれているアスコルビナーゼがビタミンCを破壊するともいわれていました。最近の研究では、アスコルビナーゼは、ビタミンCを酸化させ、そのまま放置すればビタミンCの働きを減少させてしまう恐れがありますが、早めに食べれば、損失なく体内に摂取することができることがわかっています。

アスコルビナーゼは酸や熱に弱いので、長時間放置する際は、レモン汁をかけたり、酢で和えたりしておくと安心です。

また、二枚貝やワラビに含まれてい

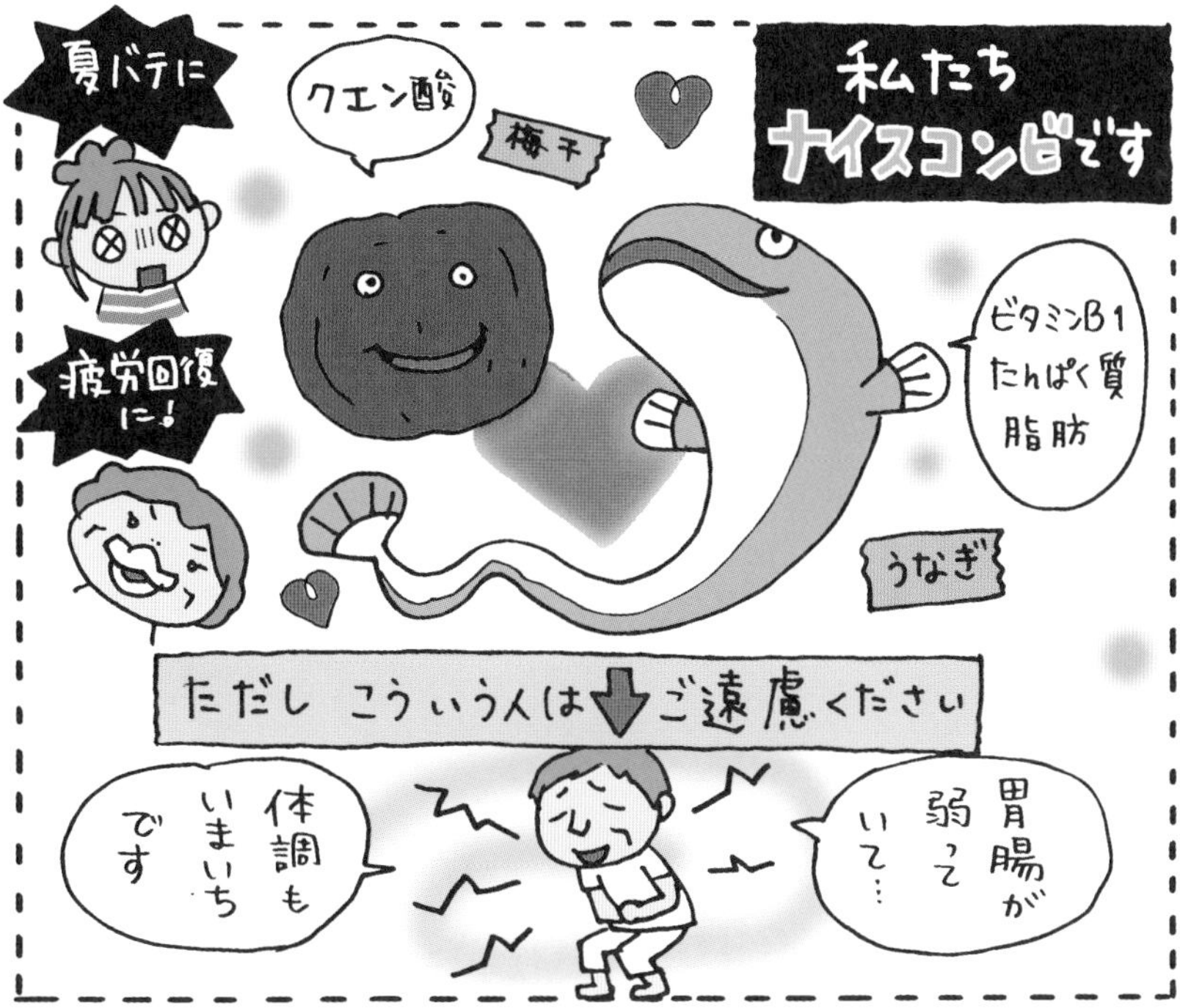
夏バテに
クエン酸
梅干
私たち
ナイスコンビです
疲労回復に！
ビタミンB1
たんぱく質
脂肪
うなぎ
ただし こういう人は ご遠慮ください
体調もいまいちです
胃腸が弱っていて…

Point

なぜ、ウナギと梅干？

ウナギと梅干の食べ合わせが良くないといわれてきた理由には諸説ある。梅干は胃酸を分泌させて食欲を増進させるため、高価なウナギをたくさん食べてしまうという「贅沢説」や、もしウナギが腐っていても梅干の酸味が強いため、腐ったウナギの酸っぱさに気がつかないという「食中毒予防説」など。栄養学的な理由は少ないが、さすがに妙な説得力がある。

るアノイリナーゼという酵素にビタミンB_1を壊す働きがあることもわかりました。ビタミンB_1の摂取を目的に玄米や豚肉などを食べる場合は注意が必要ですが、この成分も熱に弱いため調理法でカバーすることができます。

　そのほか、冷え性の人はキュウリ、セロリ、柿、ナスなど、身体を冷やす食べもの同士の組み合わせに注意が必要です。逆に唐辛子とショウガのように、身体を温める食べものの組み合わせは血行を良くするため、肌が敏感な人はかゆみが出ることもあります。

正解は
×

このトピックは○？
それとも×？

トンカツとキャベツの組み合わせには意味がある

その食品が持っている有効な成分の働きを十分に生かすような食べ合わせがあります。

外食でトンカツを食べるとき、当然のようについてくるキャベツの千切りには意味があります。

新鮮なキャベツの特有成分に、**ビタミン様物質**の1つ「ビタミンU」があります。この成分は、抗消化性潰瘍因子として発見されたもので、実際に胃潰瘍や十二指腸潰瘍の治療・予防に用いられています。また、キャベツの**食物繊維**がトンカツの油の吸収を抑制する働きを持っています。トンカツなどの油っこい料理をキャベツと一緒に食べることで、胃の負担を軽減してくれているのです。

それから、定食の定番メニュー「レバニラ炒め」。このレバーとニラの組み合わせにも意味があります。レバーには**ビタミンB群**が豊富に含まれていますが、ニラの匂いの成分であるアリシンが**ビタミンB_1**の吸収を高めてくれるのです。ビタミンB_1には疲労回復効果がありますので、非常に効率の良いスタミナメニューとなるわけです。なお、アリシンはニンニクや玉ねぎにも入っていますので、一緒に食べることで更なる効果が期待できます。

それから、お刺身の脇役として欠かせない大葉（シソ）には、**食中毒**予防の意味があります。大葉独特の香り成分は、ペリルアルデヒドやリモネン、ピネンなどですが、なかでもペリルアルデヒドは別名シソアルデヒドとも呼ばれ、強い抗菌作用・防腐効果があります。大葉には消化酵素の分泌を促し、食欲を増進させて胃の調子を整える作用もありますので、ぜひお刺身と一緒に食べてほしいと思います。

また、吸収率が摂取量の半分以下といわれている**カルシウム**。一概に数値では表わすことはできませんが、**ビタミンD**と一緒に摂ることで吸収率を上げることができます。同様に、**鉄**は**ビタミンC**と摂ることで吸収率が上がります。

このように、単品で食べるよりも、いくつもの食品を組み合わせて食べることで、食品の持つ栄養素を活かすこ

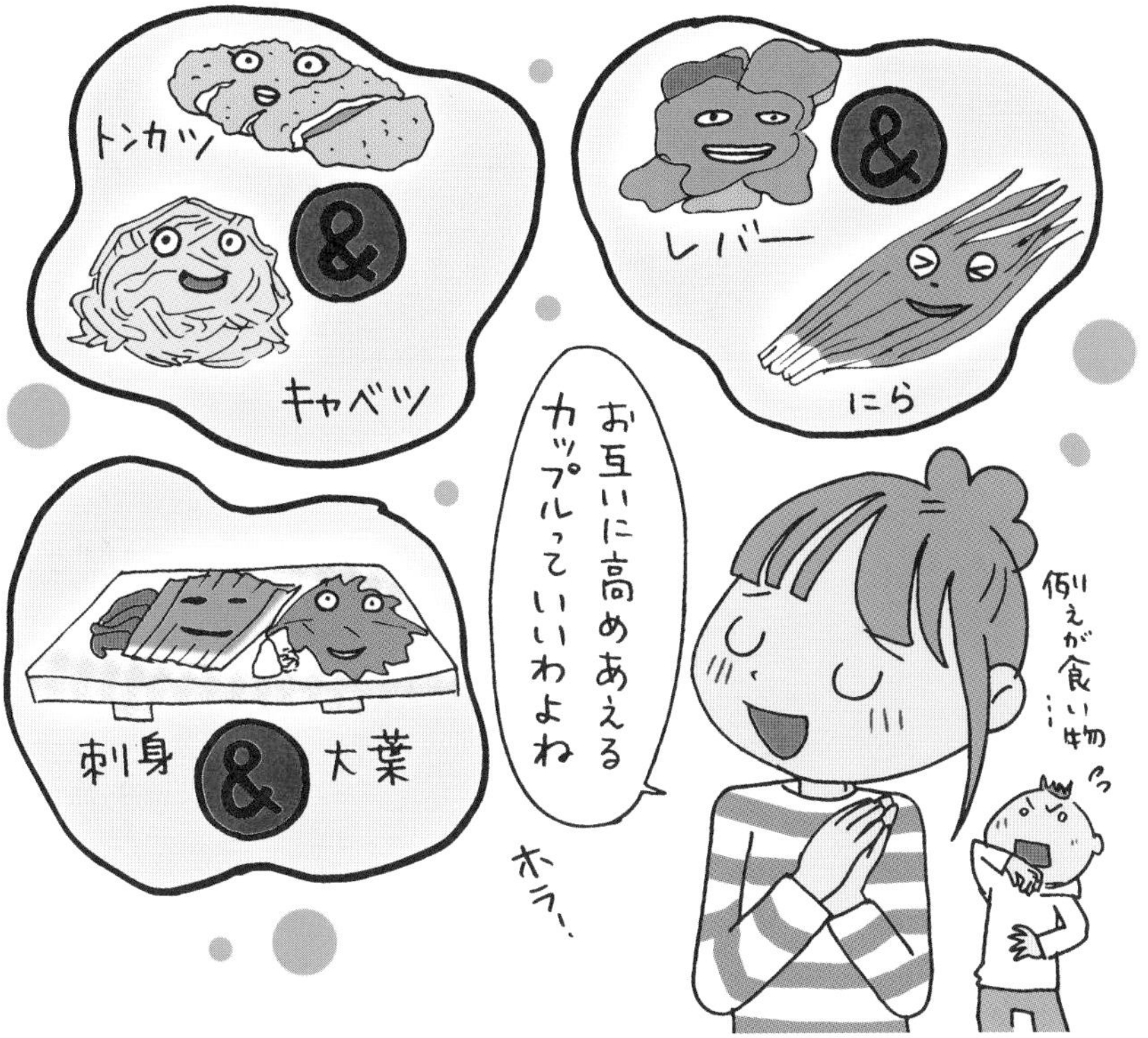
レバー
&
にら
例えが食い物…?
お互いに高めあえるカップルっていいわよね
ホラ!
トンカツ
&
キャベツ
刺身
&
大葉

とができるのです（場合によっては、通常の2～3倍の効果も！）。

Point

食べ合わせで味も変わる!?

相乗効果	両者の味を高め合う組み合わせ。 例）昆布だけでだしをとるより、昆布と鰹節でだしをとる方がうま味が増す。
対比効果	一方の味がもう一方の味を強める組み合わせ。 例）スイカに塩をかけると甘みが増す。
相殺効果	お互いの味を消し合ったり、どちらか一方の味を失わせたりする組み合わせ。 例）グレープフルーツに砂糖をかけると酸味・甘味とも和らぐ。
抑制効果	一方の味がもう一方の味を弱める（抑制する）組み合わせ。 例）コーヒーに砂糖を入れると苦味が弱まる。

このトピックは○？
それとも×？

牛乳は日本人には合わない飲みものである

牛乳は**カルシウム**が不足しやすい日本人にとって、有効なカルシウム源であり、1日に200㎖以上、400㎖程度までの摂取が推奨されています（200㎖に220㎎のカルシウムが含まれている）。

もともとカルシウムは体内吸収率が低く、比較的吸収が良いといわれている牛乳でさえ約40％です。そのため、カルシウムは1食で集中的に摂取するよりも、何食かに分けるほうが効率良く摂取できます。

長期にわたってカルシウムが不足すると、小児のくる病、骨量減少症、**骨粗鬆症**などを引き起こします。

その一方で、健康な人が通常の食事からカルシウムを多量に摂取しても健康障害が発生することは稀ですが、**サプリメント**などの利用による過剰摂取で、泌尿器系結石やミルクアルカリ症候群、ほかのミネラルの吸収抑制などが起こることが知られています。

摂取しても安全なカルシウムの量（耐容上限量）は18歳以上で1日2500㎎とされています（「**日本人の食事摂取基準**2020年版」）。

また、牛乳を飲み過ぎると、脂質摂取量の増加や、食事量の減少による栄養素の摂取不足を引き起こす可能性がありますが、牛乳は日本人に合わない飲みものではありません。

ただし、牛乳を飲むとお腹がゆるくなる人は**乳糖**不耐症が疑われます。乳糖不耐症とは、乳糖分解酵素の欠乏により、牛乳をはじめあらゆる乳製品に含まれる乳糖が消化できない状態で、下痢や腹部の痙攣痛を起こします。

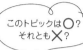

乳糖不耐症がある小児は下痢を起こし、牛乳が食事に含まれていると体重が増えないなどの問題も……。成人では、腹部膨張、腹痛、下痢、吐き気、腸がゴロゴロ鳴るなど、乳糖を含む食品を食べた後、30分から2時間程度で強い便意を催します。重度の場合、必要な栄養素を吸収する前に、体内から食べものが急速に排泄されてしまうこともありますが、ほとんどのケースは軽症です。

乳糖不耐症は、乳糖を含む食品を避けることでコントロールできますが、

牛乳の過剰摂取

- ミルクアルカリ症候群
- 泌尿器系結石
- ミネラルの吸収障害

1日のカルシウム摂取の耐容上限量2,500mg（18歳以上）を超えないように注意

- 脂質の摂取量増加

1日に2,000kcalのエネルギー摂取が必要な場合、望ましい脂質摂取量は45～67g。普通牛乳の脂質含量は3.8g/100mℓ（約40g/1ℓ）であるため、200～400mℓ程度の摂取が適当

●カルシウム吸収のイメージ

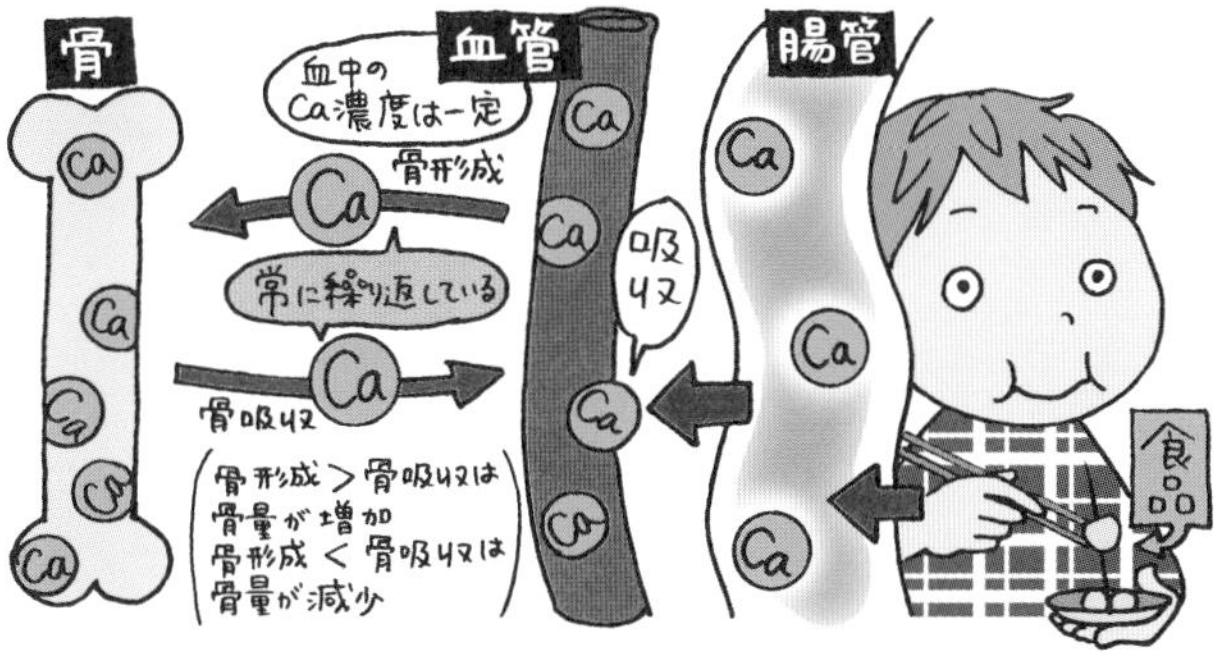

牛乳をはじめとする乳製品からのカルシウム摂取ができなくなるため、その代用としてサプリメントなどを摂取してカルシウムの欠乏を防ぐ必要があります。人間の身体は、カルシウムが不足しても血中濃度は一定に保つようになっています。そのため、カルシウム摂取が不足すると、血中濃度の低下を補うために骨のカルシウムが使われます。その溶出量が増加すると、骨がもろくなり、骨粗鬆症になりやすくなるので注意が必要です。

乳製品を食べた後に下痢などの症状があるという人は、乳糖不耐症が疑われます。自分にその可能性があると思った人は、3～4週間乳製品を除いた食事を続けてみましょう。それで症状が消失すれば、ほぼ乳糖不耐症が確定したと考えられますので、専門医への受診をお勧めします。

このトピックは〇？
それとも×？

牛乳はよく噛んでから飲むと消化が良い

「牛乳はよく噛んで飲むと良い」と昔からいいます。「噛むことで**唾液**と混ざり合って消化が良くなるから」などが、その理由とされていることもありますが、これは間違い。

　牛乳の消化には、**ラクターゼ**という酵素が必要ですが、その酵素があるのは小腸です。唾液に含まれている消化酵素は**アミラーゼ**で、**デンプン**を消化しやすい形にするものなので、牛乳の消化が促進されることはありません。

　そもそも、噛むという行為は、食べものを噛み切ったり、細かくつぶしたりして、飲み込みやすく、消化しやすい形にするために行います。また、噛むことによって、胃液の分泌が促され、同時に胃粘膜を胃酸から保護するための粘液も分泌されます。その意味で、牛乳を噛んで飲むことは、胃が働く準備のためであるといえます。

　また、よく噛むことが脳の支配領域の血流を増加させ、神経の働きを活性化させることも証明されています。食べものを目でみて認識し、味を確かめる感覚、そして噛んで飲み込むという一連の動作は、全身を司る脳神経の半分にも及ぶ領域がかかわっているといわれています。よく噛むことを実践した結果、脳が活性化し認知症が改善されたという研究データも報告されています。

　ちなみに、子どもの噛む能力が大人と同じになるのは16歳。小学校入学時でも大人の60％程度です。この時期から、いろいろな食品を食べることで少しずつ硬いものが噛めるようにトレーニングすることが大切です。子どもだからと、やわらかいものばかりの食事では、消化吸収だけでなく歯並びや顎の発達にも影響を与えることになります。牛乳に限らず、何でもよく噛むことは、将来の食生活や脳の発達、活性化にも大きく影響する可能性があります。子どもたちが自然とよく噛めるような食材を選んだり、調理法を工夫することは、丈夫な身体をつくるために非常に大切なことなのです。

　そして、よく噛むことは歯の健康を保ちます。噛むことで自浄作用のある、だ液の分泌が活発になり、口の中をき

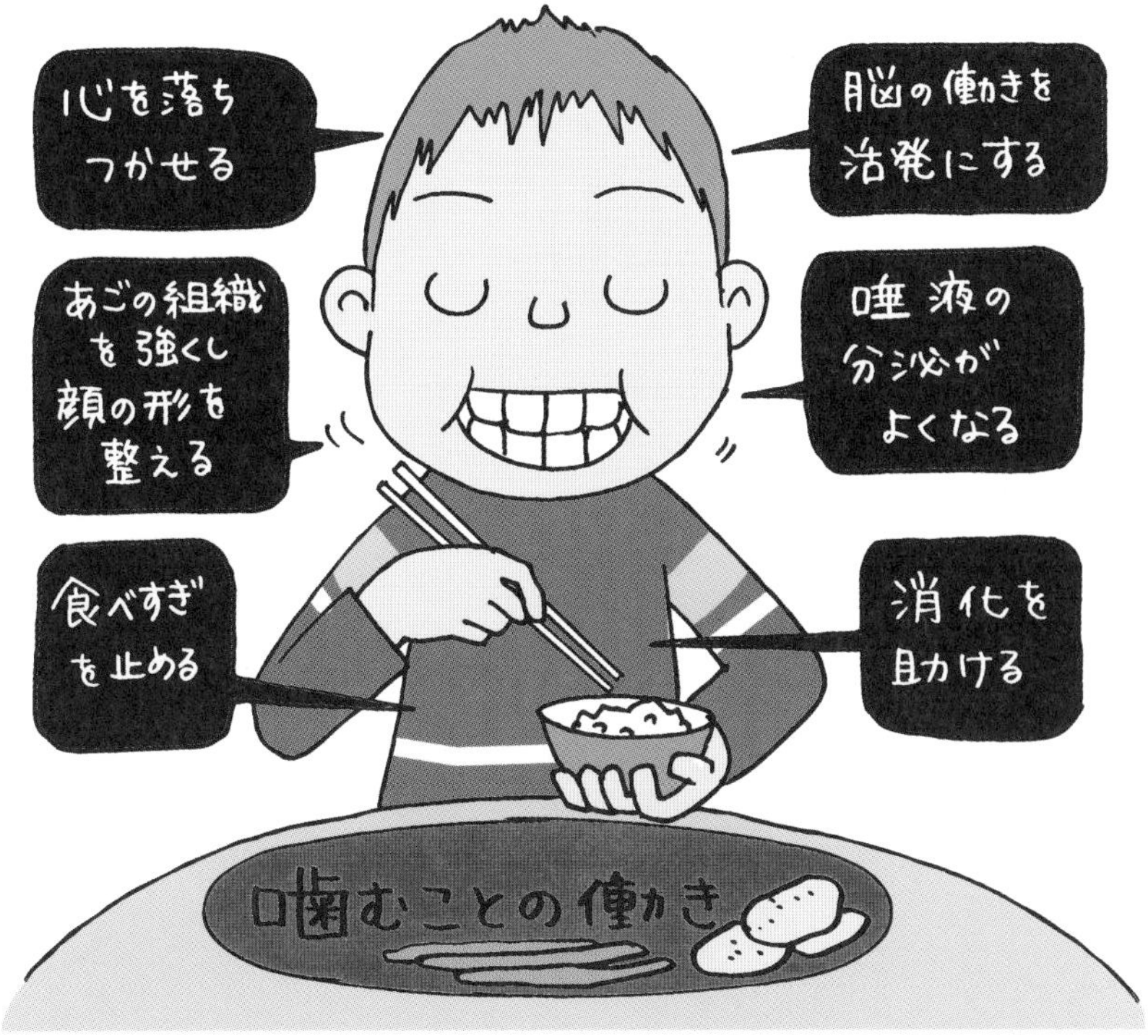
心を落ちつかせる
脳の働きを活発にする
あごの組織を強くし顔の形を整える
唾液の分泌がよくなる
食べすぎを止める
消化を助ける
噛むことの働き

Point

現代人はどれほど噛まなくなった？

日本咀嚼学会の発表によると、縄文時代からの各時代別に食事の咀嚼回数と時間の調査を行った結果、現代では弥生時代の6分の1にまで減っていることがわかった。

現代人より顎が発達していた縄文や弥生時代の人たちは、1回の食事での咀嚼回数が約4,000回、鎌倉時代では約2,500回、江戸から戦前にかけては1,500〜1,400回に減少。そして、現代人はその半分以下の620回であった。

同学会では、噛むことは、歯や顎骨の健全な発育や健常性維持に重要であるばかりでなく、ほかの生体機能や精神活動の発育にも関与する重要な行為であるため、子どものときからよく噛むこと意識した食事をし、成人においても積極的に咀嚼することを勧めている。


れいにし、虫歯予防にも役立ちます。口の健康は歯周病予防、認知症予防、糖尿病予防にもなり、健康寿命に影響します。

正解は
×

このトピックは○？
それとも×？

お酒は飲んでも飲んでも強くならない

飲酒を続けるとお酒に強くなるというのは本当です。これは肝臓での**アルコール**の分解速度が速くなることもありますが、実際は脳の神経細胞が機能変化を起こし、脳の感受性が下がってしまうためだといわれています。

つまり、**肝臓**のアルコールの処理能力がアップしたというよりも、アルコールに対して耐性（身体が慣れて効きにくくなる現象）を持つようになったのかもしれないということなのです。

一般に、お酒が強い人はアルコールの分解の速い人で、弱い人はそれが遅い人。ビールをコップ1杯程度の少量の飲酒でも、顔面紅潮、吐き気、動悸、眠気、頭痛などの反応が起こる人も弱い人で、反応のない人は強い人と考えられています。

また、アルコールの反応を示さない人でも、すぐに酔ってしまう人と、かなり飲んでも変わらない人がいますが、これは脳のアルコールに対する感受性の違いによるものです。

脳の感受性は遺伝的な影響も大きく、初めて飲酒したときからお酒に強い人もいます。ただ、このような人は、アルコール依存症のリスクが高いともいわれています。

依存症になる原因はさまざまあり、また少ない量でもアルコール依存症になることがあるなど、個人によってリスクの大きさが異なります。

また、同一人物でも、そのときの身体の状態によって酔い方が異なります。空腹時や疲労時、体調が優れないときに飲むと酔いやすくなりますが、それはアルコールの吸収がさまざまな要因に影響されるためです。

例えば、アルコールの20％は胃から吸収されますが、手術などで胃が切除されている場合は、いきなり小腸に入ります。小腸での吸収はスピードが速いため、血中のアルコール濃度が急激に上がり、酔いやすくなります。空腹時に飲酒をすると、アルコールが胃を素通りして小腸に流れ込むため、同様なことが起こります。

食事やおつまみと一緒にゆっくり飲酒すると、アルコールが胃に留まる時間が長くなるため、吸収が遅くなり、

栄養学の基礎編
ダイエット・健康編
食材・料理編
食の安全編
食の迷信編

血中アルコール濃度と酔いの症状

血中濃度（%）	酔いの症状
0.02～0.04	さわやかな気分になる、皮膚が赤くなる、陽気になる、判断力が少し鈍る
0.05～0.10	ほろ酔い気分になる、手の動きが活発になる、抑制が取れる（理性が失われる）、体温が上がる、脈が速くなる
0.11～0.15	気が大きくなる、大声でがなりたてる、怒りっぽくなる、立てばふらつく
0.16～0.30	千鳥足になる、何度も同じことをしゃべる、呼吸が速くなる、吐き気・おう吐がおこる
0.31～0.40	まともに立てない、意識がはっきりしない、言語がめちゃくちゃになる
0.41～0.50	ゆり動かしても起きない、大小便はたれ流しになる、呼吸はゆっくりと深い、死亡

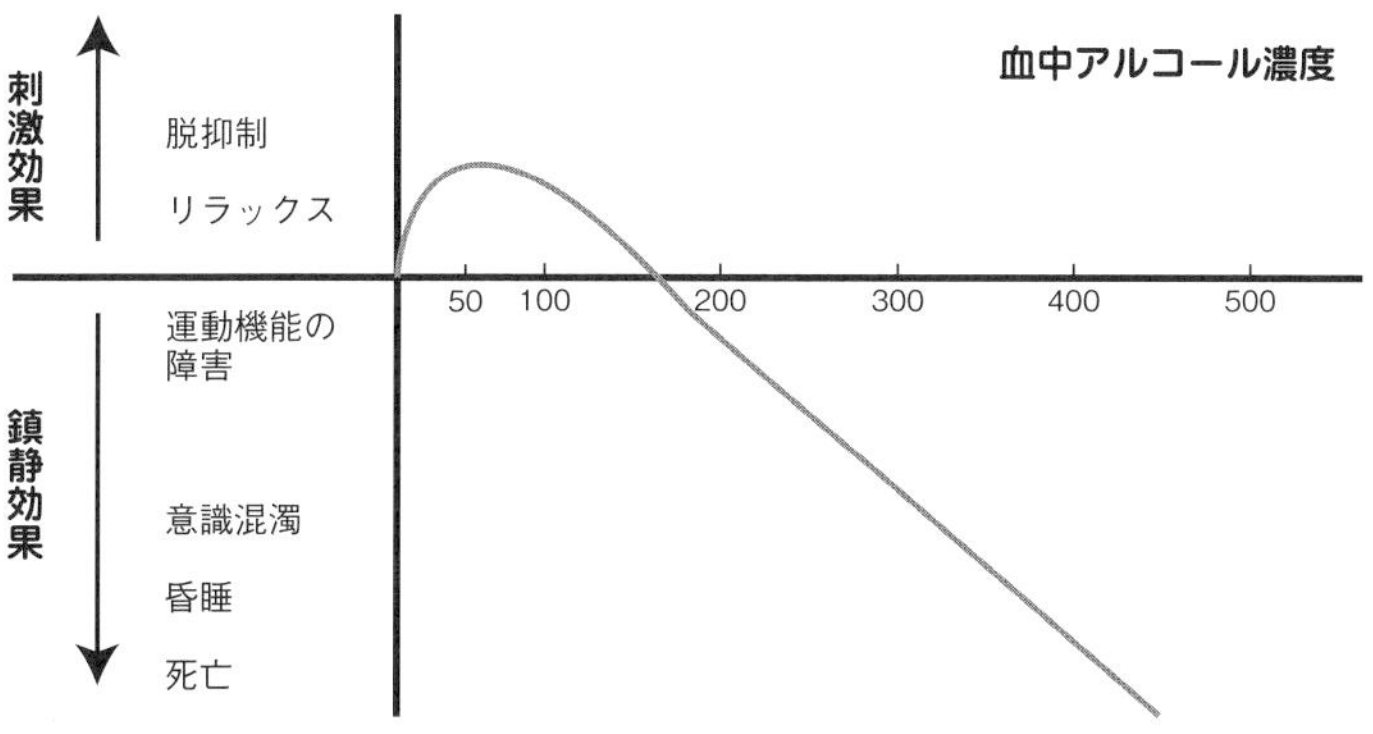

※資料：Alcohol: problems and solutions (www2.potsdam.edu/hansondj/healthissues/1100827422.html)

血中濃度も低く抑えられ、悪酔いを防ぐ効果があります。

　ちなみに、よく眠れるようにと寝酒を飲む人もいますが、就床1時間前に飲んだアルコールは、少量であっても睡眠の後半部分に影響を与えることが知られています。そのため、寝つきは良かったけれども、夜中に目覚めてしまい、その後なかなか眠れなくなってしまうということもあります。

　さらに、お酒には利尿作用もあるので、夜中にトイレに行きたくて目が覚めることも。さらに、排尿によって体内の水分量が減るため、喉が渇いて起きてしまうということもあります。このように、寝酒を飲むことで、実際は睡眠の質を落としてしまっていることが多いのです。

このトピックは○？
それとも×？

ゲップは止めることができる

満腹のときや炭酸飲料を飲んだ後などにゲップが出ることがあります。これは胃のなかの空気が口から出てきたもの。では、この空気はどうやって胃に入ったのでしょう？

炭酸飲料は二酸化炭素そのものを飲んでいるのでわかりますが、炭酸飲料を飲まなくても食後にゲップは出ます。これは、食事中、知らず知らずのうちに食べものと一緒に空気を飲みこんでいるためです。

また、おしゃべりしているときにも、少量の空気を飲み込んでいます。こうしていつの間にか飲み込んだ空気がゲップの約90％を占めるといわれています。

ゲップは食事の直後やストレスのあるときにもよく出ますが、飲み込んだ空気が胃の上部に溜まり、一定量に達すると胃の内圧が高まって口から出てきます。つまり、ゲップは胃の「ガス抜き」なのです。

また、ゲップをする直前に胸や胃が締めつけられるような感じがすることがありますが、ゲップを出すと痛みは消えます。

このように、ゲップは生理的な現象であるため、出さないようにするのは困難です。炭酸飲料を飲まないなど、空気を飲みこむ量を少なくすることは効果的ですが、通常、食事などで空気を飲み込まないようにするのは難しいため、この方法はあまり現実的ではありません。

しかし、ゲップは周りの人に不快感を与えることも事実。ガマンしたい場面もあります。

ゲップを出さないようにするためには、食事はよく噛んでゆっくり食べるようにすることがオススメ。飲み込む空気の量を少なくすることにつながります。また、ガムを噛むと空気を飲み込みやすくなりますので、ゲップを気にするときは避けること。また、リラックスすることも予防になります。

妊娠中もゲップが出やすくなります。これは、長時間胃のなかに留まっていた食べものが、食道の下にあたる輪状の筋肉（括約筋）が緩むことで、食道に逆流してくるために起こると考えら

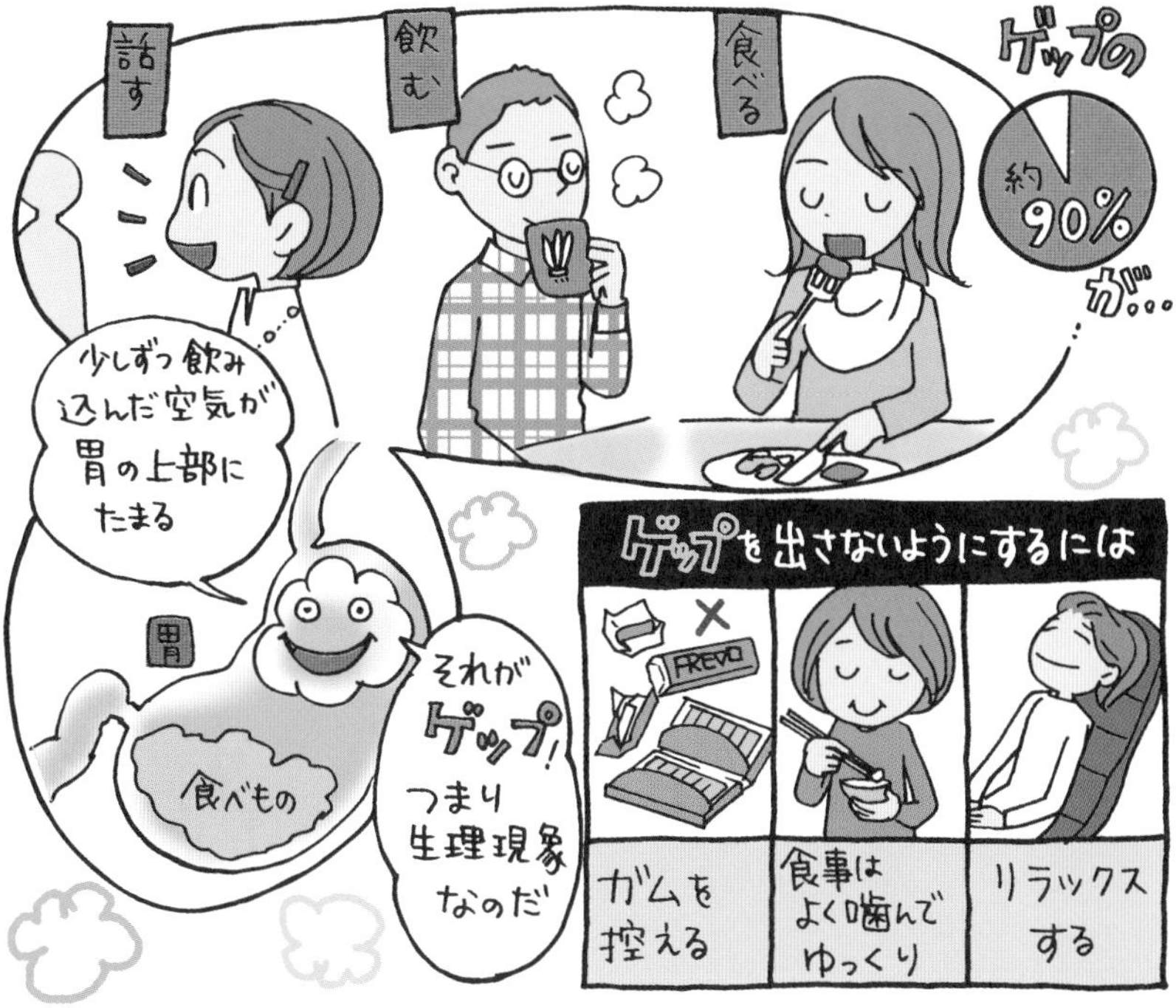
話す
飲む
食べる
ゲップの
約90%
が…
少しずつ飲み込んだ空気が胃の上部にたまる
胃
食べもの
それがゲップ！
つまり生理現象なのだ
ゲップを出さないようにするには
FREVO
ガムを控える
食事はよく噛んでゆっくり
リラックスする

れています。

また、**胃酸**を中和させる制酸薬の一つ、炭酸水素ナトリウム（重曹）は、消化不良を短時間で解消しますが、服用するとゲップが出やすくなります。制酸薬が酸を中和するときに発生する炭酸ガスがその正体で、制酸薬が効いていることを示すものでもあります。

正解は

Point

赤ちゃんとゲップ

乳児が母乳やミルクを飲んだ後、背中をたたいてあげてゲップをさせるのは、一緒に飲み込んだ空気を吐き出させるため。乳児は自力でゲップをすることが難しいため、そのような手助けが必要になる。

このトピックは〇？
それとも×？

食べ過ぎや空腹だと乗り物酔いしやすい

クルクル回転する遊園地のコーヒーカップに乗って目が回り、気分が悪くなった経験がある人もいると思います。これは両耳の奥にある「**三半規管**」の働きが関係していますが、乗り物酔いが起こるのも原理は同じです。

三半規管の内部はリンパ液で満たされており、そこに「感覚毛」という器官が藻のように浮かんでいます。身体の動きにともなってリンパ液が動き、その動きを感覚毛が脳に伝えることで、身体の向きや動作を感知し、平衡感覚を保っています。

自動車に乗っていて、速度の変化やカーブなどで身体が揺れると三半規管内のリンパ液が動きますが、急発進、急ブレーキ、急カーブなどのときは、左右の三半規管内でリンパ液の動きにズレが生じてしまいます。すると、平衡感覚を保てなくなり、目が回る、気持ち悪くなるなど、乗り物酔いの症状が起こります。

つまり、自動車が一定の速度で直進していれば問題はありませんが、渋滞や信号などで頻繁に速度が変化したり、カーブが連続すると酔いやすくなるのです。

乗り物に酔う、酔わないには個人差がありますが、男性よりも女性に酔いやすい人が多いようです。

また、乗り物酔いは、乗り物内の環境（臭いや温度、換気状態など）や、食事（胃腸の状態）も関係します。お酒を飲んだ後や食べ過ぎた後、逆に空腹状態でも乗り物酔いしやすくなります。さらに、睡眠不足などの体調不良が原因で**自律神経**が興奮し、症状につながることもあります。

乗り物酔いは、何度も乗っているうちに慣れてきて克服できることも多いようですが、平衡感覚を鍛える訓練（鉄棒、マット運動、ブランコ、自転車など）を積極的に行うと症状が軽くなるといわれています。

ちなみに、犬と猫は乗り物に酔うことがあるので、旅行に連れ出すときは注意してあげてください。

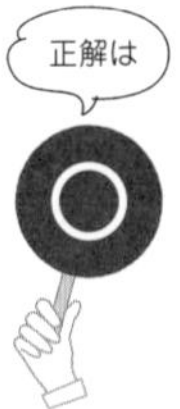

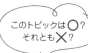

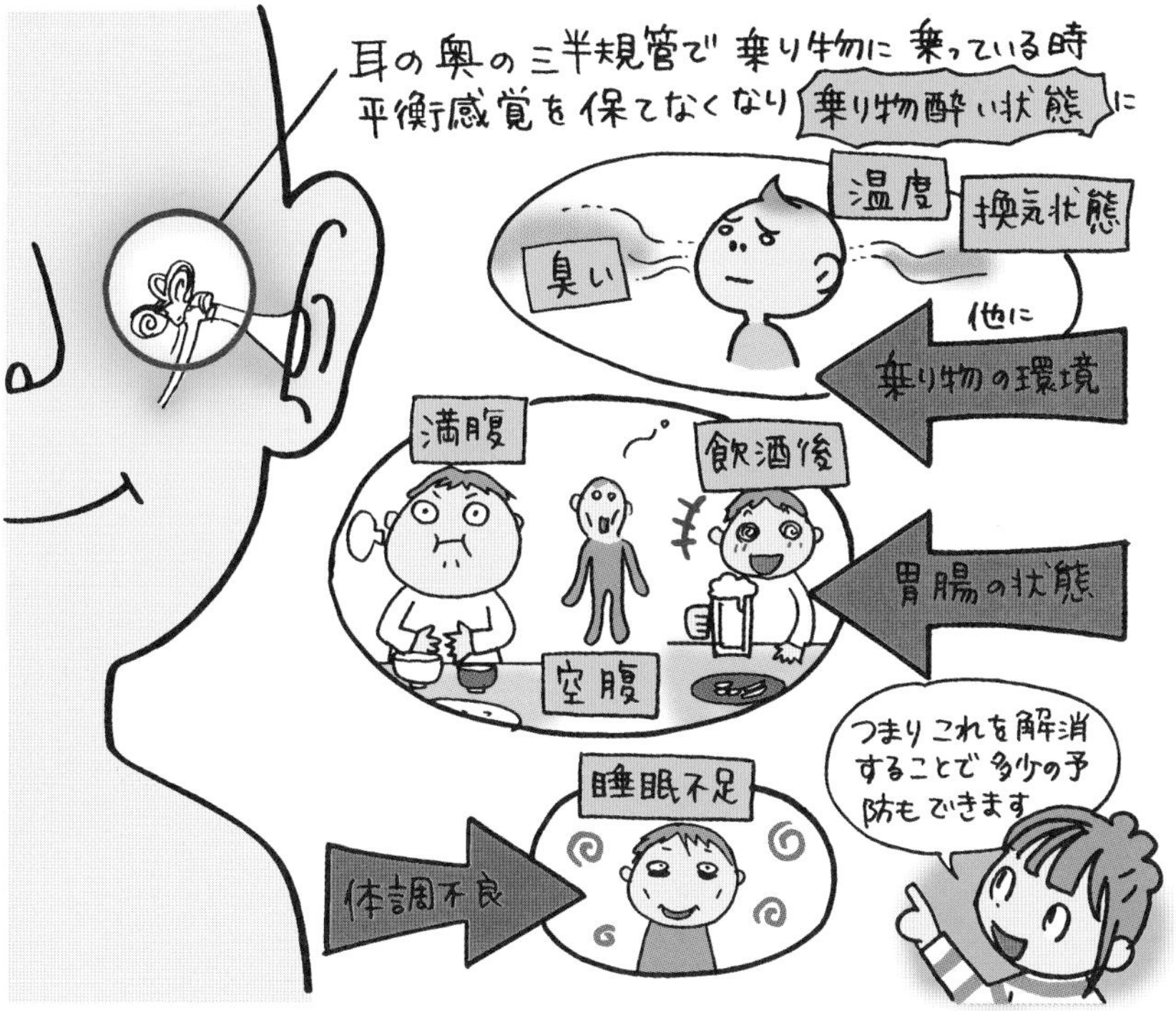

Point

乗り物酔いの「前兆」「症状」「予防」

<乗り物酔いの前兆>
あくび、過呼吸、流涎、顔面蒼白、多量の冷汗、傾眠がみられることがある。ほかには、空気嚥下、目まい、頭痛、疲労、脱力感、集中力低下など。

<乗り物酔いの症状>
悪寒および漠然とした腹部の不快感。吐き気、嘔吐が生じることもある。

<乗り物酔いの予防>
会話をしたり、音楽を聴くことに集中するなど、乗り物酔いへの不安の解消。飲酒後や食べ過ぎ状態では乗らないようにする。空腹時も乗らないようにするか、長時間の移動中に空腹を感じたら、少量の水分と薄味の食事を頻繁に摂取する。そのほか、運転手の動きを真似るなどもある。

生活習慣病とは

「生活習慣病」は厚生労働省がサポートする健康寿命をのばすための国民運動の1つ“スマート・ライフ・プロジェクト”の定義によると、「食習慣、運動習慣、休養、喫煙、飲酒等の生活習慣が、その発症・進行に関与する疾患群」とされています。

働き盛りの40代くらいから、加齢とともに発症・進行すると考えられていたため、以前は「成人病」と呼ばれていましたが、子どもの頃からの生活習慣が基となり発症することがわかったため、1996年から「生活習慣病」と改められました。

1950年代から医療の進歩により、結核などの感染症による死亡が減少し、代わりにがんなどの生活習慣病が死因として増加しています。

がんや循環器疾患、糖尿病やCOPD（慢性閉塞性肺疾患）などの生活習慣病は、いまや国民医療費（一般診療医療費）の約3割、死亡者数の約5割を占めています。生活習慣病の予防に取り組むことは、私たちの健康を守るために大変重要です。食事や運動習慣によって発症する生活習慣病は大きく以下のように分類できます。

【食習慣が理由で発症する疾患】
糖尿病（インスリン非依存）、肥満、脂質異常症（家族性のものを除く）、高尿酸血症、循環器病（先天性のものを除く）、大腸がん（家族性のものを除く）、歯周病など。

【運動不足が原因となる疾患】
糖尿病（インスリン非依存）、肥満、脂質異常症（家族性のものを除く）、高血圧症など。

【喫煙によって発症する疾患】
肺扁平上皮がん、循環器病（先天性のものを除く）、慢性気管支炎、肺気腫、歯周病など。

【過度な飲酒】
肝硬変や脂肪肝などのアルコール性肝疾患など

これらの症状が進行すると、心筋梗塞や脳卒中などの循環器疾患に発展するリスクが高まります。生活習慣病自体は痛みや辛さを伴うことが少なく、放置してしまう人が多いですが、発症後放置していると予後が不良なため、早期の治療と生活習慣の改善が重要です。

予防のためには、規則正しく、かつ栄養バランスがとれた食事と適度な運動、さらにストレスを上手に発散して精神的にも健全な生活を心がけるよう、日頃からの予防が大切です。

そして、定期的な健康診断で見えない身体の中の健康状態をチェックしておきましょう。どのような生活習慣が病気を招くのか、どのように進行するのかを知っておくことも予防につながります。

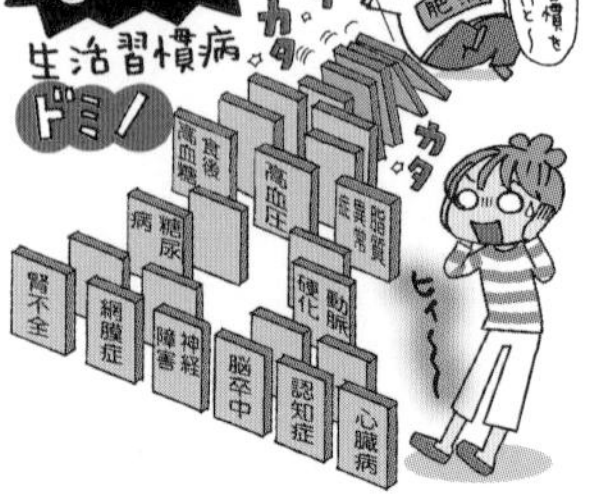

第3章

医学的エビデンスに基づく食べ方がわかる！

食べて治せる!?
症状・悩み別
栄養学

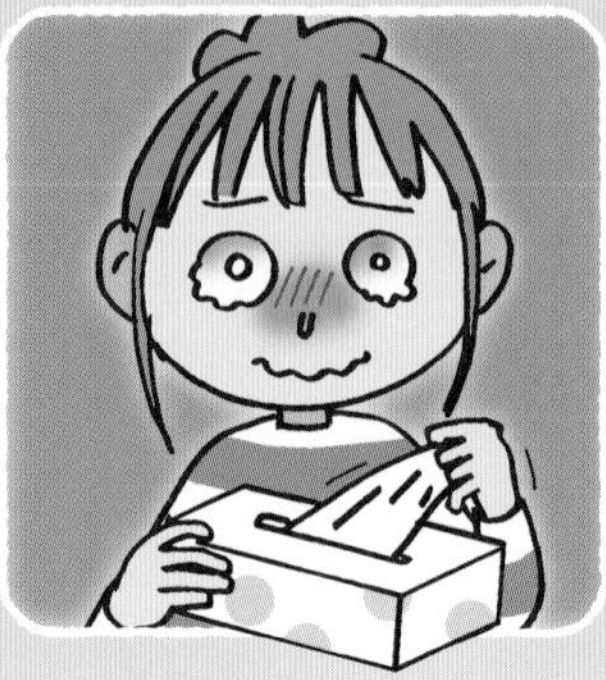

花粉症

辛いものやお酒を控えて粘膜を守りポリフェノールの摂取で花粉に対抗

花粉症の原因は、スギを中心に、ヒノキ、ブタクサ、ヨモギなどの花粉。関東地方では、2～4月はスギ花粉、4～5月はヒノキ花粉、6～8月はカモガヤなどのイネ科花粉、8～10月はブタクサやヨモギなどの雑草類の花粉が主として飛散します。

これらの花粉から、アレルギーを起こす物質である「抗原（アレルゲン）」が溶け出します。この抗原をやっつけるために、人間は体内で「**IgE抗体**」というものをつくり出し、身体に侵入した抗原を捕まえ、効力を失わせます。このとき、IgE抗体から**ヒスタミン**などの物質が放出されるのですが、これが神経を刺激し、クシャミや鼻水を誘発させ、捕まえた抗原を体外へ追い出すよう働きます。また、刺激を受けた鼻の血管により、鼻の粘膜を腫らし、鼻をつまらせます。こうして、花粉を含んだ空気を入りにくくしています。

眼についた花粉も同じような働きで、眼のかゆみを起こします。腫れて、涙を出し、花粉を洗い流します。こうした一連の流れをアレルギー反応と呼びますが、そもそもは身体を守ろうと防御反応が働いているのです。

花粉症の人は年々増加していますが、その一因として、肉食中心の食生活が指摘されています。たんぱく質の摂り過ぎが、IgE抗体をつくりやすくすると考えられているためです。

また、**アルコール**や辛いものなどは、粘膜の毛細血管を刺激して、症状を悪化させるため、控えめにすることが勧められています（喫煙も同様）。

そのほか、予防としては、甜茶**ポリフェノール**にアレルギーで生じるヒスタミンの作用を和らげる効果があることが報告されています。また、ヨーグルトを食べて腸内細菌を変化させることで、アレルギーに強い体内環境をつくることができると考えられています。

おもな花粉の飛散時期

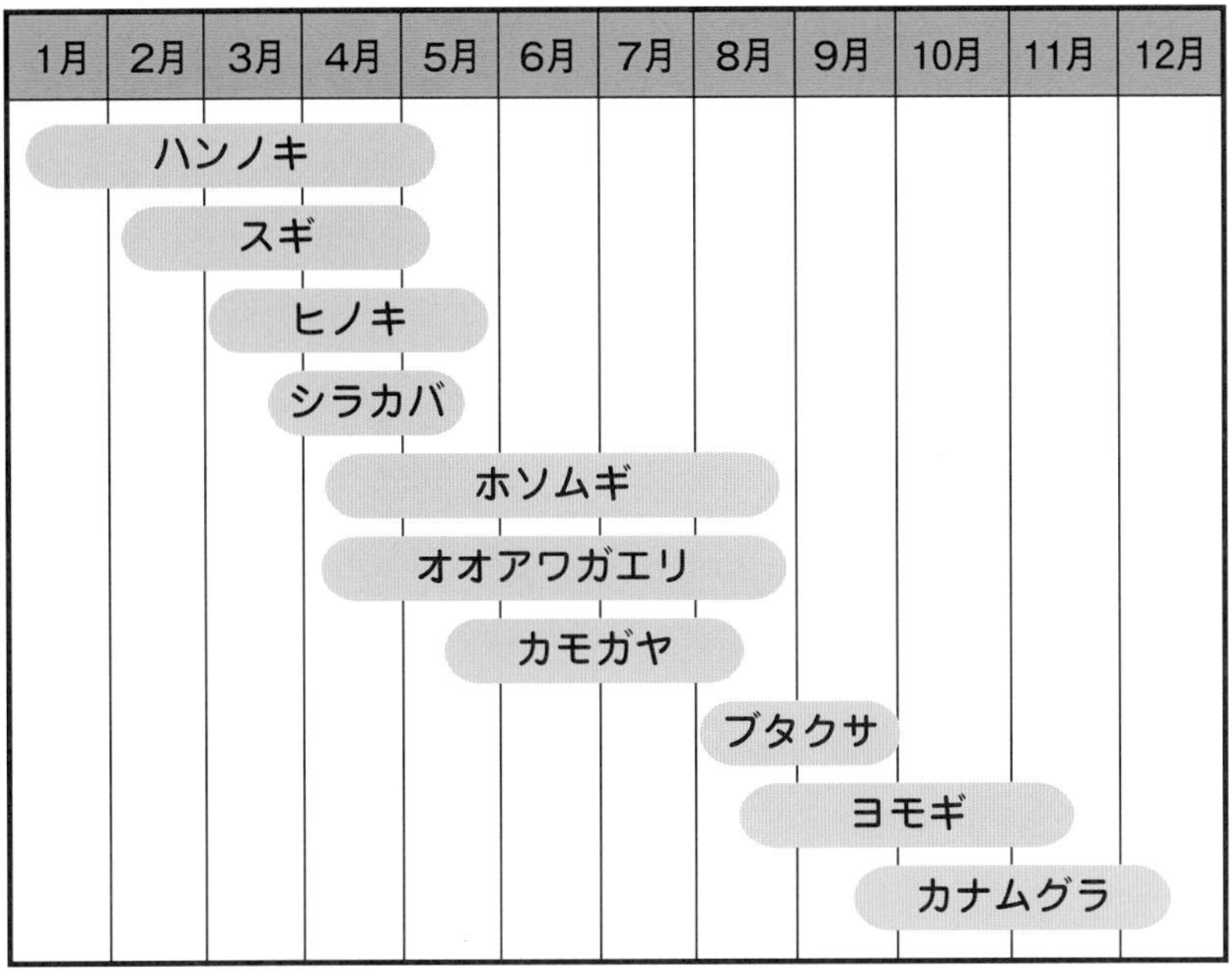

出典：「花粉症環境保健マニュアル」を改変

さらに、鼻粘膜の状態を良くするために、ストレス、睡眠不足、飲み過ぎなどに注意することも必要です。

なお、先に紹介したように、花粉症の予防や症状の軽減にオススメの食材はありますが、医学的には1種類の食材を多く摂っても症状が大きく変化するとは考えられていません。マスクやメガネの着用、うがい、目の洗浄なども併せ、複合的に対処することが最も効果的です。

Point

花粉症と活性酸素

花粉症をはじめとするアレルギー反応は、何らかの炎症を起こすことが多いが、そこには活性酸素（身体を酸化させ細胞を破壊する）が大量に発生している。アレルギーが慢性化することで体内の活性酸素が増えれば、がんや動脈硬化などの生活習慣病、老化の進行などにつながる可能性もある。食べものの色素成分・ポリフェノール（とくに甜茶）は、ヒスタミンなどの発生を抑えるだけでなく、活性酸素を抑制（炎症を緩和）する作用もあるといわれている。毎日の食事やサプリメントで上手に摂取したい。

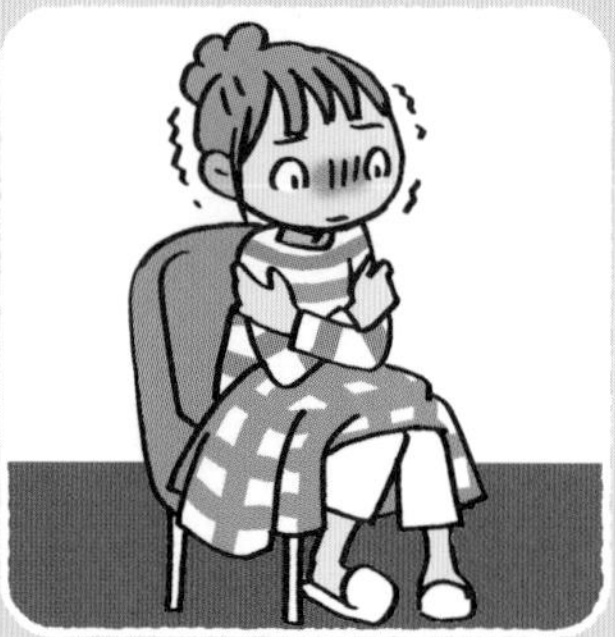

冷え症

体温を上げるために摂る栄養素はたんぱく質、ビタミン、ミネラル

冷え性は日本人の女性に昔から多い症状。20歳前後や更年期の年代では、およそ3人に1人は冷え性で悩んでいるといわれるほどです。

とくに、腰、下腹部、背中、手足の先や関節に冷えを感じますが、一ヵ所だけでなく、同時に数ヵ所起こることもあります。

冷えの程度は、人によってさまざまですが、ひどくなると、腰痛、下腹部痛、月経痛、目まい、立ちくらみなどが起こることも。

冷え性の原因としては、消化・吸収力の低下、**貧血**、ホルモンや**自律神経**の変調など、全身的な生理作用の低下が直接、また間接的に影響していると考えられています。

冷え性が直接の原因となって重い病気になることはほとんどありませんが、改善すると良くなることがたくさんあります。例えば、血色の悪い肌も良くなりますし、低血圧や頻尿も改善されやすくなります。

冷え性を改善するためには、何といっても身体を冷やさないこと。食事では、キュウリやナス、ピーマンなどの野菜を生で食べると身体を冷やしてしまうので注意。ミカン、スイカ、柿なども身体を冷やします。できるだけ身体を温める食べもの、ゴボウ、カボチャ、ニンニク、ショウガ、ゴマなどを使ったメニューがオススメです。

冬が旬のものや、北海道や東北の寒い地域で食べられている食材や郷土料理は、身体を温めるものが多いので参考になります。逆に、夏が旬のものや、温暖な地域で食べられている食材や料理は、身体を冷やしやすいものも多いので、控えめにするのも1つの方法です。

ちなみに、筋肉量の少ない人は**基礎代謝**量も低いため、体温が上がりにくくなります。基礎代謝量が多い人は、食べたものを溜め込まず、エネルギーにして使うことで発熱していくので、

冷え性が原因で起こる症状の例

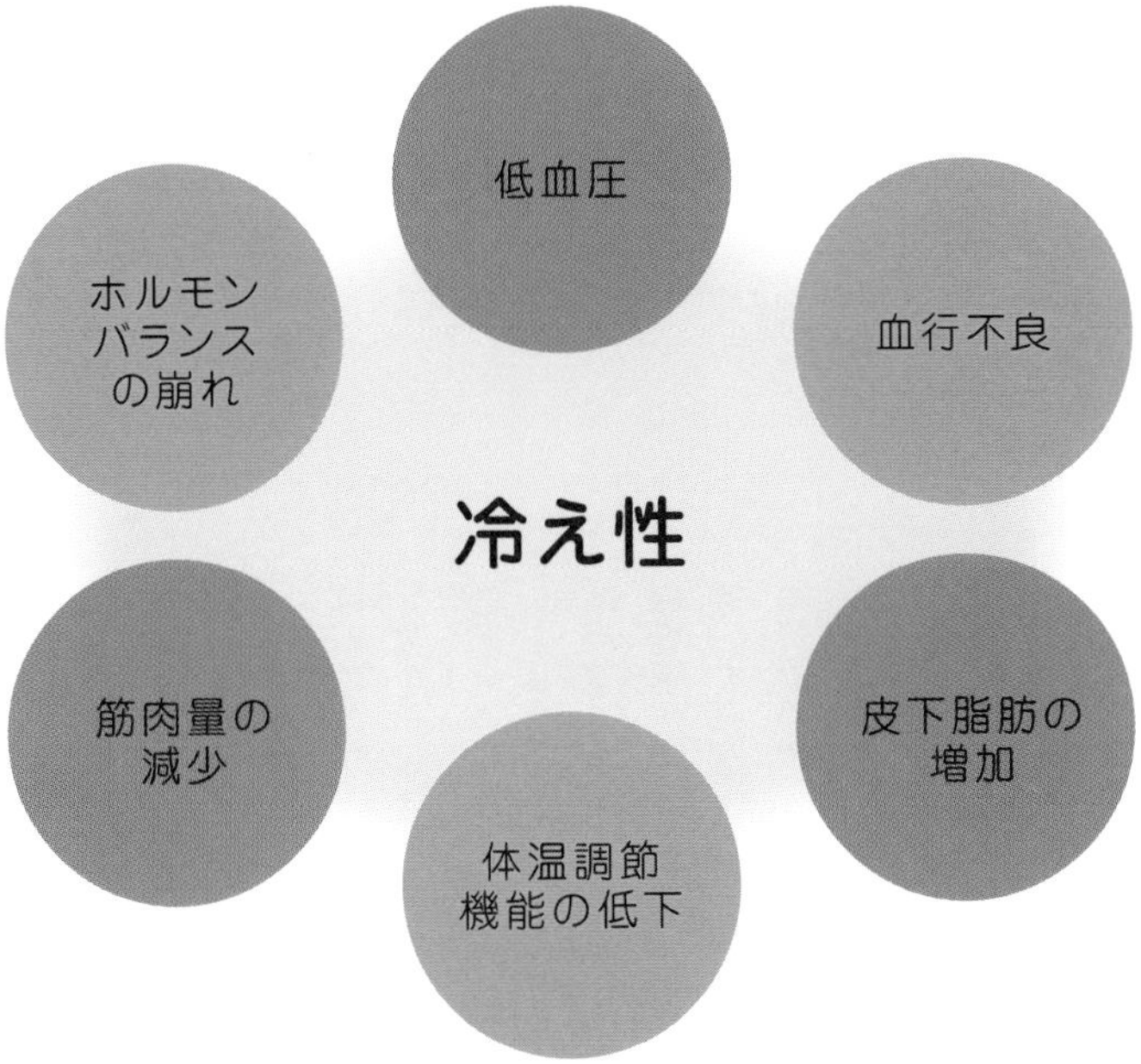

平熱も高くなり冷えを感じることも少なくなります。運動をして筋肉をつけることも冷え性改善には有効です。

身体を温めるには、薬湯も効果的。お風呂に入るときに、40度以下のぬるめのお湯にして、ゆっくり入るのがオススメです。冬至に、ゆず湯に入るとかぜをひかないといわれますが、それはゆずの果皮に含まれる芳香性の揮発油が温熱効果を高め、身体を温めてくれるから。ほかにも、大根の葉やヨモギなども温熱・保温効果があります。

食事をしっかりと摂ることも重要です。身体が飢餓状態だったり、栄養不足だと、冷えが助長されます。冷えを防ぎ、生理作用を活性化するには、良質なたんぱく質、それにビタミンB群、C、Eなどのビタミン類と各種ミネラル類をまんべんなく摂ることがポイント。神経作用と血行の促進をはかることができます。

低体温

体内の酵素が活発に働くのは平熱36.5～37.1℃

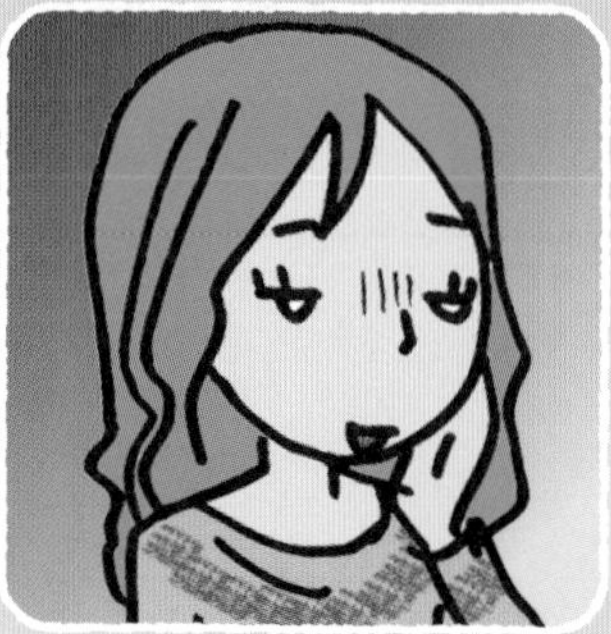

人間の身体は、循環している血液やその他の仕組みによって、一定の温度（約37℃）に保たれています。しかし、体温が31℃を大きく下回ると、皮膚と皮下組織は熱産生をするための防御機構（毛穴を閉じる、身体を震わせるなど）が働かなくなり、自力で体温を上げることができなくなります。なお、体温が28℃を下回ると死亡する可能性が高くなります。

１９５７年、平熱の平均値は36.89℃ほどでしたが、近年は運動量や活動量の低下、不規則な生活などで、体温の低い人が多いのではないかと問題になっています。

体温が低いと健康リスクも上がり、1℃下がると免疫力が30～40％低下するともいわれています。女性では美容面でのダメージや不妊の原因にさえなります。また、身体の中心部の温度が35℃以下になると「低体温症」という病気になることもあります。

低体温になる原因は大きく４つあります。

①寒い環境におかれる
②体熱が奪われた状態になる
③体内でつくられる熱の量が少ない
④体温を調節する身体の仕組みが低下している

平熱の温度は人によって違いますが、36.5～37.1℃が体内の酵素が活発に働く温度だといわれています。そのため、平熱が低めの人はこの温度まで体温を上げることで、健康状態を良好にすることができるといわれています。

また、体温が1℃上昇すると基礎代謝が約14％も上がり、肥満などの防止に効果があるともいわれています。

しかし、かぜなどで発熱したときの不快症状からもわかるように、体温は高ければ高いほど良いというわけではありません。そもそも体温の上昇や発熱は、感染症（ウィルス）や外傷（ばい菌）から身体を守ろうと、体内の防

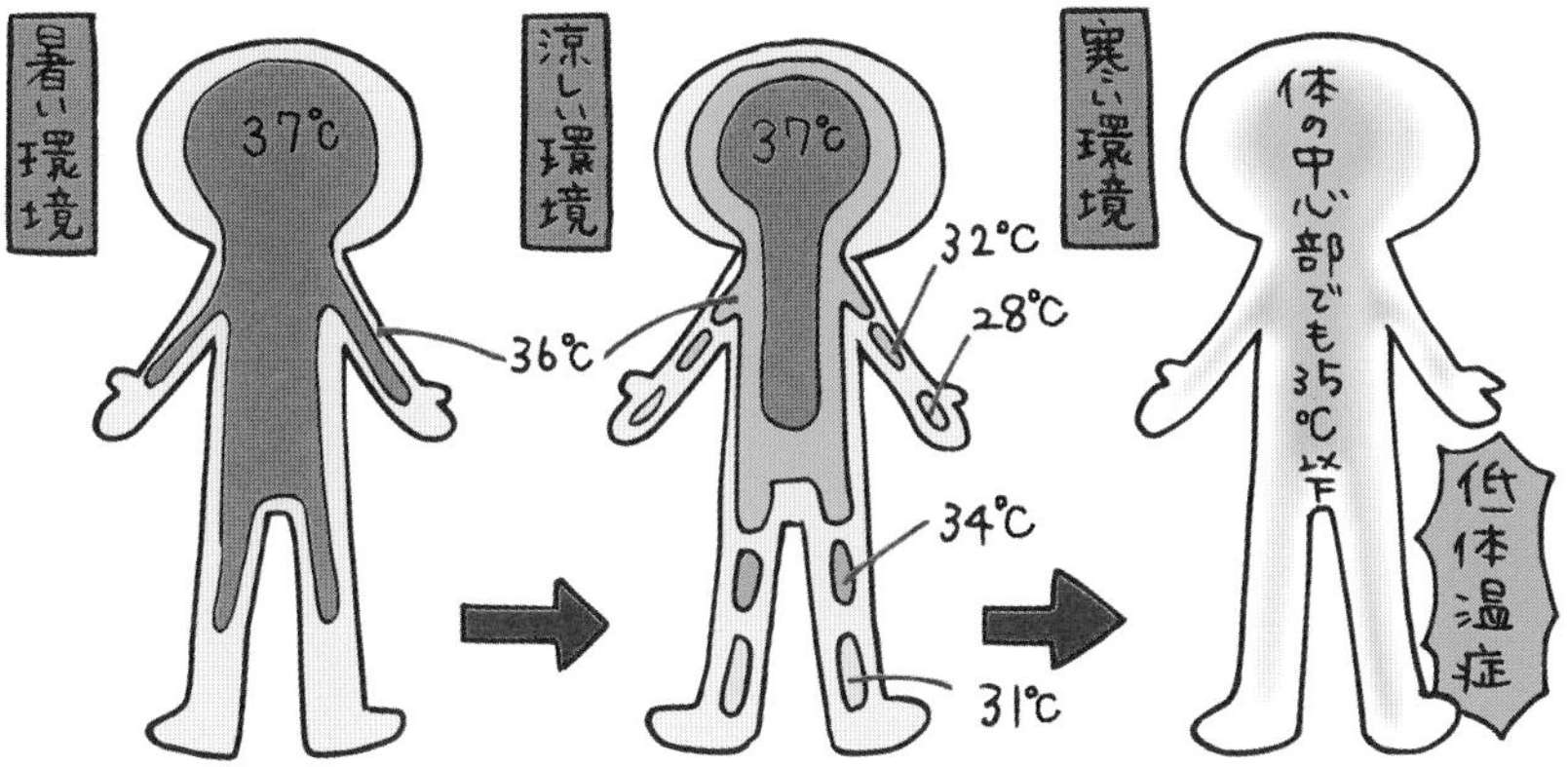

出典：Aschoff Jら,Naturwissenschafte,1958より改変

御機構が増強したことで起こった反応。むしろ、健康状態が良好でないことのサインだといえます。

さらに、体温が高すぎる状態が続くことは、さまざまな身体的リスクにつながります。それは、人間の身体がたんぱく質でできているためです。ゆで卵を冷やしても元に戻らないように、たんぱく質分子は熱によって変化するだけなく、一度変化すると戻らない性質（**不可逆性**）を持っています。そのため、人間も高熱が続くと細胞が死滅することがあるのです。実際、40℃の高熱が続くと、脳障害を引き起こす可能性もあります。ちなみに、水銀体温計の目盛りが42℃までなのは、それ以上の高熱は命にかかわる恐れがあるためだといわれています。

なお、お酒を飲むと血管が拡張するため身体が温かく感じますが、トイレが近くなるなど、逆に体温が奪われやすくなりがちなので気をつけましょう。

便秘

日本人の便秘の3分の2が弛緩性便秘。食物繊維と運動で解消

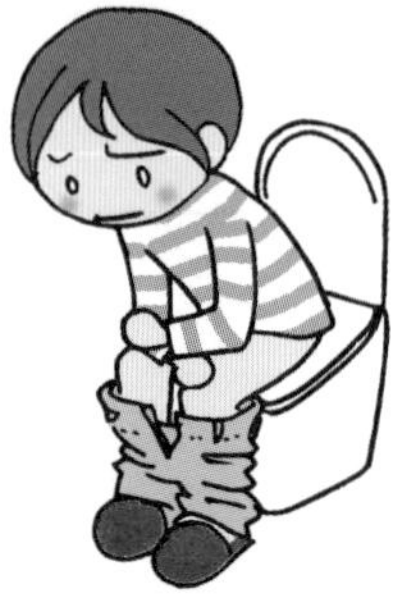

「1日排便がない」から**便秘**である、「毎日排便がある」から便秘ではない、というほど便秘は単純なものではありません。

通常の排便の頻度は、1日3回〜1週間に3回といわれていますが、回数は1つの目安にすぎません。便秘とは、その人の普段と比べて、回数が少なく排便がつらくなっている状態をいいます。2〜3日排便がなくても、その人が不快でなければ便秘ではなく、毎日排便があっても、お腹が張ったり、気持ちが悪かったり、排便が楽でないと感じていれば、便秘になっている可能性があります。

生活習慣によって起こりやすい機能性便秘には大きく分けて3つの種類があります。

①蠕動運動が弱い「弛緩性便秘」

普段運動することが少ない人は、大腸の中の便を移動させる「蠕動運動」の力が低下して起こる「弛緩性便秘」になることがあります。弛緩性便秘になると、残便感が生じることがありますが、年配の人も含め、日本人の3分の2がこのタイプだといわれています。

弛緩性便秘の改善には、体力や筋力を高めるためにウォーキングを行う、ストレッチをしてお腹周りを動かすなどの習慣をつけるのがオススメです。また、たっぷりの食物繊維や水分を摂るようにしましょう。

また、脂質の摂取や冷たい水で腸を刺激することも改善になります。

②大腸の過緊張による「けいれん性便秘」

弛緩性便秘とは逆に、ストレスにより腸が常に緊張して動き、蠕動運動が強くなりすぎて、便秘と下痢を繰り返します。

けいれん性便秘は、腸の刺激を軽減させた方がよいので、水に溶けにくいゴボウや大豆などの不溶性食物繊維と脂質はあまり勧められません。摂るのであれば、水に溶けやすい海藻や寒天などの水溶性食物繊維がオススメです。

また、ゆっくりお風呂に入ったり、睡眠時間をたっぷりとるなど、リラックスできる環境を整えるようにするのも効果的です。

③排便リズムが不規則な「直腸性便秘」

忙しい朝などに便意があってもトイレに行くのを我慢したり、シフト勤務などで生活リズムが不規則だったりすると、便意の信号が弱くなり排便リズムも不規則になりがちです。

便秘の分類

便秘

- **器質性**：もともと大腸に病気があり、大腸の正常の働きができなくなったり、腸管が狭くなったり、大腸の形に異常があったりすることで、便が通りづらく、排便がスムーズに行かない場合。腸自体の病気が原因なので、医療機関での適切な治療が必要です。
- **機能性**：便ができるまでや排便時のメカニズム障害による場合。原因を見極め、根本から解消していきます。急性の場合は、原因を取り除けば元に戻ります。薬の副作用が疑われる場合は、医師・薬剤師に相談が必要です。機能性の場合は、安易に、浣腸や便秘薬などを使用しないようにするのがよいです。

便秘は主に「器質性」と「機能性」に分類される。器質性とは、もともと大腸に病気があり、大腸の働きが正常でない、腸管が狭い、大腸のかたちに異常があることで便が通りにくく、排便がスムーズでない状態。腸自体の病気が原因なので、医療機関での適切な治療が必要。一方、機能性とは便ができるまで、もしくは排便時のメカニズム障害による場合。原因を見極め、根本から解消する必要がある。急性の場合は、原因を取り除けば元に戻るが、安易に浣腸や便秘薬などを使用しないようにするのが良い。

直腸性便秘の改善には、便意がなくても、決まった時間にトイレに行く習慣をつけること、そして朝起きたときに冷たい水をコップ一杯飲んで大腸を刺激するようにします。

その他、病気により二次的に便秘が起こることもあるので、以下のような症状があった場合は、医師の診断を受けましょう。また、重度な便秘で、何をやっても改善しないなどの場合も、医療機関で専門の医師に診てもらうと安心です。

●突然、便秘になるようになった。

●便に血や粘液が混ざっている。便が細くなった。

●激しい腹痛や嘔吐、発熱を伴う。お腹にしこりがある。

また、便秘の改善といえば「食物繊維」ですが、食物繊維には、水に溶けない**不溶性食物繊維**と、水に溶ける**水溶性食物繊維**があります。不溶性食物繊維は水分を吸収して膨らみ、大腸内で腸管を刺激して活性化させます。一方、水溶性食物繊維は腸内の善玉菌の栄養となり、酸の発生を促すことで悪玉菌の増殖を抑える働きがあります。さらに、腸内で栄養分の吸収を穏やかにする作用もあり、血糖の急な上昇を抑えたり、コレステロール値を下げることにも役立っています。

食物繊維は、ほとんど消化されずに大腸まで到達しますが、そこで食べもののカスが付着し固まることで便の芯になります。そのため、食物繊維が多ければ多いほど大腸内の便が増えることになり、それらが腸管を刺激して腸の動きを促進し、便通が良くなるわけです。しかし、1回の排便で出てくるのは直腸に下りてきた便だけ。つまり、大腸のほかの部分でつくられ、直腸へ運ばれるのを待っている便は残っているのです。これがいわゆる宿便といわれるものなのですが、食物繊維を多く摂ることは、宿便を増やしていることでもあるのです。

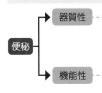

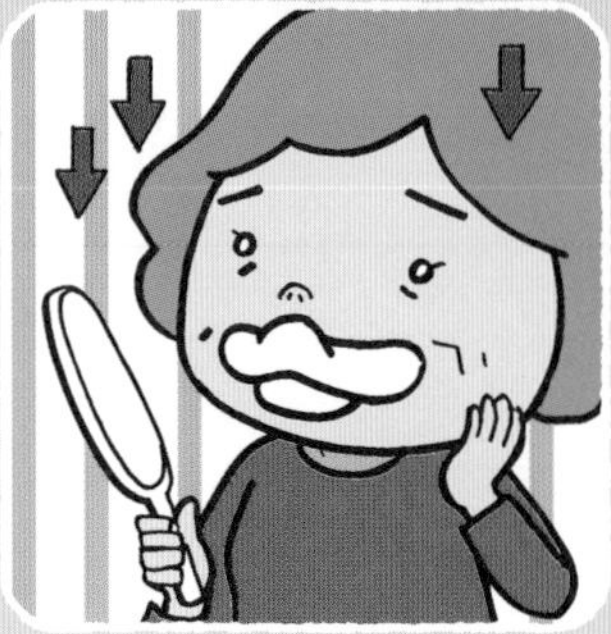

肌のトラブル

肌の材料となる栄養素をよく噛んで食べることが美肌への近道

多くの女性が美しい肌を求めています。肌の美しさは外見に直接影響するため、いつまでも若々しく、キレイな自分でいるためには、肌のトラブルを予防・解決することが必要です。

洗顔や化粧品、**サプリメント**など、美肌になるための方法はさまざまありますが、そのベースとなるのは、バランスの良い食事をはじめとする、健康な身体づくり。

肌には身体の健康状態が現れやすいため、体内に老廃物が溜まっていたり、必要なものが不足してしまうと、すぐに肌の状態が悪化してしまいます。

年齢とともに肌をつくる周期も変わりますが、基本的に28日（4週間）で、新しい肌に生まれ変わります。この周期を「**ターンオーバー**」といいますが、これが円滑に行われれば、肌は美しい状態を保つことができます。

そのためには、肌のもととなる**たんぱく質**をはじめ、ターンオーバーに必要なビタミンB群、ビタミンC、亜鉛、食物繊維などの栄養素をしっかりと摂ることが大切です。

そもそも、皮膚はたんぱく質（**コラーゲン**）でできていますので、材料となるそれらが不足すれば、新しい皮膚をつくることはできません。

また、コラーゲンの吸収を促進し、皮膚や粘膜の健康維持を助けるとともに、抗酸化作用を持つビタミンCも十分に摂る必要があります。

ビタミンB群は栄養素の代謝や神経細胞の働きを助ける**補酵素**として働くほかに、皮膚の新陳代謝を促進する働きがあり、美肌には必須の栄養素です。

食物繊維は腸内環境を整え、老廃物を排出しやすくするので、ターンオーバーの正常化に欠かせません。

また、栄養素だけでなく、食事の方法にも美肌の秘訣があります。

それは、よく噛んで食べること。噛むことによって唾液の分泌が促進されま

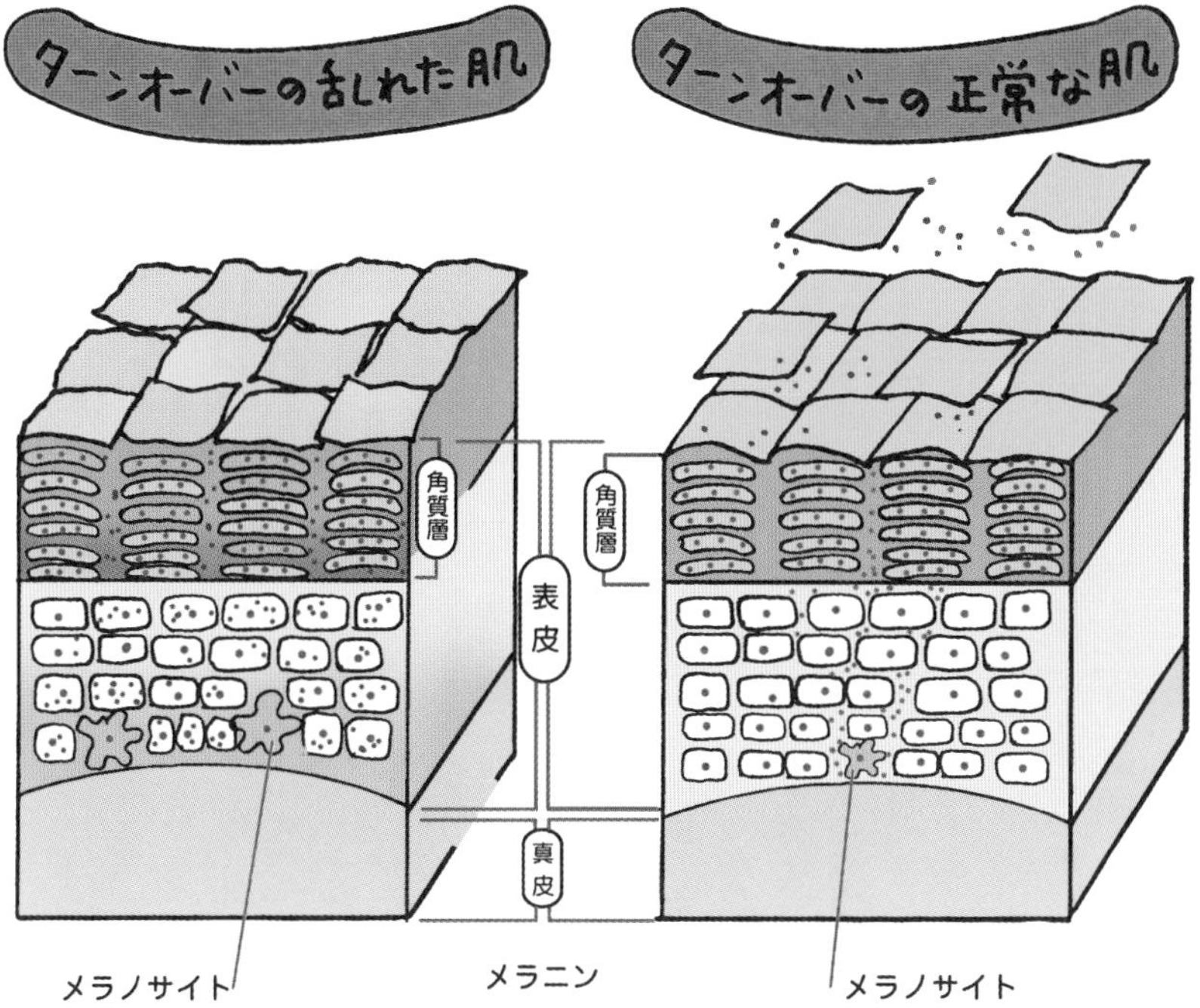

皮膚の新しい細胞は、表皮の一番下にある「基底層（きていそう）」で生まれる。それが徐々に上へと押し上げられ「角質細胞」になり、最後は「アカ」になってはがれ落ちる。この代謝のサイクルは、年齢やストレスなどさまざまな原因で乱れてしまう。すると、新しい細胞ができにくくなり、乾燥などの肌トラブルが起きやすくなる。当然、化粧のノリも悪くなってしまう。

すが、唾液には、成長ホルモンの一種「パロチン」が含まれており、皮膚のツヤに関係していることがわかっています。

そのほか、注意すべき点として挙げられるのはタバコ。タバコに含まれているニコチンは毛細血管への酸素供給を減らすため、血行を悪くします。その結果、肌のツヤがなくなり、肌荒れの原因にもなります。さらに喫煙により、ビタミンCが大量に失われるため、ターンオーバーに必要なビタミンCが不足し、肌荒れを引き起こします。

肌が乾燥しないように保湿を心がけたり、メイクをしっかり落とす、洗顔で皮脂が溜まらないようにするなど、外側からのケアももちろん大切です。そうした肌ケアの効果を高めるためにも、ターンオーバーを意識した食事をすることが基本です。肌は身体の内側から新しく生まれ変わります。肌のトラブルを未然に防ぐためにも、肌が喜ぶ食事を心がけてください。

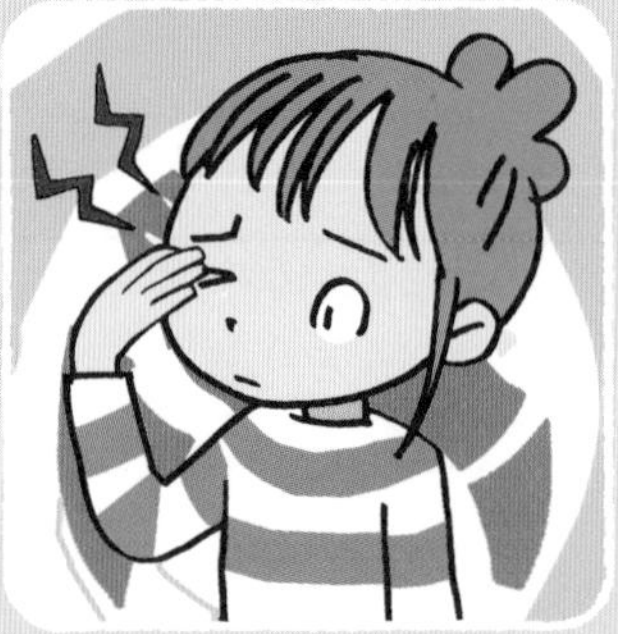

ドライアイ

β-カロテンとビタミンCで目の保湿。アントシアニンで目の機能改善を

涙の分泌量が減ったり、量は十分でも涙の質が低下することによって、目の表面が十分に潤っていない状態をドライアイと呼びます。

ドライアイは、目の乾燥感だけでなく、ヒリヒリ感、かゆみ、つっぱり感、目の奥の圧迫感、異物感など、目の不快感を生じます。また、ドライアイの状態で目を使い続けることは、視力の低下にもつながります。

これらの症状は、とくに読書、コンピューターの使用、車の運転、テレビをみるなど、目の長時間の使用が原因で起こり、目を酷使するほど症状の程度は強くなります。

また、空気中のホコリや煙、空気が乾燥した環境でも、ドライアイの症状は影響を受けます。

涙の役割は、目の表面を潤すだけではありません。角膜や結膜の細胞に栄養成分を供給する働きもしています。そのため、ドライアイになると、目の表面の細胞に傷ができやすくなってしまうだけでなく、目の健康状態全般に影響が拡大する可能性もあります。

ドライアイは女性に多くみられる傾向にありますが、加齢によっても涙の分泌量や質が低下するため、大人の女性になるほど悩んでいる人は多いようです。

空気が乾燥する冬や、エアコンの風が直接当たるところに長時間いるなども、ドライアイの症状を悪化させる要因です。また、ソフトコンタクトレンズ装用者に、ドライアイの割合が多いことが知られています。

目の粘膜の乾燥を防ぐ食品には、ホウレンソウ、カボチャ、うなぎなど、**β-カロテン**（ビタミンAの前駆体）を含むもののほか、**ビタミンC**を多く含むブロッコリーやサツマイモなどもオススメ。粘膜をつくる毛細血管を強くしてくれます。

最近、目に良いと注目されている**ア**

ドライアイの症状

…目が乾いた感じがする…
…目が疲れやすい…
…目に不快感がある…
…目が重たい感じがする…
…目がゴロゴロする…　など

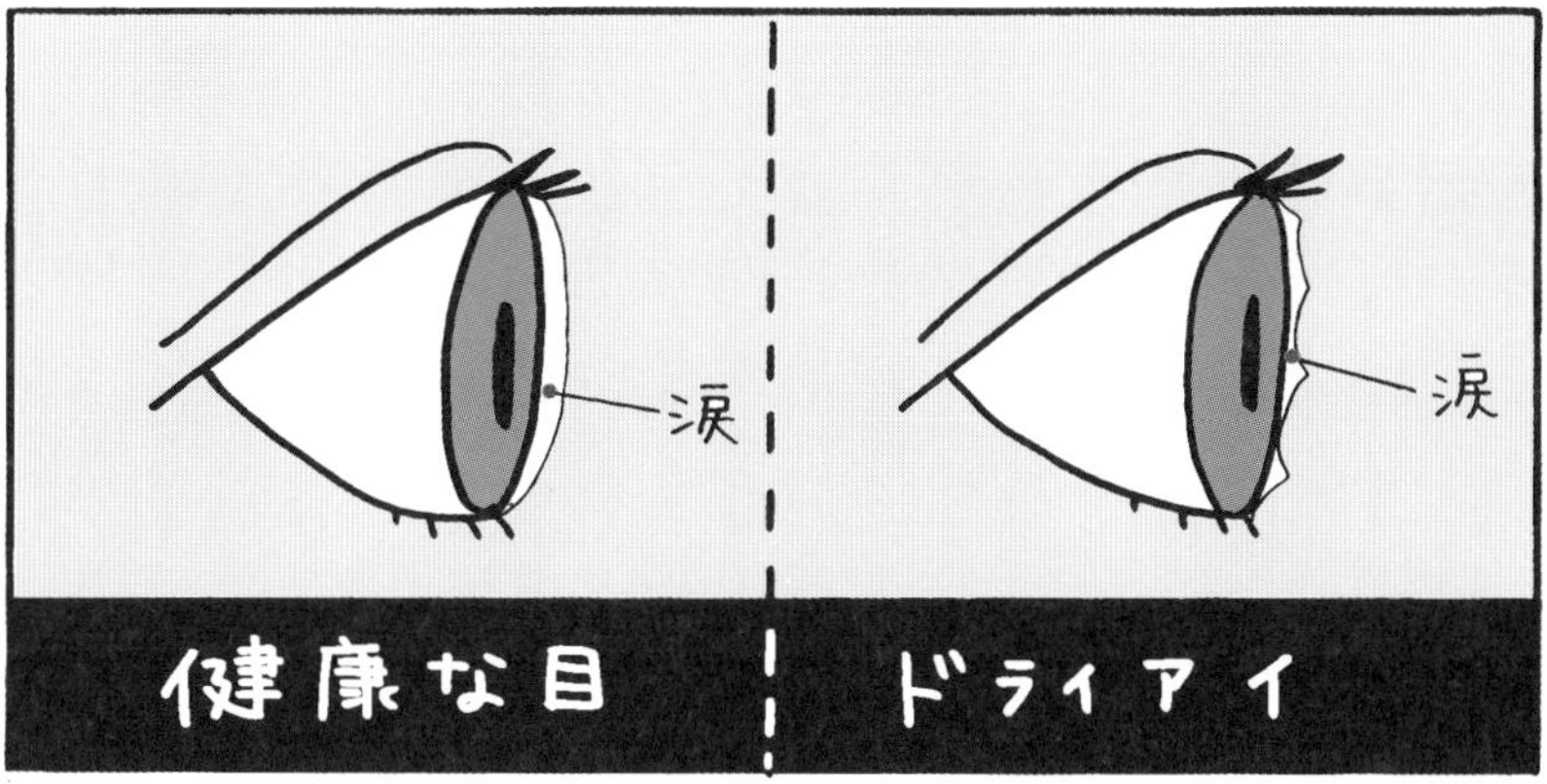

ントシアニン。ブルーベリーに多く含まれていますが、この成分には瞳孔や水晶体の働きを調整するほか、房水（目のなかを流れる液体。目の形状を保っている）に栄養成分を供給し、目の働きを正常な状態に改善してくれる効果があります。

いずれにしても、目が乾燥しないよう、保湿してあげることが必要です。加湿器を利用したり、エアコンの利用法を変えたりすることでも、ドライアイの予防・改善につながります。

ドライアイは、失明などの重篤な結果をもたらすことは少ない病気です。しかし、慢性的な目の不快感や疲れが影響して、日常生活の質を著しく下げることもしばしば起こります。

ドライアイを単なる疲れ目と判断せず、目の異物感や疲れを感じたら、眼科を受診することをお勧めします。

貧血気味

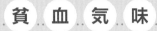

鉄の吸収を高めるビタミンCを一緒に摂取。緑茶やコーヒーは食後すぐに飲まない

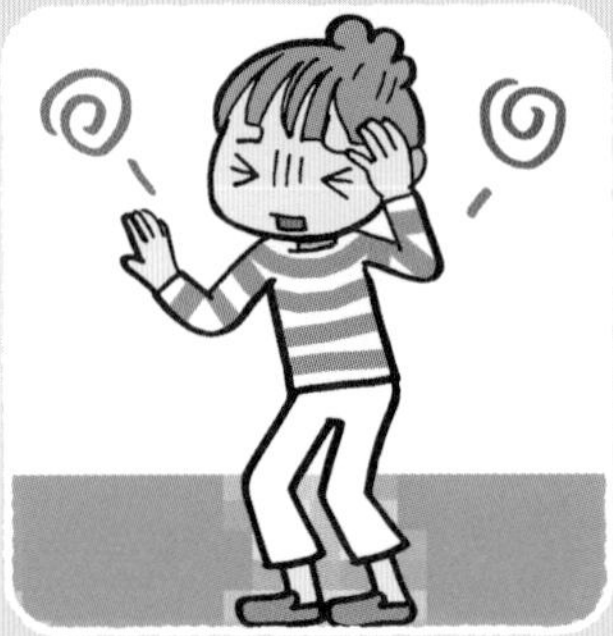

血液中の赤血球、または血色素（ヘ**モグロビン**）量が正常値以下になると**貧血**気味になります。赤血球が少ないために、顔面などの皮膚や粘膜は蒼白となり、また赤血球の酸素運搬能力の低下が起こり、動悸や目まいといった症状があらわれます。

貧血には、体内の鉄不足が原因の**鉄欠乏性貧血**、葉酸やビタミンB_{12}の不足による巨赤芽球性貧血、ビタミンB_{12}の不足からくる悪性貧血などがあります。

これらはすべて、血液を生成するのに必要な栄養成分の不足や利用障害が原因の貧血。欠乏した栄養素を補ってあげることが対処法になります。ほかには、出血性貧血や再生不良性貧血、溶血性貧血などがあります。

貧血の予防と改善には**鉄**の摂取が重要です。1日に成人男性で約1㎎、女性では約0.8㎎（月経で＋約0.5㎎）の鉄を損失しています。**日本人の食事摂取基準**では、1日に成人男性は鉄7～7.5㎎、女性は10.5～11㎎が推奨値。貧血気味の人は意識して摂りましょう。

食事では、鉄を含む食べものと同時に、鉄の吸収を高める**ビタミンC**を含んだものを組み合わせることがポイント。逆に、吸収を妨げる**タンニン**を含む緑茶やコーヒー、紅茶を食事中や食後すぐに飲まないことも大切です。

鉄には、ヘム鉄と非ヘム鉄があります。もともと鉄はあまり吸収が良い栄養素ではありませんが、腸管での吸収でみるとヘム鉄が約30％なのに対して、非ヘム鉄は約5％。同じ鉄を摂取するなら、ヘム鉄を選ぶのが賢明です。ヘム鉄は、赤身の肉や魚に多く含まれています。豚のレバーにはたくさんの鉄が含まれていますので、レバニラ定食などもオススメです。

ちなみに、食物繊維や穀類、豆類に多いフィチン酸は、鉄イオンを難溶性の鉄塩に変え、吸収率を低下させます。タンニンと同様、鉄の摂取を意識した食事の際には注意が必要です。

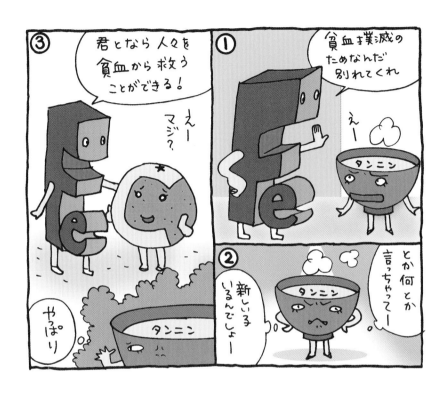

女性の年代別 鉄必要量（1日あたり）

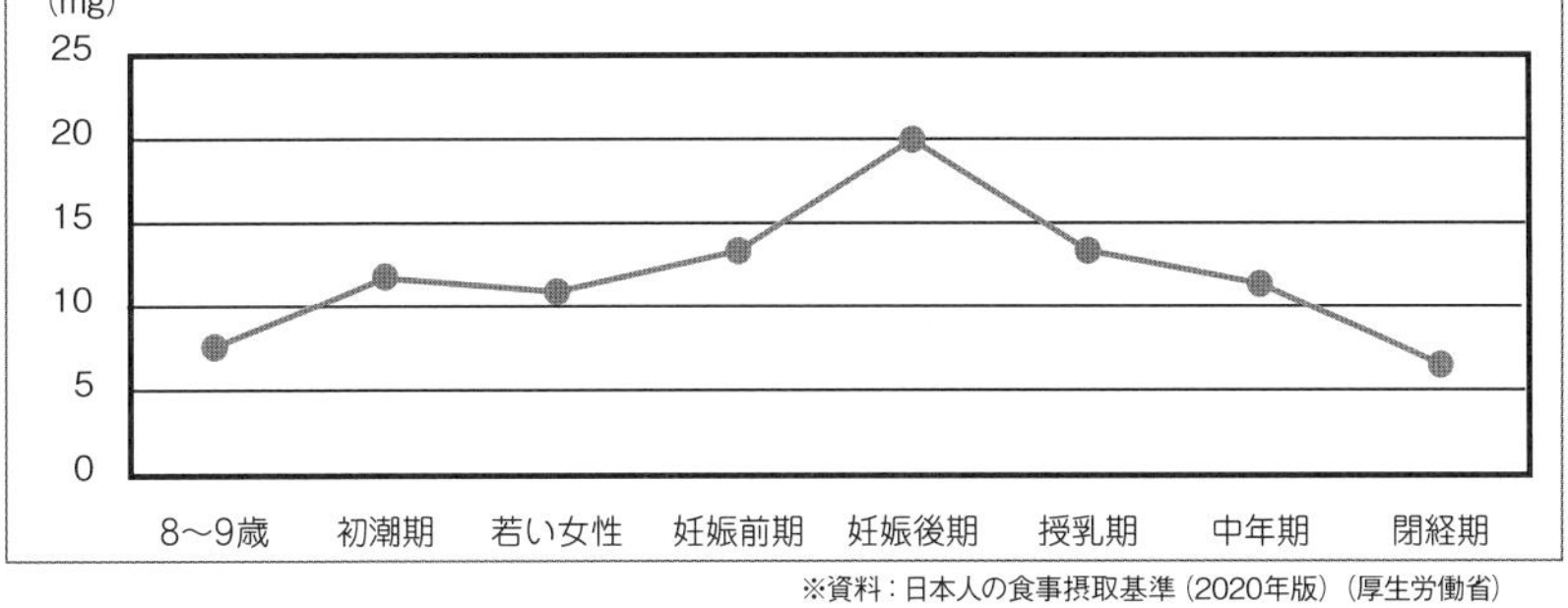

※資料：日本人の食事摂取基準（2020年版）（厚生労働省）

肩こり

野菜は生野菜より温野菜で食べる！身体を温める食事でコリをほぐす

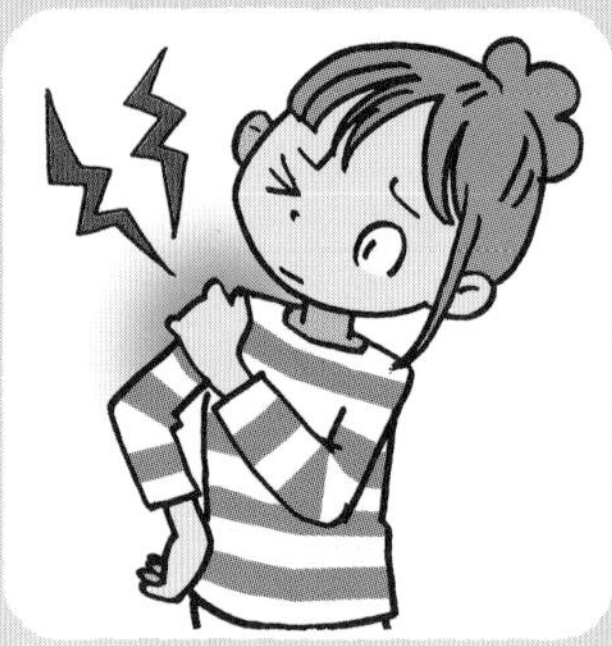

肩こりは、単に肩周辺の筋肉が凝り固まる（緊張したままの状態）だけでなく、疲労物質の蓄積、血管の収縮、血行不良、自律神経の緊張など、さまざまな生理的異常を引き起こします。症状が進行すると、頭痛や吐き気などを起こすこともあります。

一般的に、偏食、運動不足、神経疲労、ストレス、無理な姿勢などが肩こりの原因です。なお、病気による肩こりもあり、胃腸障害からがんまで、さまざまなことが原因となりますので、その際は原因となる病気の治療が優先となります。

基本的には、筋肉の凝りをほぐし、血行を良くしてあげれば、肩こりは緩和します。

そのため、血行を促すような食事内容で、間接的に肩こりを解消することができます。

例えば、野菜はなるべく温野菜で摂り、ネギやニンニク、ショウガ、スパイスなど身体を温める食材を取り入れるようにします。

冷たい飲食物、生野菜、果物、白砂糖、化学調味料などは、身体を内側から冷やすため血行不良を招きやすく、肩こりの原因となります。摂り過ぎに注意が必要です。飲料は、温かいものか常温のものを、少しずつこまめに摂るのがオススメです。

また、エネルギー代謝を活発にし、体温を上げることも有効です。**ビタミンB群**を含むものを食べることで、エネルギー代謝を円滑にし、筋肉のこわばりを解きほぐすことができます。

薬湯に入るのも良い方法。ヨモギ湯は昔から肩こりに効くといわれ、ゆっくりと肩まで入ると、身体の芯まで温まります。

バランスの良い食事、適度な運動、十分な睡眠、入浴などでリラックスするなどが、肩こりの軽減に効果が期待できます。

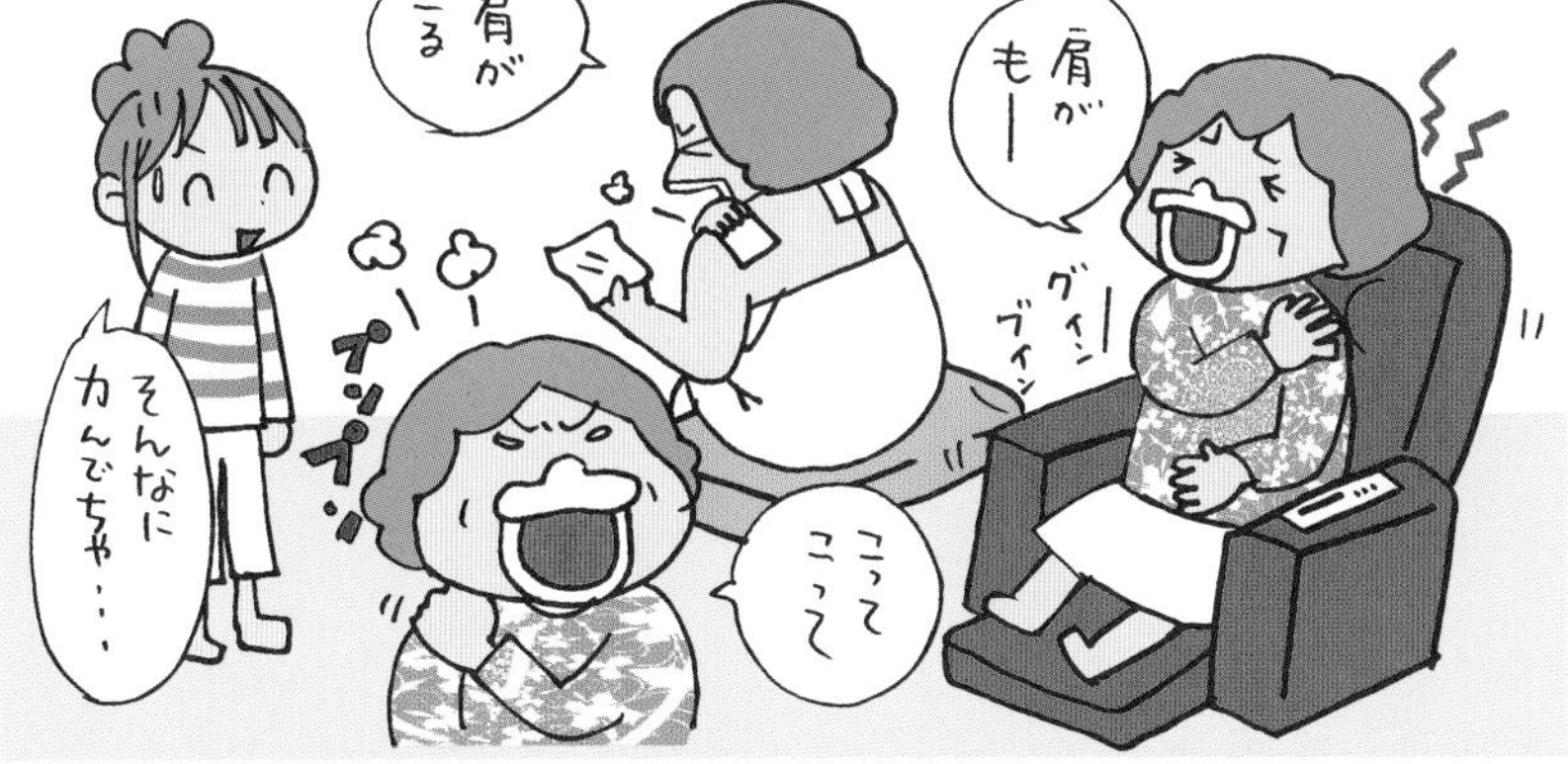
肩がこる
肩がもー
グィーン
ブィーン
プンップ!!
こってこって
そんなにカんでちゃ・・・

性別にみた有訴者率の上位5症状（複数回答）

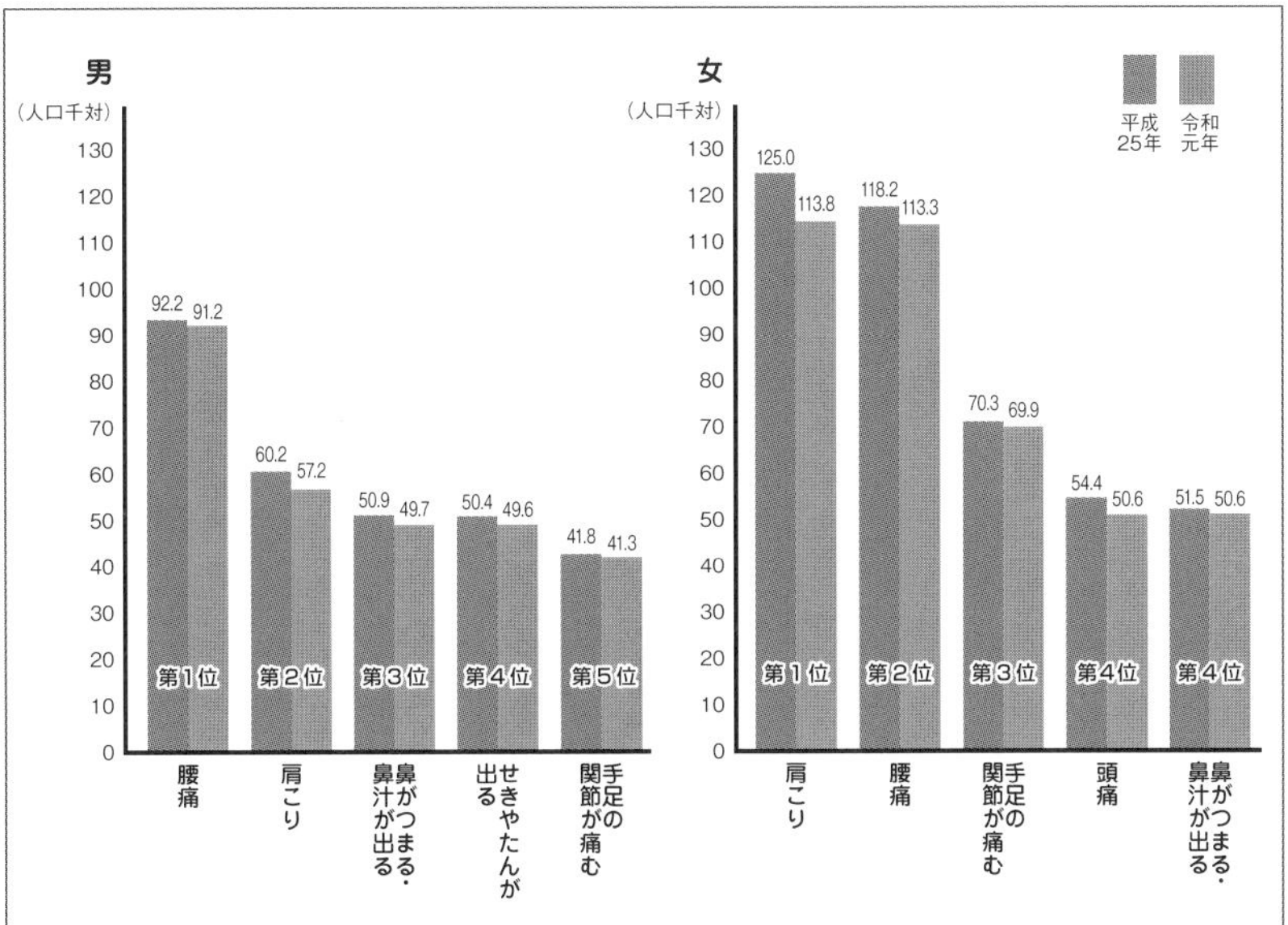

注：有訴者には入院者は含まないが、分母となる世帯人員には入院者を含む。順位は令和元年の数値に基づく。

※資料：令和元年国民生活基礎調査（厚生労働省）

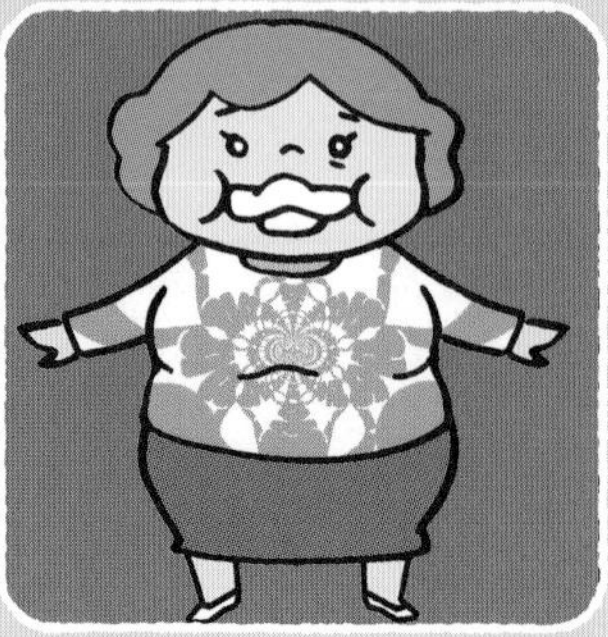

太り気味

汁物→副菜の順で食べ始めると食べ過ぎがなく、満腹感も得やすい

すぐに実践できる**ダイエット**のコツとして、食べる順番を変えることがあります。

例えば、定食のように、主食、主菜、副菜、汁物などがある場合では、まず胃にすぐに到達する汁物から口にします。汁物が胃に入った刺激で、脳は消化酵素を出やすくするなど、食事の準備を始めます。こうすることで、血糖の上昇を抑え、食べたものを脂肪にしにくくするねらいがあります。

汁物がなければ、常温の水や白湯で代用します。先に胃に水分を入れることで、そのあとの食べものが入る容量を減らす、また水分をゆっくり身体に入れることで、気持ちをリラックスさせ、食欲を安定させます。なお、胃の容量を減らす点では、水分は冷たいよりも温かい方が、胃内停滞時間が長いのでオススメです。

次に、野菜や海藻などの副菜を食べます。ポイントはよく噛むこと。消化酵素の分泌を促すことに加え、満腹感を得やすい状態にします。

食事の始めをこの順番にすることで、その後におかず（主菜）やご飯や麺類、パン（主食）を食べても、胃に負担をかけずに消化でき、食べ過ぎを予防することもできます。

もう1つのコツは、食材の選び方と調理方法。例えば、同じ量の牛肉であっても部位によってエネルギー量が変化します。エネルギーが高い順に、バラ→サーロイン→肩ロース→モモ肉→ヒレとなります。

調理法も茹でる、蒸す、網焼きなどはヘルシー。もし、サーロインを食べるなら薄切りにして網焼きがオススメ。余分な脂を落とすことができます。一方、脂肪の少ないモモ肉は、厚切りにして油をひかないフライパンで焼くと、適度に肉自体の脂肪が全体にまわり、美味しく仕上がります。

炒める、揚げるなどは、余計に油を

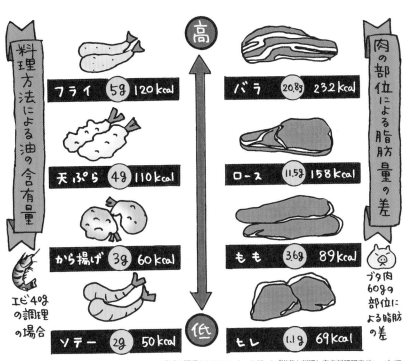

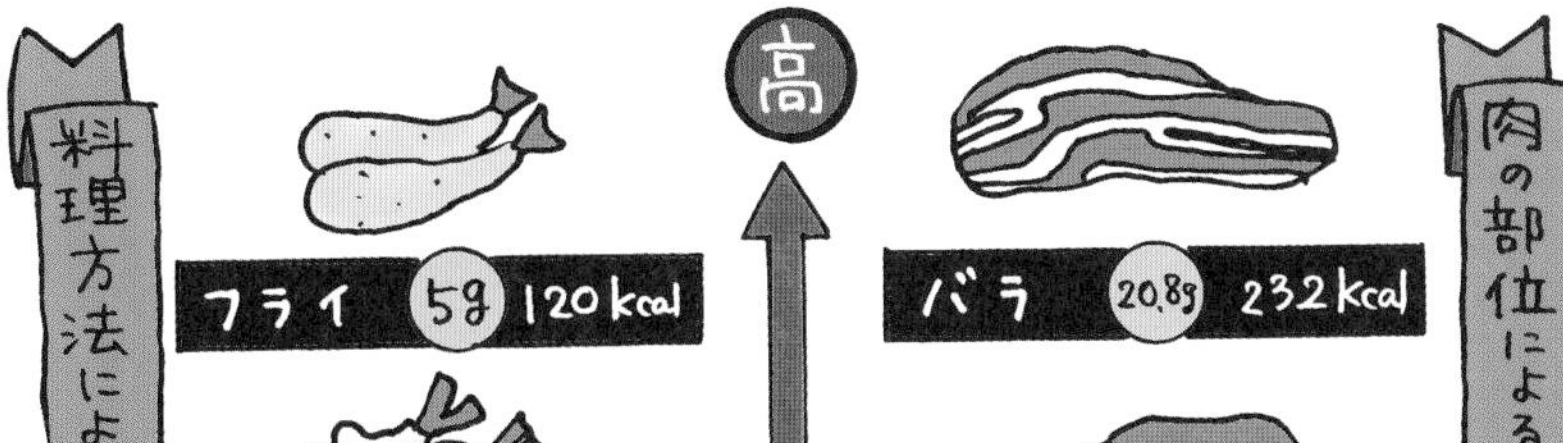

※参考：調理のためのベーシックデータ,『栄養と料理』家庭料理研究グループ／編

摂ってしまうことになりやすく、頻繁に食べるのは控えたいところです。

また、お酒は量にもよりますが、**血糖値**を上げる糖質が少ないものを選ぶのがオススメ。紹興酒や梅酒よりも、赤ワインやウイスキー、酎ハイならジュースではなく、ウーロン茶や緑茶などで割るとエネルギーを抑えられます。

ところで、最も一般的なダイエットでは、1日の総摂取エネルギーを1200〜1500kcalに抑えます。その理由は、1200kcalより少なくなると、たんぱく質、鉄、カルシウムといった必須栄養素が欠乏しがちになり、基礎代謝量を下回ることもあるからです。見た目にもわかるくらい、極端に食事量を減らすのは、健康を保ちながらのダイエットとはいえません。食物繊維と水分を増やすことで、これまでの食事と同じ量を維持しつつ、飽和脂肪と糖類を控え、抗酸化物質を含めた必須栄養素をきちんと摂ることが大切です。

ストレス過剰

働く人の60%にストレス。ストレス過剰による食べ過ぎに注意

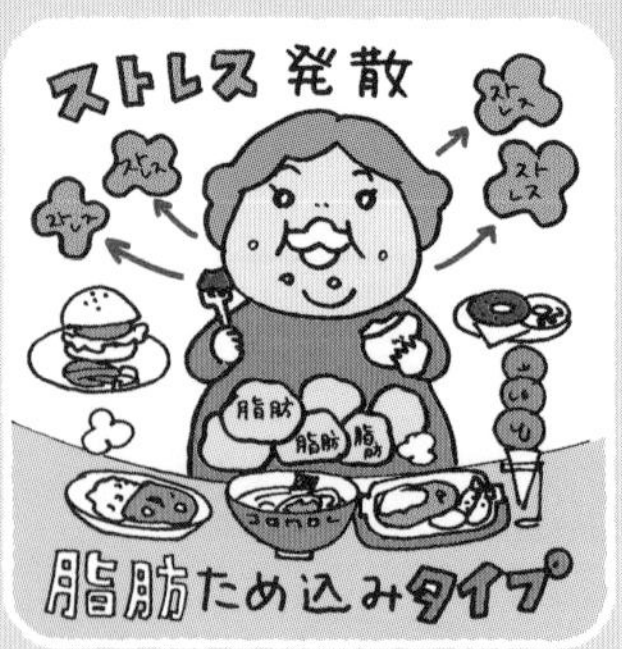

現代は**ストレス**社会ともいわれ、厚生労働省が5年に1回行っている厚生労働省の「労働安全衛生調査（実態調査）」によると、現在の仕事や職業生活で、強いストレスを感じている労働者の割合は58.0%（H30年）。原因の1位は「仕事の質・量」で、次いで「仕事の失敗、責任の発生等」「対人関係（セクハラ・パワハラ含む）」となっています。

ストレスは暑さや寒さなどの物理的なものや、薬や公害物質などの化学的なもの、人間関係や仕事などの心理・社会的なものなどがあります。適度なストレスは心身に良い影響を与えますが、過剰になると日常生活に支障をきたすほどの悪影響を与えることもあります。

ストレスに関わるのは**自律神経**ですが、強いストレスでドキドキする、胃がキュッとなるなどは**交感神経**が優位に働いているため。こうしたときは食欲もなくなりますが、通常はストレスから解放されると**副交感神経**が優位となり、気持ちが落ち着き、お腹も空くようになります。人体は自然にこうしたバランスをとろうとしますが、ストレスが過剰、長期化するとそれが崩れることがあります。

心配事が絶えないなどの状態が3か月以上続くと、ストレスが慢性化し不安障害に陥ります。すると、脳は次のストレスに備え、ストレスホルモンを分泌させます。このホルモンには血糖値を上げる働きもあり、たくさん分泌されることによって脂肪が溜め込まれやすくなります。そのため、食べることでストレスを解消しようとすれば肥満につながります。しかし、不安障害に陥っているときは、自律神経をコントロールできない場合が多く、過食で太ってしまう人もいれば、食べものを口にできずやせてしまう人もいます。

なお、ストレス過剰による食べ過ぎで注意したいのは、太ることへの強い

Point
自律神経ってナニ？

自律神経とは、心臓、消化器、血管、汗腺など、生体のさまざまな機能を「無意識的」に調節する神経のこと。活動しやすい状態に身体を調節する「交感神経」と、消化・吸収・排泄しやすい状態に調節する「副交感神経」の2つがあり、両者が拮抗的にバランスを取りながら体調を調節している。

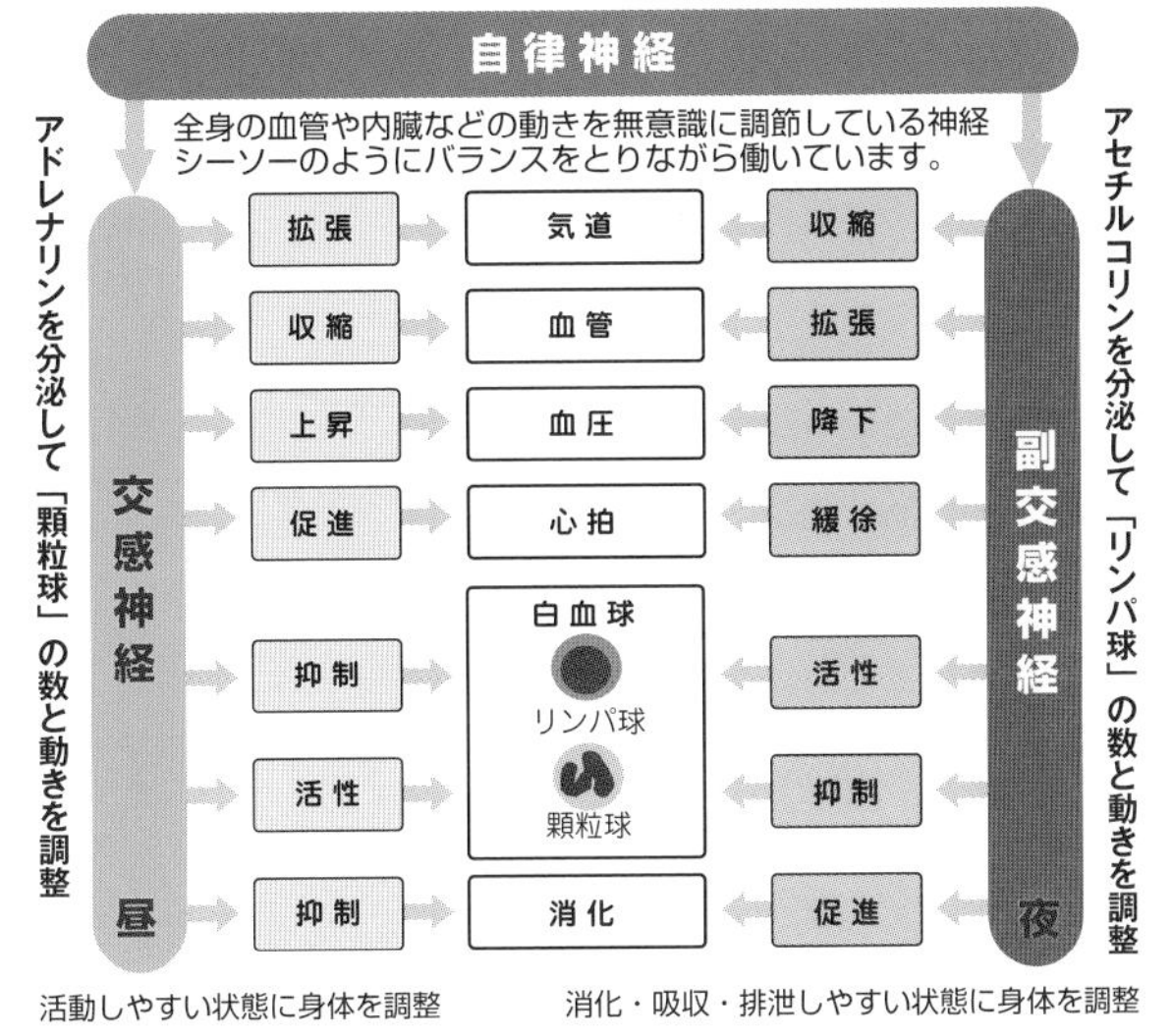

恐怖感にとらわれて、さらにストレスを感じてしまうこと。摂食障害につながる可能性も高くなるため、ストレスを感じているときは、強制的に食べるのをやめたり、食べることで解消しようとしたりするのは避けましょう。太るやせる以前に、心身の健康を損なってしまいます。

こうした深刻化するストレス社会を改善すべく、労働安全衛生法が改正され、2015年12月から、労働者が50人以上の事業所に対して、1年以内に1回以上の労働者へのストレスチェックを実施する制度が義務化されました(労働条件による)。

チェックの方法は、ストレスに関する質問票に記入し、自分のストレス状態を確認するもので、「うつ」などメンタルヘルスの不調を未然に防止するための仕組みとなっています。こうしたストレスマネジメントの動きは、今後ますます大きくなっていくでしょう。

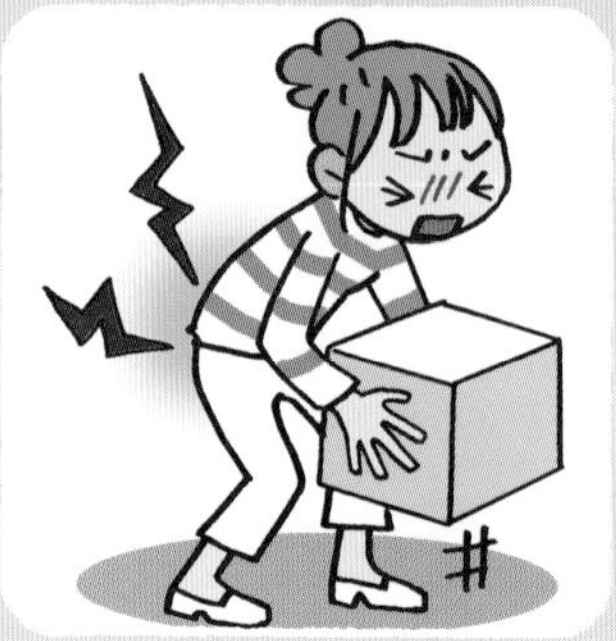

腰痛

カルシウム&たんぱく質の摂取で腰痛予防&改善をサポート!

腰痛は、5人中4人もの人が生涯のある時期で経験するといわれています。とくに19〜45歳で、腰痛に悩む人が多いようです。腰痛が直接生命の危機に関係することは少ないですが、日常生活に支障をきたすことが多いため、日頃から予防を心掛けることが大切です。また、腰を痛めてしまったら軽度のうちに対応することが肝心です。

腰は5つの椎骨で構成されており、胸部と骨盤および下肢を連結、つまり上半身と下半身をつないでいる部分です。身体を回したり、捻じったり、曲げたりなどの動作ができるのは腰のおかげ。また、立つ、歩く、物を持ち上げるといった動作にも関連しています。つまり、日常の生活動作において、常に腰は使われているため、負担がかかり、それによって痛みを感じることが多くなるのは当然といえます。

腰痛の原因には、重い物を持ち上げる際の過剰な負荷や、転倒などによる強打などがあります。ほかには、姿勢の悪さや、無理な体勢で物を持ち上げる、**肥満**、疲労なども挙げられます。

腰痛を緩和する食事は、骨を丈夫にするための**カルシウム**や**ビタミンD**を中心に、身体を温めて血行を良くする目的で、根菜類や香辛料を含む食べものを組み合わせることがポイント。

さらに、**たんぱく質**の摂取も重要です。たんぱく質は筋肉や靭帯をつくるために不可欠な栄養素。骨盤周辺には身体を支え、動作を行うために大小さまざまな筋肉があり、それらが十分筋力を発揮できるようにするためにも、しっかりとたんぱく質を摂る必要があるのです。肉類だけでなく、魚介類や大豆製品などを食べることで、同時にカルシウムも摂ることができます。

なお、肥満が原因で腰痛がある場合は、減量する必要があります（「太り気味」の項を参照）。

また、腰痛があるからといって、

腰痛予防のためのストレッチの一例

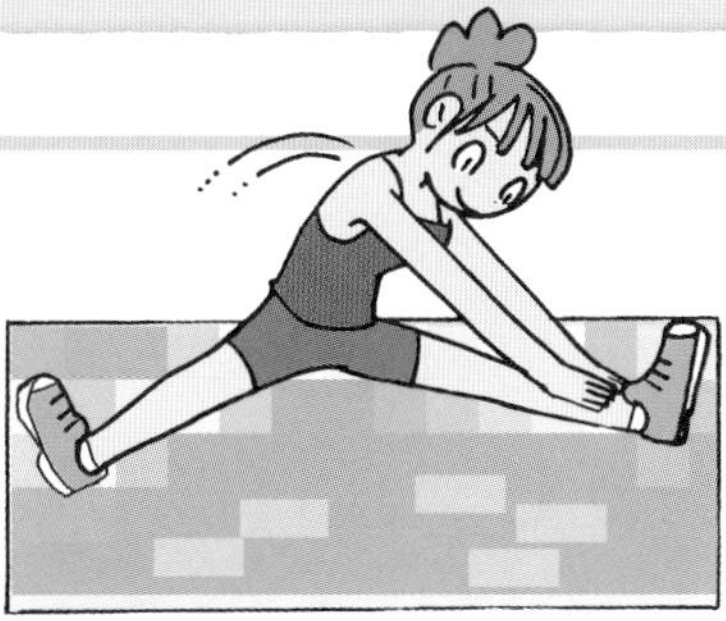

座って行う脚のストレッチ

膝を伸ばして床に座り（痛みを感じる場合は軽く膝を曲げる）、両脚をできるだけ大きく開く。両手を片方の膝の上に置き、脚の裏側から腰背部が伸びていることを感じながら、手を足首に向かってゆっくりと滑らせていく。痛みを感じる手前で止め、10秒キープ。ゆっくりと元の姿勢に戻り、反対側の脚でも同様にして行う。これを1セットとし10セット行う。

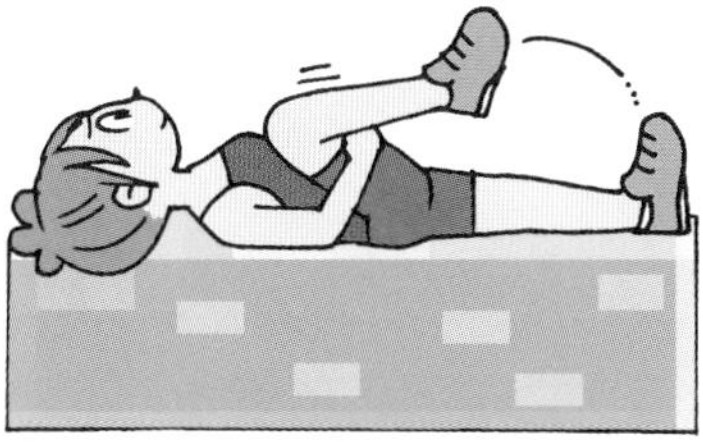

膝を胸につけるストレッチ

仰向けになり、両脚を伸ばす。片方の脚の膝を曲げ、胸に引き寄せる。両手で膝の裏側を持ってゆっくりと引き寄せ、腰から腿の裏側が伸びていることを感じる。痛みを感じないところで止め、そのままの姿勢で10秒キープ。ゆっくりと脚を下ろし、反対側の脚でも同様に行う。これを、10回繰り返す。

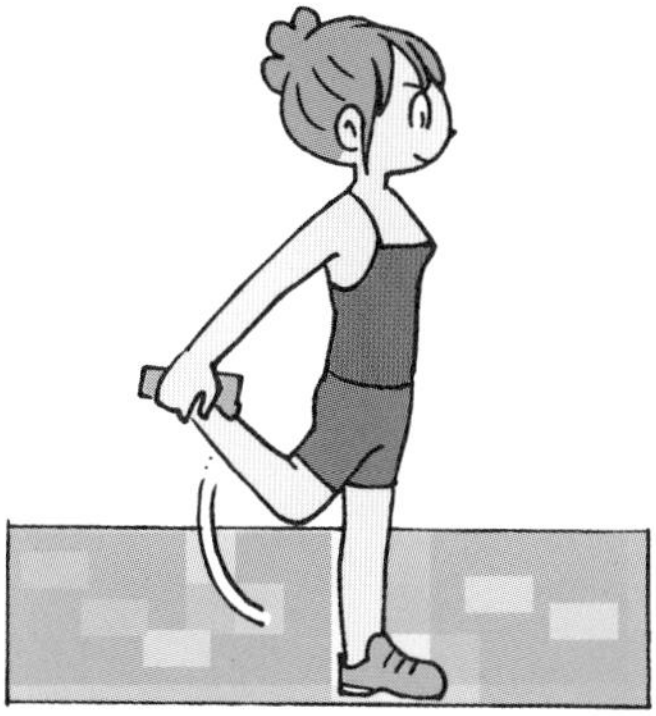

股関節と大腿四頭筋のストレッチ

片脚立ちになり、後ろへ上げた脚の膝を約90度に曲げる。その足の甲を同じ側の手でつかみ、90度を保ちながらゆっくりと引き上げる。膝が外側へ開かないように注意。脚の付け根から腿の前面が伸びていることを感じる。痛みを感じる手前で止め、そのまま10秒キープ。反対側の脚でも同様にして行い、これを10回繰り返す。

まったく身体を動かさないのは逆効果です。腰痛の改善や予防には、腹筋運動やストレッチなどを行うことも効果的です。上に代表的なストレッチを紹介しましたので、参考にしてください。

　ただし、すでに腰痛がある場合は、行い方に注意する必要があります。本来は、医師やスポーツトレーナーなど専門家に指導してもらうことがベストですが、家庭で行う場合は、決して無理に行わないよう注意してください。

　腹筋は負荷が軽いものから徐々に回数を増やし、ストレッチはゆっくりと筋肉を伸ばすようにしましょう。もし、痛みを感じたら、すぐにエクササイズを中止してください（傷みが強い、いつまでも続く場合は専門医を受診してください）。

　こうしたエクササイズは非常に効果的ですが、痛みがあるのに続けてしまうと、かえって症状を悪化させることになります。十分に注意しましょう。

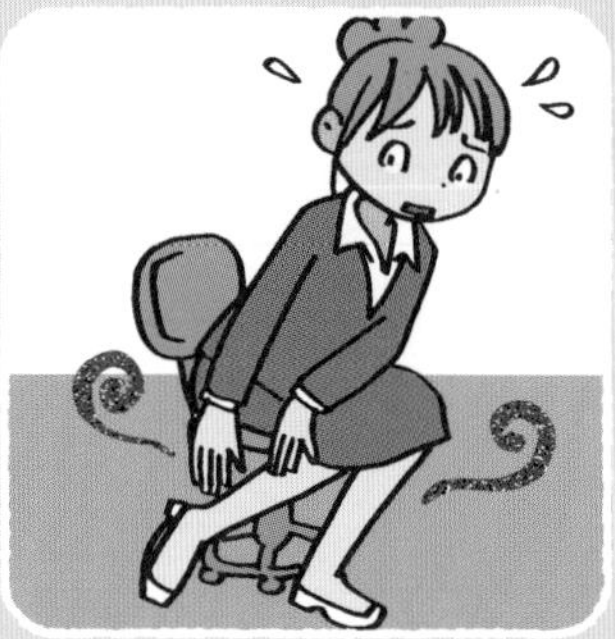

むくみ

塩分を控えると同時にカリウムを摂取。水分をしっかり摂って塩分の排出を促そう

1日中立ち仕事をした日や、塩気の多いものをたくさん食べてしまった次の日など、顔や足がむくんでいることがあります。

むくみとは「血管の外側の組織に余分な水分が溜っている状態」のこと。細胞にはその内側と外側の水分濃度を同じにしようとする働きがあります（浸透圧）。そのため、体内に**ナトリウム**（塩分）が過剰に蓄積すると、それを薄めるための水分を送り込もうと血流量が増えます。その際に出た余分な体液が細胞周囲に溜まり、むくみとなります。

むくみの原因は大きく分けて2つ。1つは腎臓病などによるもの。この場合は、病気の治療が先決になります。

もう1つは、塩分摂取量が多くなることで起こるミネラル類のアンバランスと栄養不足です。

このほか、更年期の女性では、ホルモンバランスの崩れが原因になることもあります。また、若い女性では、月経の前後、貧血、冷え性が原因でむくむことがあります。

むくみを予防・改善する食事の基本は、過剰な塩分摂取を控えることと、塩分を排出する作用がある**カリウム**を積極的に摂ることです。

日本人は塩分摂取量が多い傾向にあります。令和元年の**国民健康・栄養調査**によると、1日平均の食塩摂取量は男性10.9g、女性9.3g。平成29年では男性10.8g、女性9.1gにまで減少しているものの、依然多い状態です。

日本人の食事摂取基準（2020年版）では、生活習慣病のリスク上昇予防の観点から、1日男性7.5g未満、女性6g未満。高血圧や慢性腎臓病の重症化予防を目的とした場合、1日6g未満を目標量としています。

塩分排出効果のあるカリウムは、野菜類や果実類に多く含まれています。ただし、カリウムは水溶性で水に溶け

日本人の食塩摂取量の年次推移

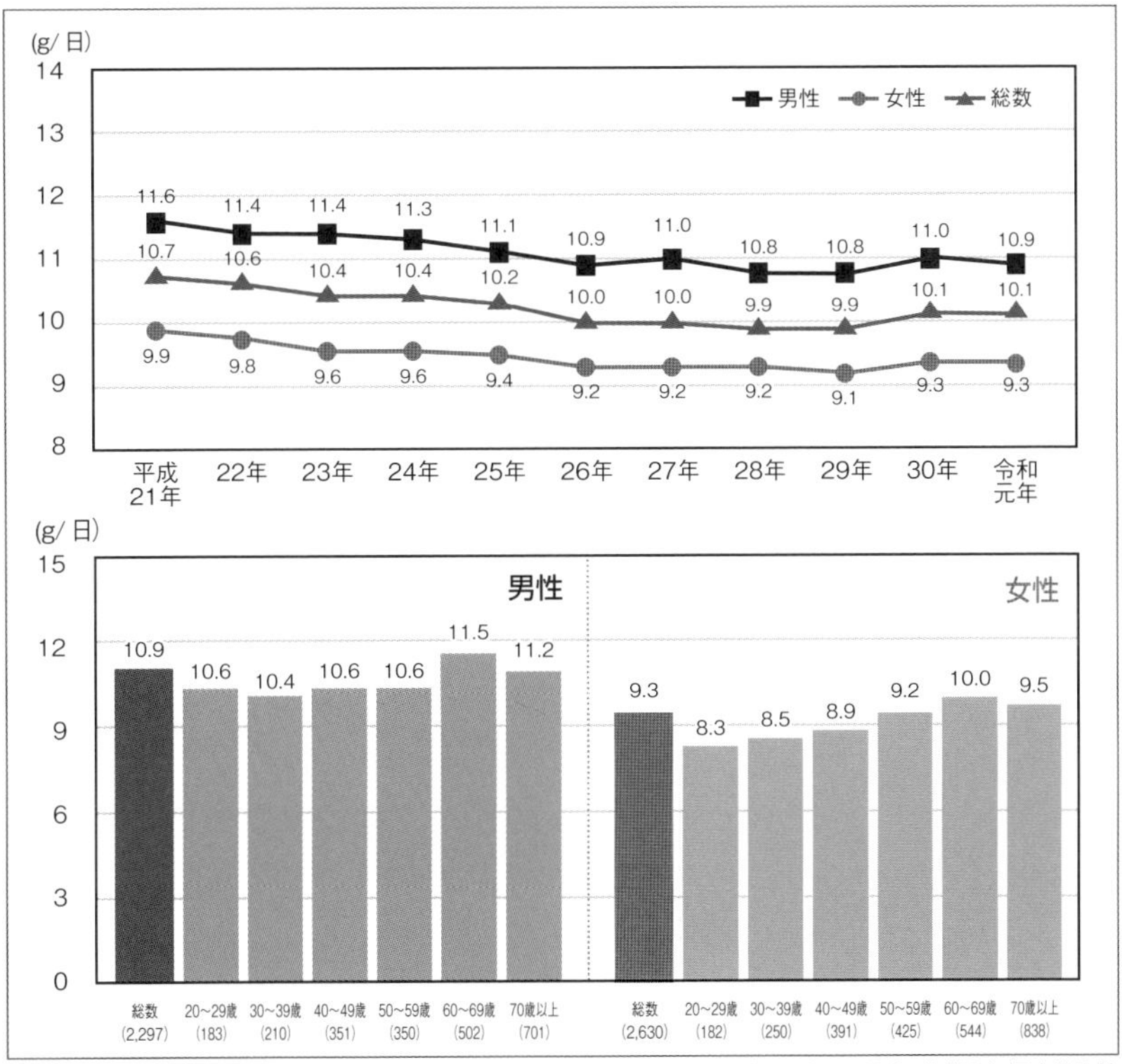

※資料：令和元年国民健康・栄養調査（厚生労働省）

出す性質があります。そのため、生で食べるのが効率的ですが、茹でる必要のあるものは、味噌汁やスープにすることで無駄なく摂取することができます。

むくみ＝水分が溜っている、とイメージするため、水分の摂取を控えようとする人がいますが、これは逆効果。水分をたくさん摂ることで排尿が促され、体内の老廃物や余分な塩分を体外に排出できるのです。

ただし、高血圧症や心臓疾患など、病気によるむくみの場合は、それぞれの疾病にあった食事をする必要があり、塩分とともに水分も控えることも多いので、注意が必要です。

Point

むくみの簡単な判断方法

- ●腫れた上まぶたを軽くつまんだ後、シワがすぐに消えない
- ●スネを指で軽く押した後、くぼみが長く残る
- ●靴下のゴムの跡が長時間くっきりと残っている

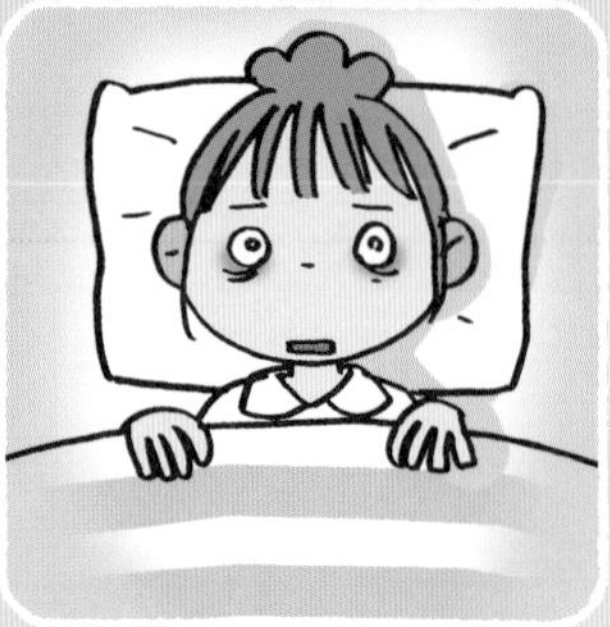

不眠

動物性たんぱく質の摂取で精神安定。就寝前の食事を控え、胃腸も休ませる

睡眠時間には個人差があります。日本人の平均睡眠時間は7時間程度ですが、3時間の睡眠で十分な人もいれば、10時間必要という人までさまざまです。

令和元年の**国民健康・栄養調査**によると、睡眠の質に関して男女とも20～50代では「日中、眠気を感じた」という人が多く、「睡眠時間が足りない」は30～40代男性、30～50代女性で約2割、20代男女では3割以上の人がそう回答しています。

不眠の原因はいろいろですが、眼が冴えて眠れないという神経性不眠が一般的です。これは、睡眠に向けて副交感神経が優位になろうとしているタイミングで、神経や精神の強い緊張が続き、本来は活動時に働く交感神経が優位になったことで起こる不眠です。

また、食べ過ぎや空腹感が強いと寝付きが悪くなることがあります。とくに、寝る直前に食事をすると、寝付きが悪くなるだけでなく、消化不良による胸やけや胃のもたれなどで眠れなくなることがあります。就寝前に食事をとる際は、脂肪を多く含む食べものは控えましょう。消化に時間がかかるため、不眠につながることがあります。

不眠の解消に役立つ食事として、肉や魚、乳製品など動物性たんぱく質の摂取があります。これらには必須アミノ酸であるトリプトファンが多く含まれています。トリプトファンは脳内の神経伝達物質のひとつ、**セロトニン**を合成し、その働きによって精神を安定させ、睡眠の質を高めてくれます。

食事のほかには、眠れないことを意識しすぎないこと、リラックスすることも大切です。ぬるめのお風呂にゆっくり浸かるなどがオススメです。

ただし、入眠障害、中途覚醒、早朝覚醒、熟眠障害などが1か月以上続き、日中に倦怠感、意欲低下、集中力低下、食欲低下などの不調が出た場合は、不眠症という病気が疑われますので、早

睡眠の質の状況（20歳以上、男女別）

問　睡眠の質についておたずねします。あなたはこの1か月間に、次のようなことが週3回以上ありましたか。あてはまる番号をすべて選んで○印をつけてください。

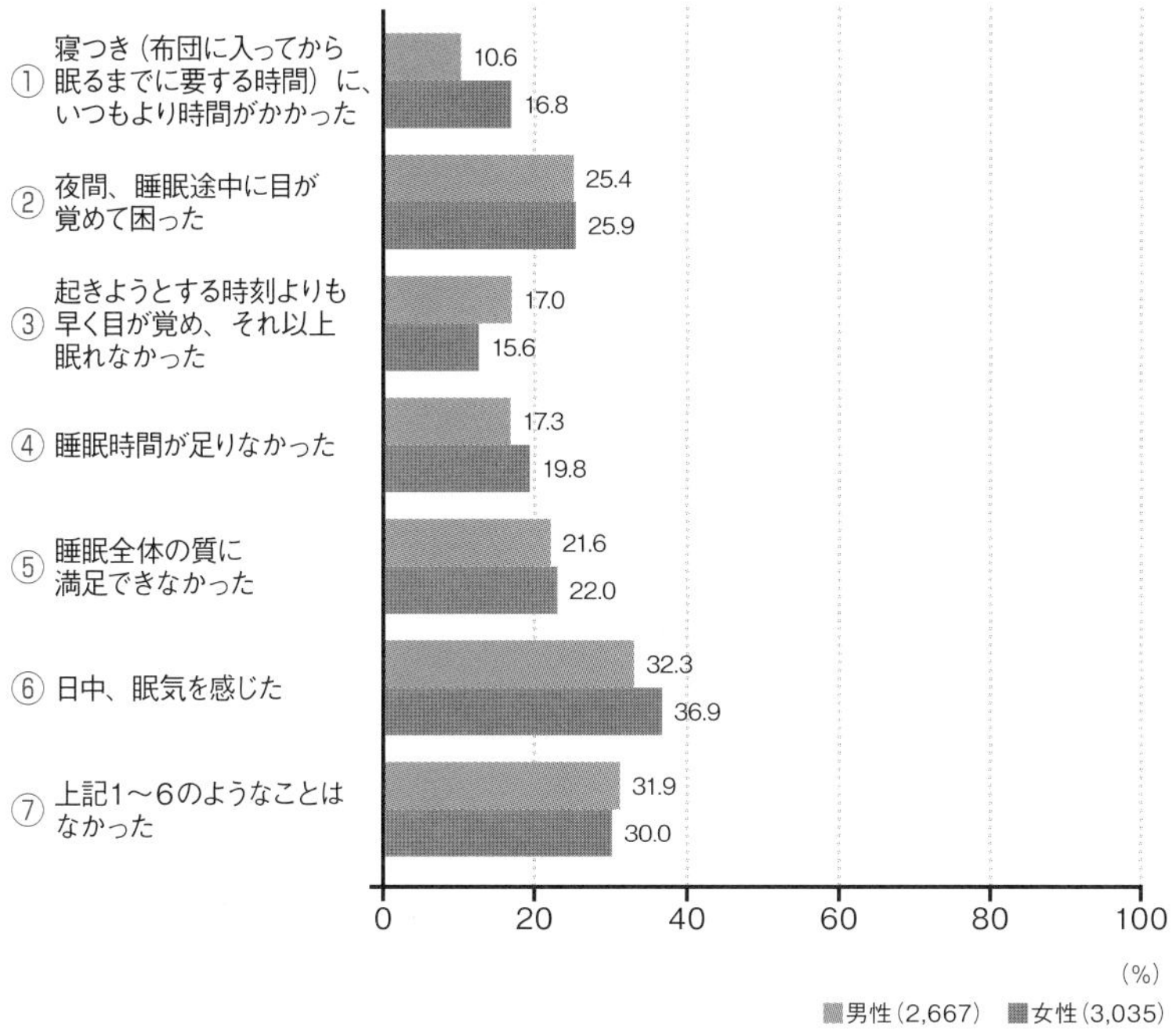

※資料：令和元年国民健康・栄養調査（厚生労働省）

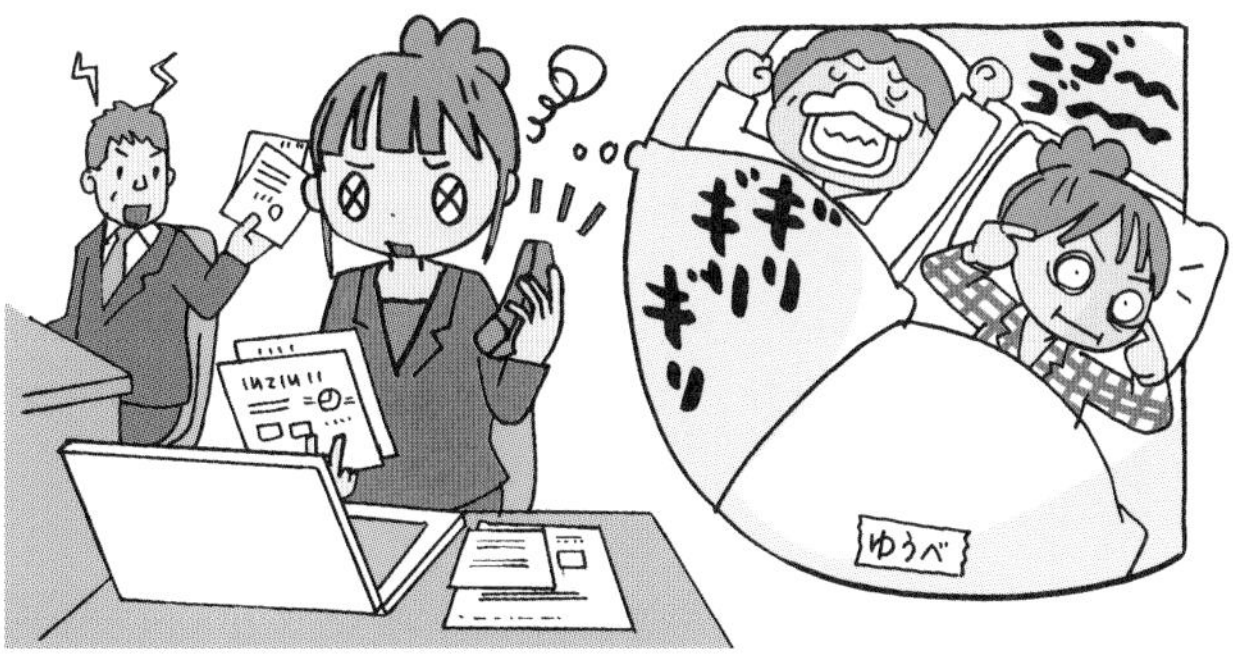

めに専門医に相談することが必要です。

かぜ

身体を温め、エネルギーになる食べものとビタミンCを含む食べものを組み合わせる

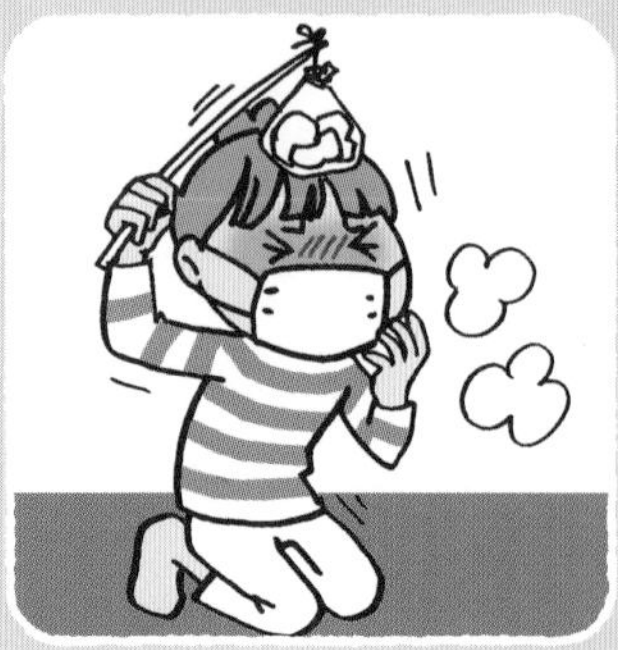

冬の病気の代名詞「かぜ」。かぜにも普通のかぜ（普通感冒）とインフルエンザ（流行感冒）がありますが、初期症状が似ているため、医師の診断がないと区別することは困難です。ただし、インフルエンザの方が症状は重く、治りにくいうえ、症状の進行も速く、強い伝染力を持っています。

かぜは、ひき始めの対応が肝心。こじらせてしまうと、思わぬ病気を併発することがあります。まさに「かぜは万病のもと」なのです。

かぜは、感染している人が鼻水や唾液のついた手で触れたものを、ほかの人が触れることで口や鼻、眼などからウイルスが体内に侵入して感染します。ドアの取手や電車の吊り革など、不特定多数の人が触れるものから媒介されます。ほかにも、感染している人の咳やクシャミで飛び散った飛沫を吸い込んでしまう飛沫感染もあります。

かぜは感染後1～3日間の潜伏期間を経て、鼻やのどの不快感、クシャミ、咳、鼻水の症状が出て、体調が崩れていきます。とくに咳は長引きやすく2週間以上続くことがあります。

一口にかぜといっても、ウイルスの種類がたくさんあるため、どんなタイプのかぜにも効くというワクチンはまだ開発されていません。

かぜをひいたときの食事は、発熱で体力を消耗しやすいため、身体を温めてエネルギー源になる脂肪やたんぱく質、糖質を含んだ食べものと、免疫力を高める**ビタミンC**を組み合わせて食べることがポイントです。食欲も落ち、胃腸の働きも低下していますので、消化しやすい食材を選ぶ、やわらかくなるまで煮込む、すりつぶすなどして消化しやすい状態にします。身体を温め、多くの食材を食べられる鍋料理もオススメです。ビタミンCは果物類や野菜類、いも類に多く含まれていますが、水溶性ビタミンなので、搾り汁やスー

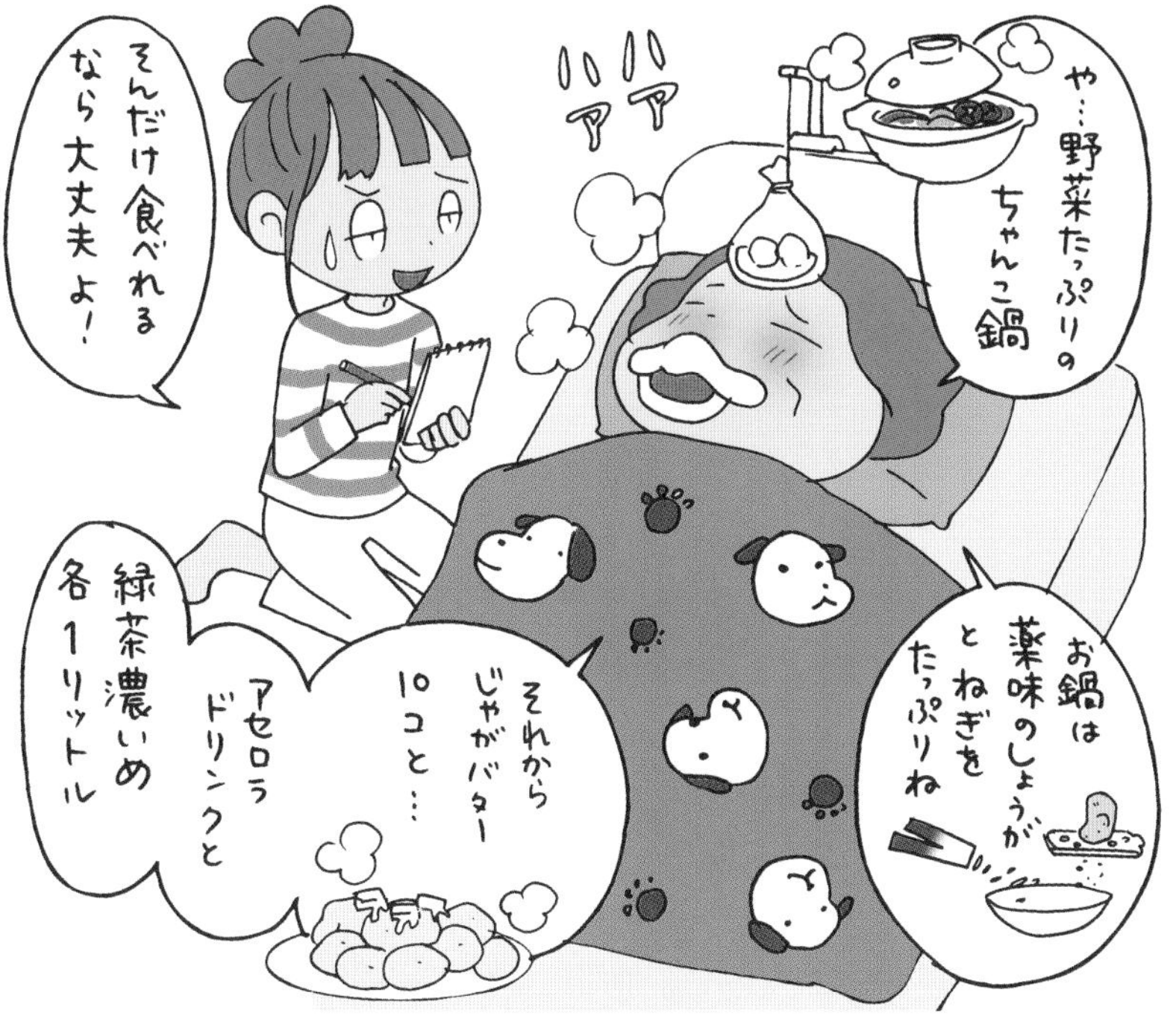
や…野菜たっぷりのちゃんこ鍋
ハァ
ハァ
そんだけ食べれるなら大丈夫よ！
お鍋は薬味のしょうがとねぎをたっぷりね
それからじゃがバター10コと…
アセロラドリンクと
緑茶濃いめ各1リットル

プにすると栄養素を残らず摂ることができます。

また、ネギやショウガなど、身体を温める食材を加えることで発汗が促されます。発汗すると体温が放散されて熱が下がりやすくなります。

そのような食事をした後は、十分な睡眠で休養をとることが大切です。

また、かぜをひかないためには、普段から丈夫な身体づくりも重要です。かぜが流行している時季は、お茶でうがいをするのも有効です。お茶に含まれている**カテキン**には抗菌作用があります。

かぜの症状は1週間前後で治りますが、それ以上続いた場合、とくに胸痛があったり、咳とともに濃い色の痰が出る場合には、肺炎をはじめ、ほかの病気を併発している可能性がありますので、もう一度、医師の診察を受けるべきです。

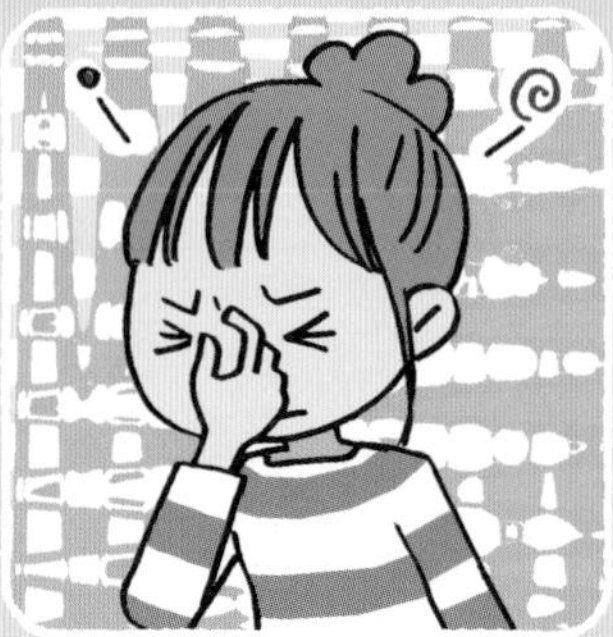

眼精疲労

目の機能回復と疲労緩和にはビタミンAとEを中心にCとB群も

近年、パソコンや携帯電話を使用する機会が増えたため、目の疲れを訴える人が急増しています。

目の疲れがあっても、一晩ぐっすり眠れば解消する場合は「疲れ目」で、眼精疲労とは異なります。眼精疲労とは、眼を使う仕事を続けることにより、眼の痛み、かすみ、まぶしさ、充血のほかに、頭痛、肩こり、吐き気などの症状があらわれ、休息や睡眠をとっても十分に回復しない状態をいいます。

眼精疲労の原因は、度の合わない眼鏡の使用や、老視（老眼）の初期に無理な作業を行った場合などがあります。また、緑内障や白内障でも眼精疲労があらわれることもあり、注意が必要です。しかし、やはり最近ではパソコンなどを使用する機会（VDT作業）が増えたため、これが眼精疲労の原因として増えています。そのほか、全身疾患に伴うもの、心因性のもの、環境によるものなど、眼精疲労をもたらす要因は非常に多くあります。

眼精疲労の緩和には、**ビタミンA（β-カロテン）**が良いとされています。ビタミンAは目の網膜にある光や色を感じるロドプシンを生成します。ロドプシンは目の疲れの改善や目の乾燥を防ぐ働きもしています。

全身の血行を良くする**ビタミンE**も目の充血を防ぎます。ビタミンCはビタミンEの働きを最大限に引き出すため、ビタミンCを含む食品も積極的に摂ることが大切です。また、**カロテノイド**のひとつ、**ルテイン**も眼精疲労の症状の緩和に効果があります。

目の焦点を合わせるのは水晶体ですが、眼精疲労によりその機能も影響を受けます。水晶体は、たんぱく質の一種である**コラーゲン**をおもな材料としてつくられているため、たんぱく質の代謝を助ける**ビタミンB_6**の摂取がオススメ。ホウレンソウ、ケール、トウモロコシ、ブロッコリーなどの緑黄色野

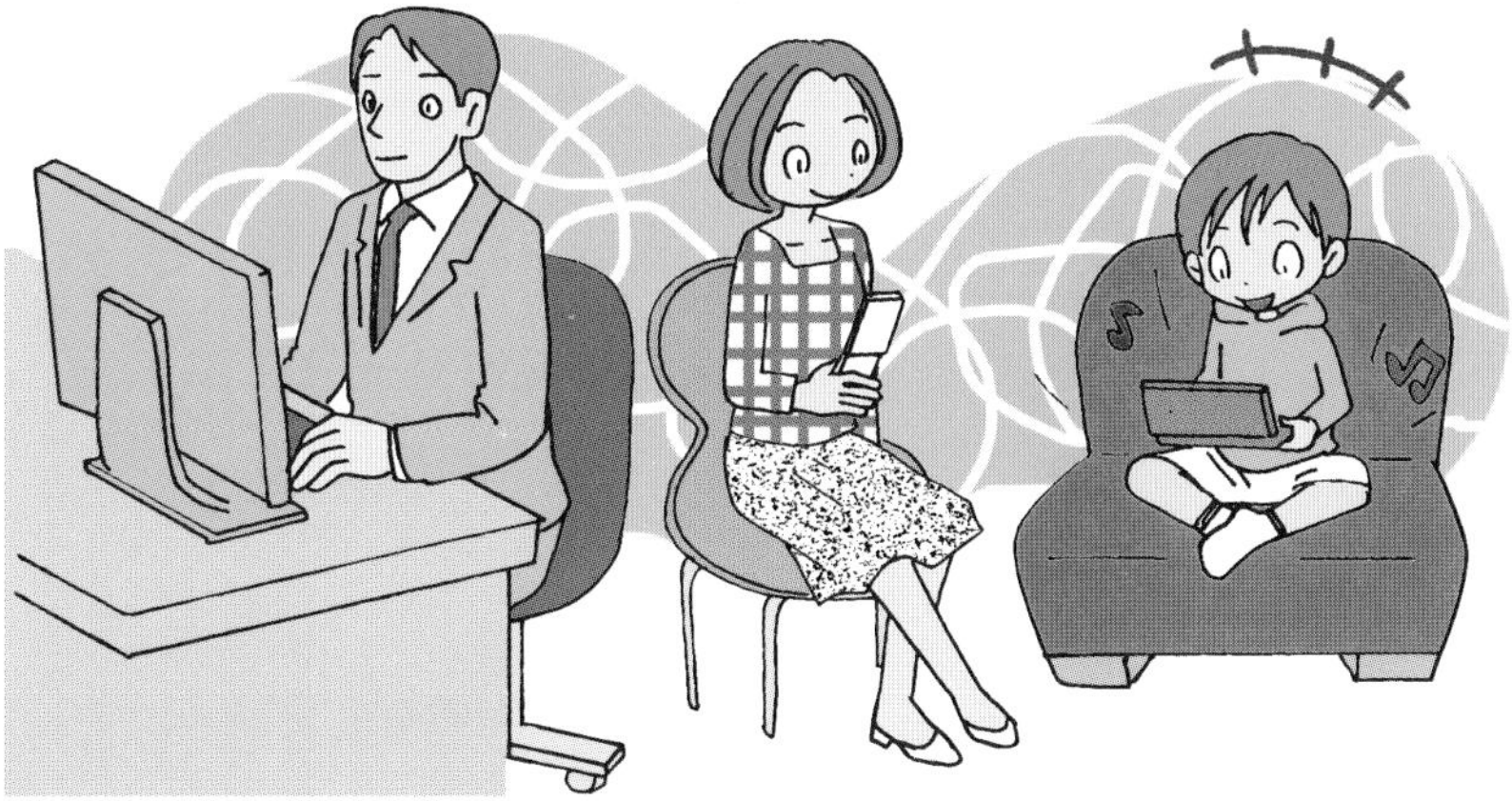

眼精疲労の症状

目の症状	身体の症状
目が疲れる、焦点がぼやける、目がかすむ、目が痛い、充血する、目が重い、しょぼしょぼする、まぶしい、涙が出る　など	肩がこる、倦怠感がある、頭痛、目まい、吐き気　など

菜や豚肉などに多く含まれています。

また、目の上に蒸しタオルを乗せて、目の周りの血流を良くすることで、目に栄養成分が行き渡りやすくなります。

ただし、目に良い栄養素を摂っても、眼精疲労を根本的に解消することはできません。ビタミンが配合された目薬などもたくさんありますが、それらも一時的に症状を緩和するものであり、特効薬ではありません。眼精疲労を解消するためには、その原因を取り除くことが必要です。眼鏡の度が合わなければつくり直す、目の病気があるなら治療する、パソコン作業が多ければ、目を休ませる時間を設けるなどです。VDT作業をするときは連続1時間まで、間に10～15分の休みをとるのが良いとされています。これは子どもたちがテレビゲームなどをするときも同様です。現代のようなIT社会では、常に眼精疲労と隣り合わせであると日頃から意識することが必要です。

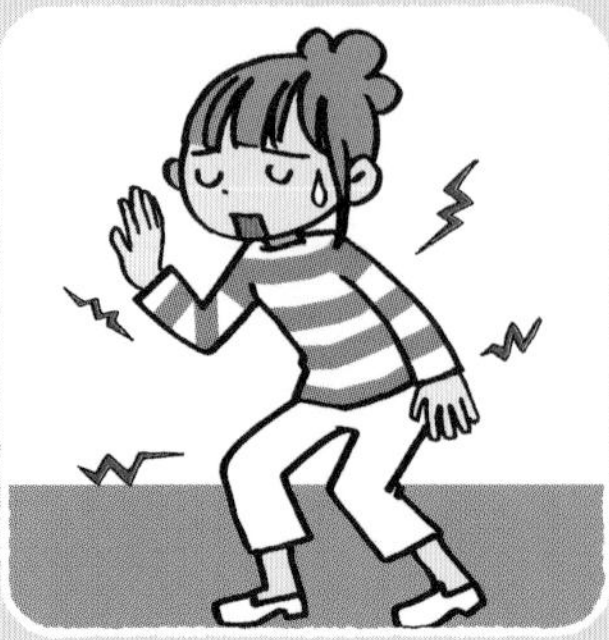

筋肉痛

ビタミンB群とC、クエン酸を運動後だけでなく運動前にも摂取

普段運動をしていないのに急に身体を動かしたり、普段しない動きをしたときなど、次の日に筋肉痛が起こることがあります。

運動による筋肉疲労の場合、最も多い原因として使い過ぎが挙げられます。強度の高い運動をすると筋肉に負担がかかりますが、その負担がかかったまま運動し続けると筋線維が損傷します。それが筋肉疲労となり痛みとしてあらわれます。これがさらに進むと、筋肉痛になります。

筋肉疲労を緩和する食事は、**ビタミンB_1**、**ビタミンB_2**、**ビタミンC**、**クエン酸**を含んだ食べものを組み合わせることです。

これらはすべて疲労回復に必要な栄養素。運動後はもちろん、運動前にも補い、疲労物質が生成されても対応できるように準備しておくことが大切です。

ビタミンB_1は豚肉や胚芽米、ビタミンB_2は納豆や牛乳、ビタミンCは野菜類や果物類に含まれています。クエン酸はレモンやグレープフルーツなどの柑橘類に含まれている栄養素です。

運動前のストレッチも筋肉疲労緩和につながります。運動前に十分に筋肉を伸ばしておくことで筋肉の収縮がスムーズになり、ケガの予防になります。また、準備運動も重要です。ウォーミングアップというように、筋肉を温めることで動きやすい状態にします。

当然のことですが、筋肉疲労が起きにくい、残りにくい身体になるためには、普段からの筋力強化が大切です。注意してほしいのは、急に行ったり、短期間で激しい運動を行うのではなく、定期的に行い、徐々に負荷を増やしていくことです。

運動により損傷した筋線維が回復するまでには2日以上かかりますが、間隔を空けずに強い運動を行ってしまうと、健康で損傷を受けていなかった筋

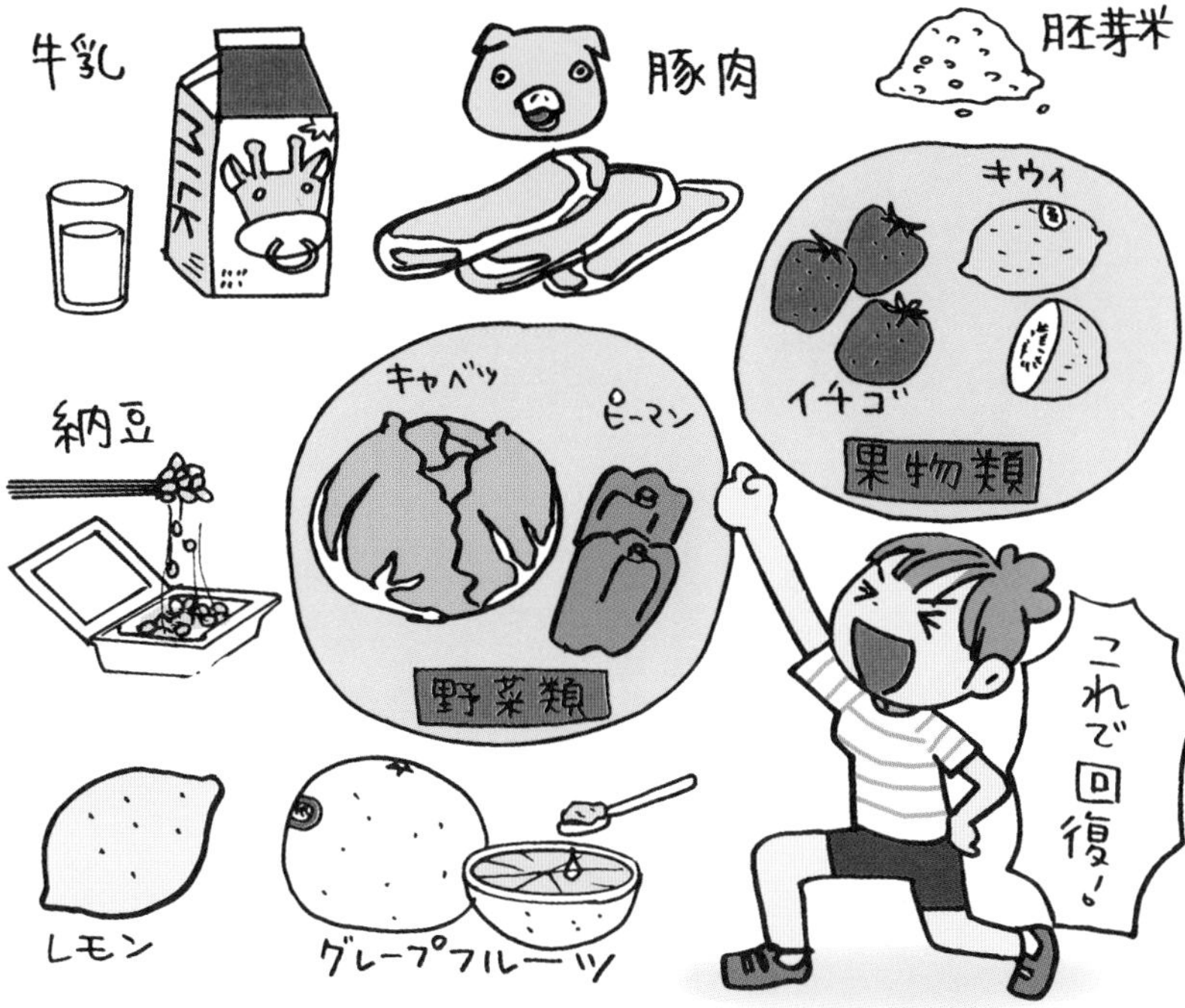
牛乳
MILK
豚肉
胚芽米
キウイ
イチゴ
果物類
キャベツ
ピーマン
野菜類
納豆
これで回復!
レモン
グレープフルーツ

線維にも負荷をかけてしまい、筋肉疲労の回復が遅れてしまいます。

筋肉は損傷した筋線維が回復することで大きくなり、**筋力**がアップしますので、運動後は筋肉のもとになる**たんぱく質**と、筋肉疲労を回復する栄養素を補給し、筋肉を休ませることも必要なのです。

運動は健康を支える大きな役割がありますが、急激に行ったり、間違った運動を行ってしまうとケガなどにつながる危険性もあります。無理なく、楽しく、継続的に行える種目を見つけ、日々の生活に取り入れることをお勧めします。

ウォーキングやジョギングといったシンプルな運動でも、安全で効果的な行い方があります。運動効果をアップさせる意味でも、スポーツトレーナーなど、専門家に相談、指導を受けることもオススメです。

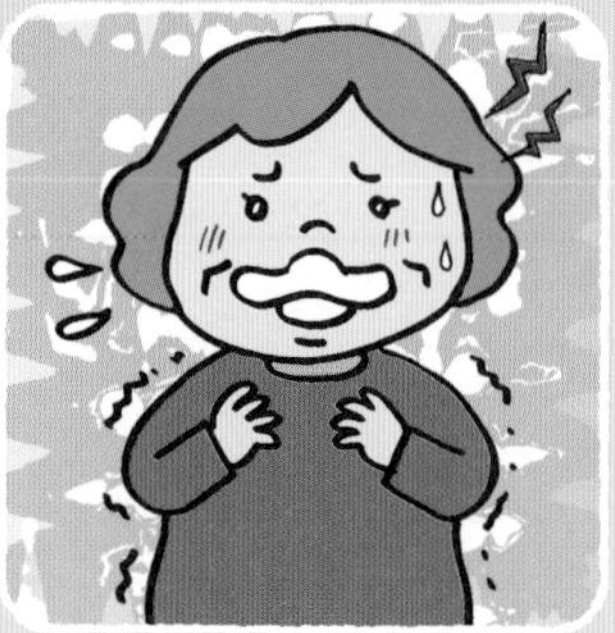

更年期障害

雑穀米、スプラウト、大豆がオススメ。ビタミンB_1とD、カルシウムも忘れずに

女性で50歳頃に起こる閉経前後の約10年間を、閉経期（**更年期**）といいます。閉経期には、ほとんどの女性で、卵胞由来の卵胞ホルモン（**エストロゲン**）と黄体ホルモン（**プロゲステロン**）の分泌が減少し、卵巣機能が低下します。すると、それを回復させるために、別の性腺刺激ホルモンの卵胞刺激ホルモンと黄体形成ホルモンが多量に分泌されるようになります。こうした変化によって、全体のホルモンバランスが崩れ始めます。これが**自律神経失調**の原因となり、さまざまな症状があらわれます。その症状を総称して**更年期障害**といいます。

症状には個人差がありますが、頭痛や肩こり、腰痛、冷え、ほてり、動悸、不眠、うつ状態、イライラなどがあります。

更年期障害の症状を改善する食事は、雑穀米やスプラウト（新芽）など少量で栄養価の高い食品をはじめ、新陳代謝を高めて手足の末梢神経の機能を正常に保つ働きのあるビタミンB_1や、骨密度の低下を防ぐためのカルシウムやビタミンDを含んだ食べものを組み合わせて食べることがポイントになります。

ビタミンB_1は豚肉や大豆に多く含まれています。また、大豆に含まれている**イソフラボン**は、植物性のエストロゲンと呼ばれ、女性ホルモン様の働きをしてくれるので、ぜひ摂りたい食品です。

エストロゲンは、**LDL**コレステロールや**中性脂肪**の血中濃度を調節する働きや、**内臓脂肪**の増加を抑える働きもしていたため、閉経後はそれらが上昇しやすくなります。更年期前と同じ食生活、生活習慣をしていても、それらの数値が上昇してしまうのはこのためです。そのため、過剰な脂質や糖質の摂取に注意が必要です。

更年期の症状の1つに、うつや軽い

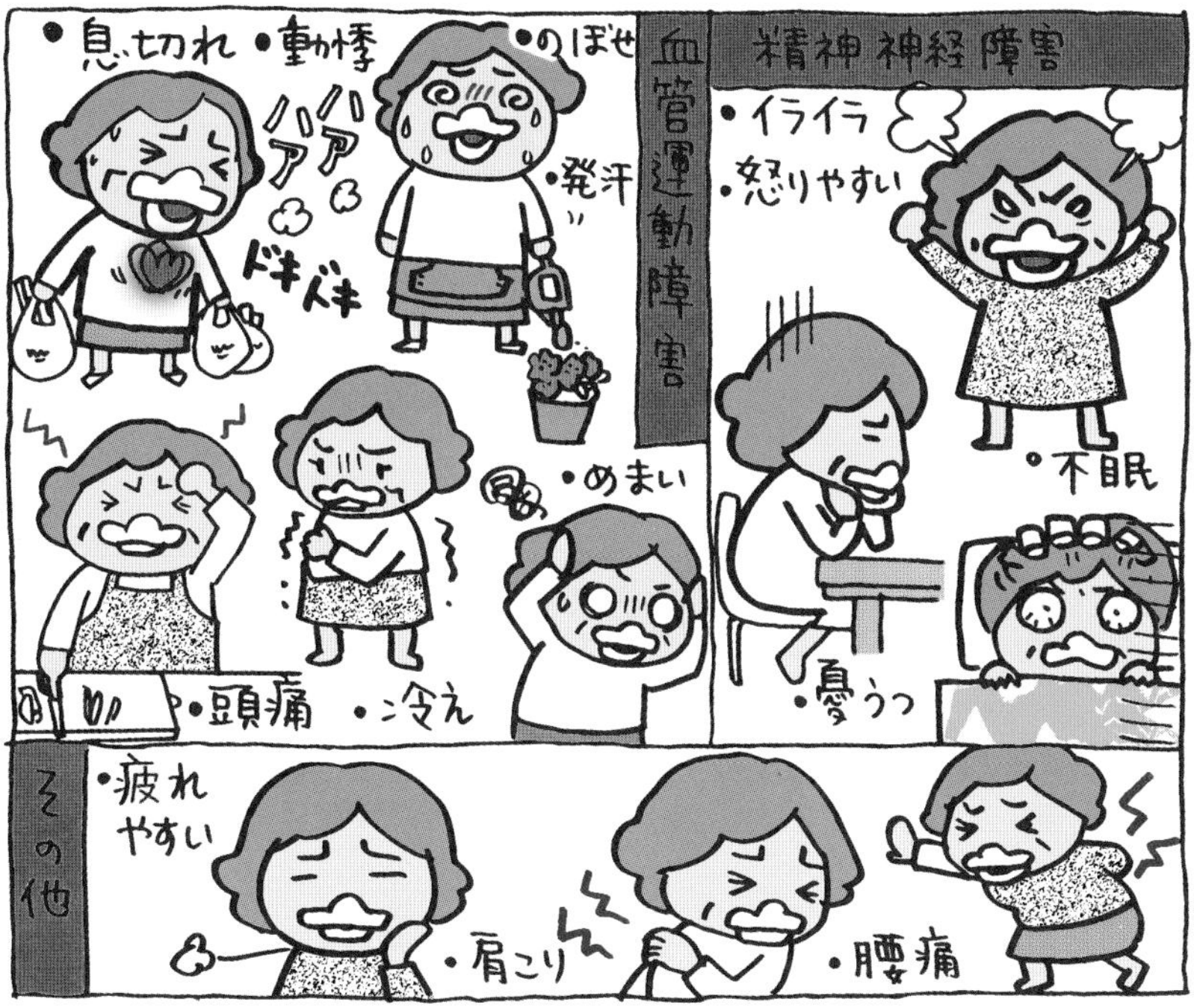
血管運動障害
・息切れ
・動悸
ハア
ハア
ドキドキ
・のぼせ
・発汗
・めまい
・頭痛
・冷え
精神神経障害
・イライラ
・怒りやすい
・不眠
・憂うつ
その他
・疲れやすい
・肩こり
・腰痛

ノイローゼがあります。更年期は気持ちの持ち方や過ごし方で、精神状態が大きく左右されます。「女性なら必ず訪れること」「自分だけではない」と考え、前向きに考える姿勢が大切です。ストレスや悩みを溜め込まないように趣味を見つけたり、外に出て軽い運動を行うことも、症状の緩和につながります。

閉経期であっても何の症状もあらわれない人や、逆に症状が激しく日常生活に支障をきたす人など、タイプはさまざまです。つらい時にはひとりで悩まずに身近な方に相談したり、医師によるカウンセリングを受けることもオススメです。自律神経失調が原因で月経不順が起こっている方の場合は、更年期を迎えた時に症状がひどくなりがちです。自律神経は体内の栄養素の濃度により整うことがありますので、閉経前からの栄養管理が、その後の生活のためにも重要になります。

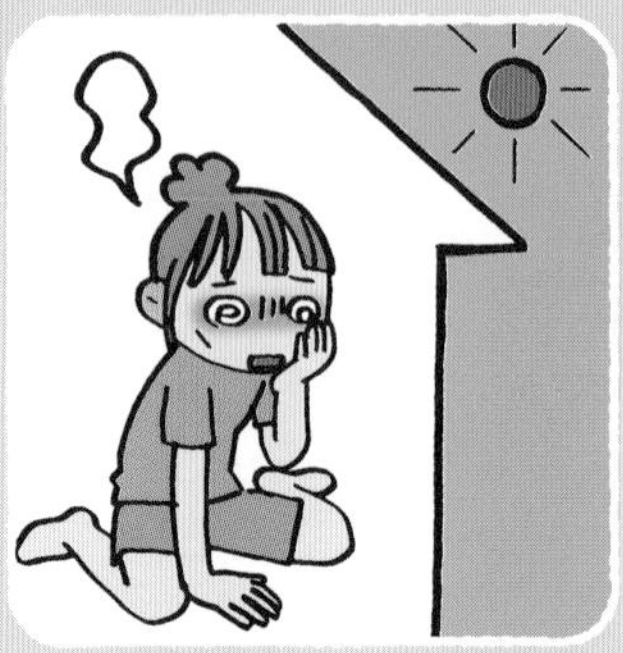

夏バテ

土用の丑の日のウナギも効果的。そうめんならミョウガやシソなどを薬味に

夏に暑さと湿気で体調が崩れやすくなることを夏バテといいます。夏バテになると、疲れやすくなり、だるさを感じ、熱帯夜などの寝苦しい夜が続くと睡眠不足になって、夏バテを助長します。さらに食欲もわきにくいため、食事で十分な栄養素が摂れなくなり、疲労が回復しないという悪循環に陥りやすくなるのが特徴です。

暑さをしのぐために、エアコンをかけて部屋を冷やしてしまう、冷たいものばかりを飲み過ぎるなど、身体を冷やしがちになります。食事も冷たくサッパリしたものを求めるようになり、そうめんなどを食べ続けていると、胃腸の温度も下がってしまいます。

お腹を冷やすと消化不良になりやすく、体力の消耗も激しくなるため、さらに夏バテしやすくなります。

実は、夏バテは暑さが本格化する前の、梅雨から初夏にかけての時期にすでに始まっています。高湿度による不快指数が影響した疲労などが蓄積され、夏バテを起こしているのです。そのため、この時期から体力をつけていれば、夏バテは起こりにくくなります。

夏バテをしやすい時期にウナギを食べてスタミナをつけようという、土用丑の日があります。ウナギには、ビタミンA、B_1、B_2、D、EやDHA、EPAのほかに鉄、亜鉛、カルシウムなども含まれていますので、昔からスタミナ食とされていたようです。

土用丑の日は、ウナギが最も有名ですが、ほかにも、土用しじみ、土用餅、土用卵などがあります。また、「丑」にちなんで、名前の頭に「う」のつく食べものを食べると良いともいわれていたようです。

ただ、1つの食品に偏るのではなく、さまざまな食品を組み合わせることが重要です。そうめんでも、ミョウガや、シソなど薬味をたくさん加えたり、酢や梅干の酸味を利用して食欲が増進す

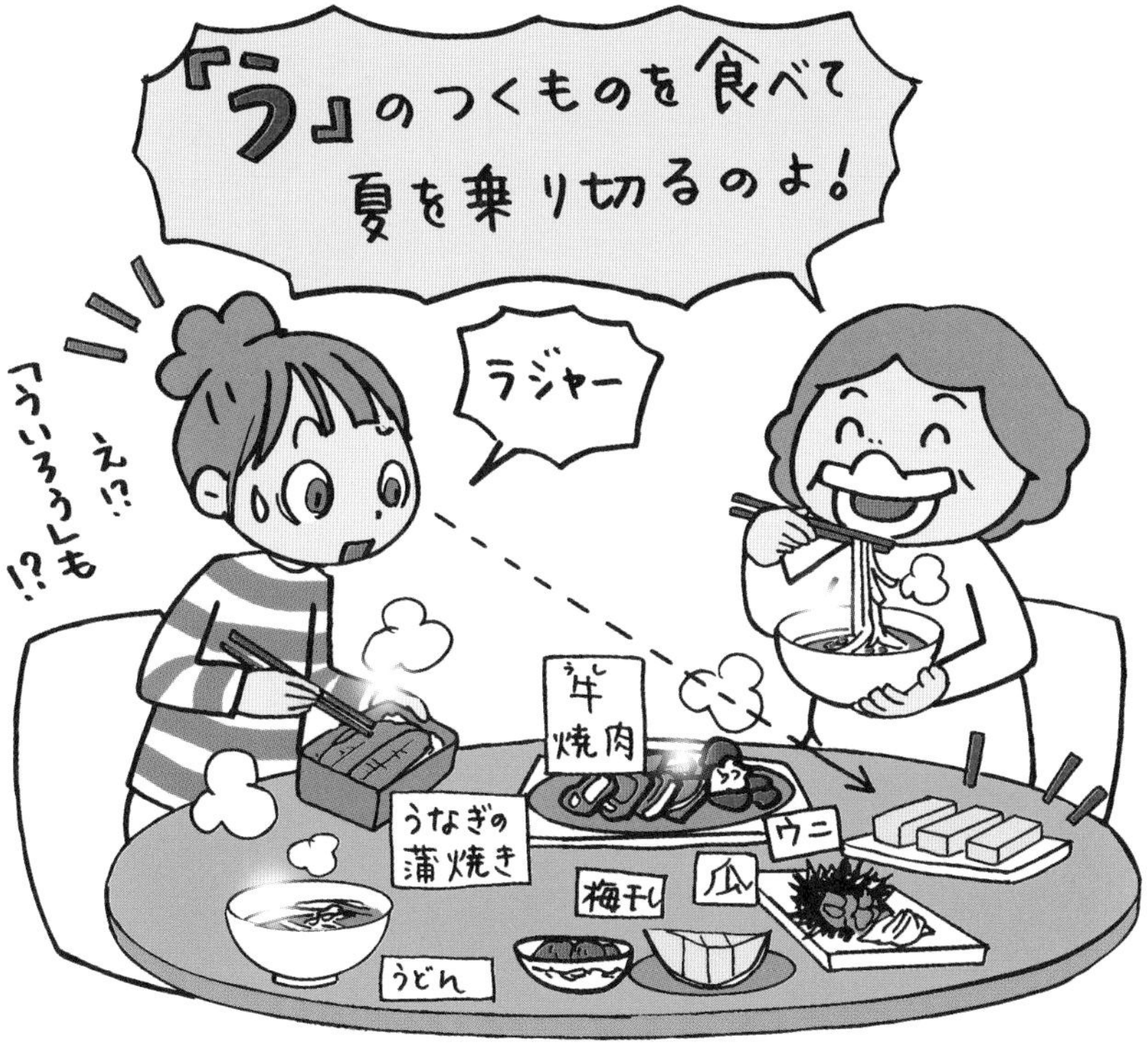
「う」のつくものを食べて夏を乗り切るのよ！
ラジャー
え!? 「ういろう」も!?
牛《うし》焼肉
うなぎの蒲焼き
ウニ
瓜
梅干し
うどん

るようにするのも1つの方法です。酢や梅には**クエン酸**が含まれているので、疲労回復も期待できます。

夏バテと間違いやすいものとして、熱中症があります。風通しが悪く蒸している場所や炎天下に長時間いたり、高温多湿の状況で運動をしたりすると起こりやすくなります。

恒温動物である人間は、外気温の変動にかかわらず、体温を常に37度前後に保っていますが、高温多湿の状況では、熱の放散がうまく行われません。身体の機能が正常に働くためには、体温を一定に保つ必要があります。体温が上昇し過ぎたり、逆に下がり過ぎると、身体に障害が生じ、生命に危険が及んでしまうこともあります。

胃腸機能を整え、暑さに身体を慣れさせ、暑い夏こそ、食事でスタミナをつけていくことが必要になってくるのです。

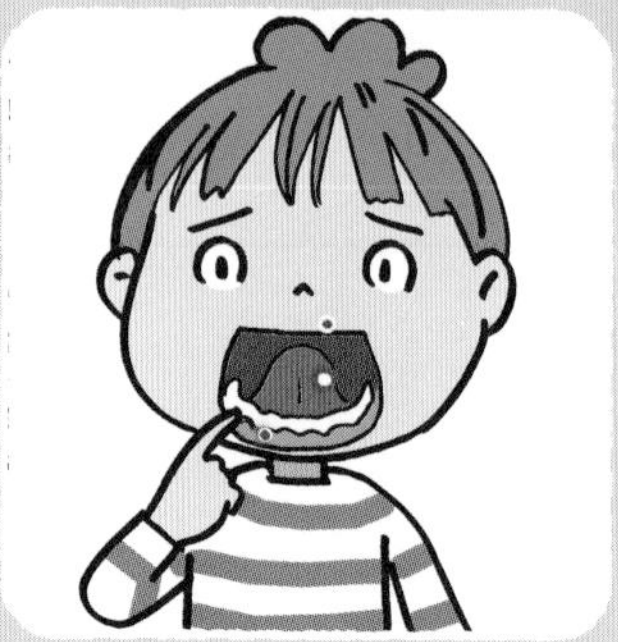

口内炎

ビタミンB_2とナイアシンを補給し患部を刺激せず、口内を清潔に保つ

大きく口を開けたときに、口の両端がただれていて切れてしまう、口のなかにできものができてしまう、ほかにも虫歯や歯肉炎など口に起こる症状はたくさんあります。

そのなかでも、口の粘膜に炎症が起こることを口内炎といいます。口内炎は炎症の起こる場所で名称が変わり、歯ぐきなら歯肉炎、舌なら舌炎、唇なら口唇炎、口角にできれば口角炎と呼ばれます。

口内炎の原因にはビタミンB群の不足や口内の細菌感染といった全身性のものと、口のなかを噛んでしまう、歯ブラシなどの器具が当たったなど、直接傷つけたことが原因で起こるもの、そして体調不良で一時的にできるものがあります。

偏った食事や飲酒、発熱などは、体内のビタミンCやB群を消耗させてしまいますので、口内炎ができやすくなります。

また、虫歯も口内炎の大きな原因の1つです。お年寄りの場合、義歯が合わずに口のなかで当たってしまい、口内炎になることもあります。

口内炎予防の食事は、ビタミンB群を含んだ食べものを組み合わせて食べること。ビタミンB群のなかでも、とくに**ビタミンB_2**と**ナイアシン**が不足すると口内炎になりやすくなります。ビタミンB_2は肉のレバーや豆類に、ナイアシンは魚類に多く含まれている栄養素です。ただし、どちらも水溶性なので、生で食べられるものは生で食べるようにし、調理が必要なものは茹で汁も摂れる調理法をお勧めします。

熱いものや冷たいもの、アルコールや香辛料は口内炎に刺激を与えてしまうので控える必要があります。炎症を促進させてしまい、回復を遅らせ、症状を悪化させる可能性があります。

ほかには、タバコも刺激になりますので、禁煙あるいは炎症が起きている

部位による口内炎の名称

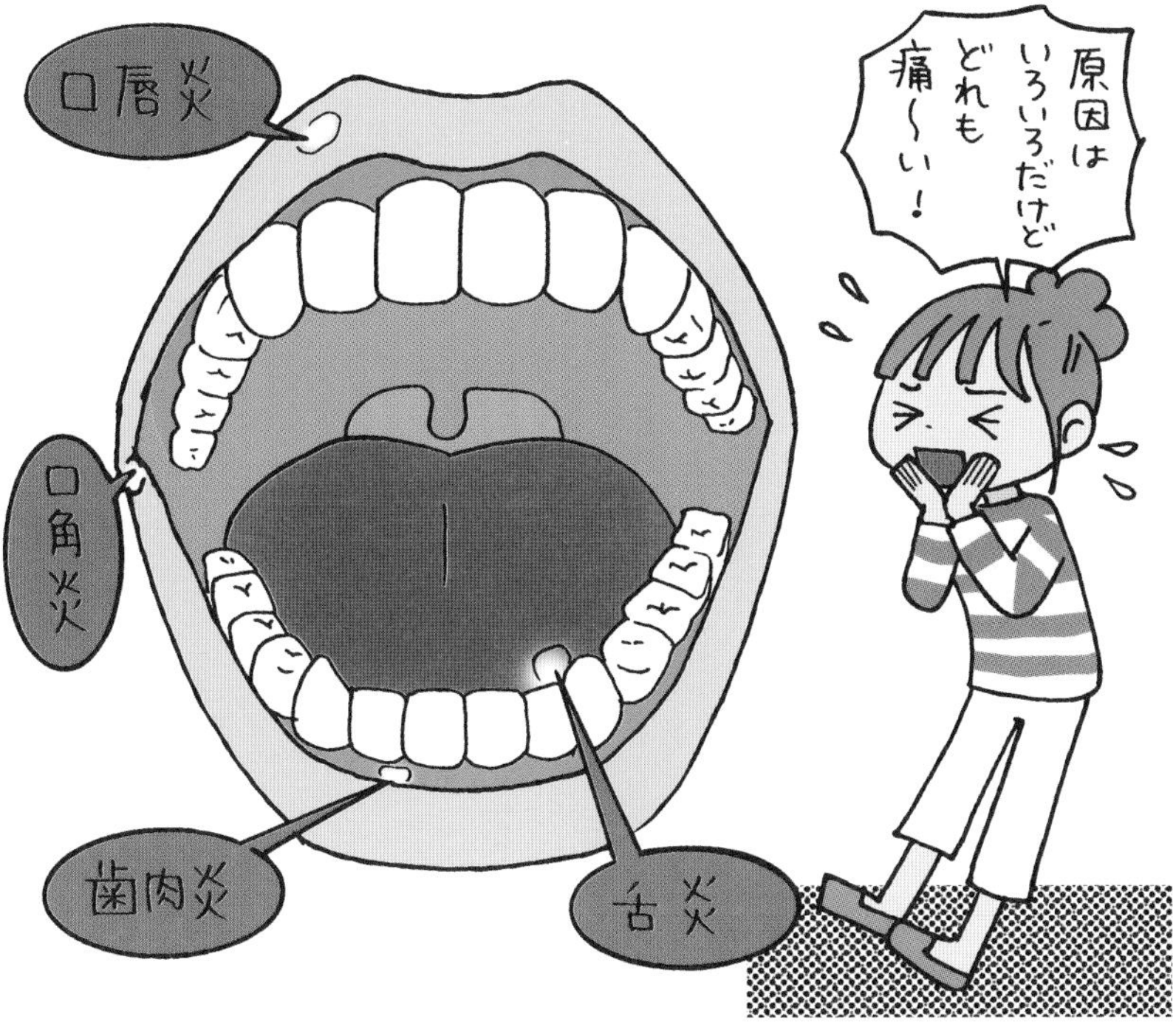
口唇炎
口角炎
歯肉炎
舌炎
原因はいろいろだけどどれも痛～い！

間は吸わないようにします。

生活習慣での予防としては、歯磨きやうがいを習慣づけることが大切です。とくに、食事の後や何かものを口にした後にそれらを行い、口のなかを清潔に保つようにします。ただし、その際は、強くブラッシングせずに、優しく磨きます。もし、口内炎ができていたら、そこを避けて歯磨きをします。過剰な歯磨きが口内炎の原因になる場合もありますので、注意が必要です。

体調不良が原因の場合は、睡眠時間を十分に確保し、休養をとることで症状が緩和され、回復も早くなります。

基本的には、口のなかを清潔に保ち、炎症を悪化させないことが早期の回復、完治につながります。ただし、感染症など全身におよぶ疾患が原因で起こっている場合もありますので、症状が長く続く場合（目安は10日前後）は医師に相談した方がいいでしょう。

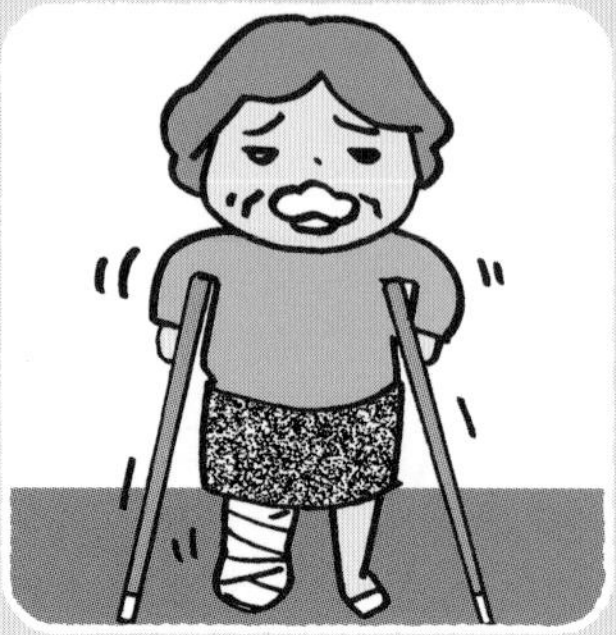

骨粗鬆症

カルシウム、リンなど骨のもとを摂取。ビタミンDも補給して骨強化をサポート

人間の身体はさまざまな物質でつくられていますが、身体を大きく支えているのが骨です。

動いたり、立ったり、走ったりと人間が活動を行うことができるのは骨のおかげなのです。

骨を強くするか、弱くしてしまうかは、普段の食事や生活習慣が大きくかかわってきます。

骨の強度が弱くなってしまうと、ちょっとした転倒や、ぶつけただけで骨折してしまったり、ヒビが入ったりするようになります。さらに、**更年期**以降になると、ホルモンの作用が低下するため骨がもろくなります。

骨は**カルシウム**や**リン**などのミネラルによって構成されています。食品から入ってきたカルシウムは腸管で吸収され、血液中に取り込まれて骨を形成します。その構成成分が不足してしまうと骨がスカスカになり、もろく折れやすくなってしまいます。これが**骨粗鬆症**です。

骨のなかのミネラル量を表す骨塩量は、10代後半から、20歳頃まででほぼ最大となり、50歳頃まで維持されます。その後、年齢を重ねるとともに、不可逆的に減少していきます。

そのため、若いときこそ骨を強化する栄養素を摂り、蓄積しておくことが必要なのです。

骨強化の食事は、骨を形成しているミネラルのカルシウム、マグネシウム、リン、それらの吸収を高める**ビタミンD**を含んだ食べものを組み合わせることがポイントです。

一番身近なカルシウム源は牛乳、チーズなどの乳製品。魚なら、骨ごと食べられるウルメイワシやワカサギなどもオススメです。

カルシウムの吸収にはビタミンDが必要になりますが、食品で摂るのはもちろん、日光に含まれている紫外線にもビタミンDを活性化させる作用があ

年齢による骨量の変化

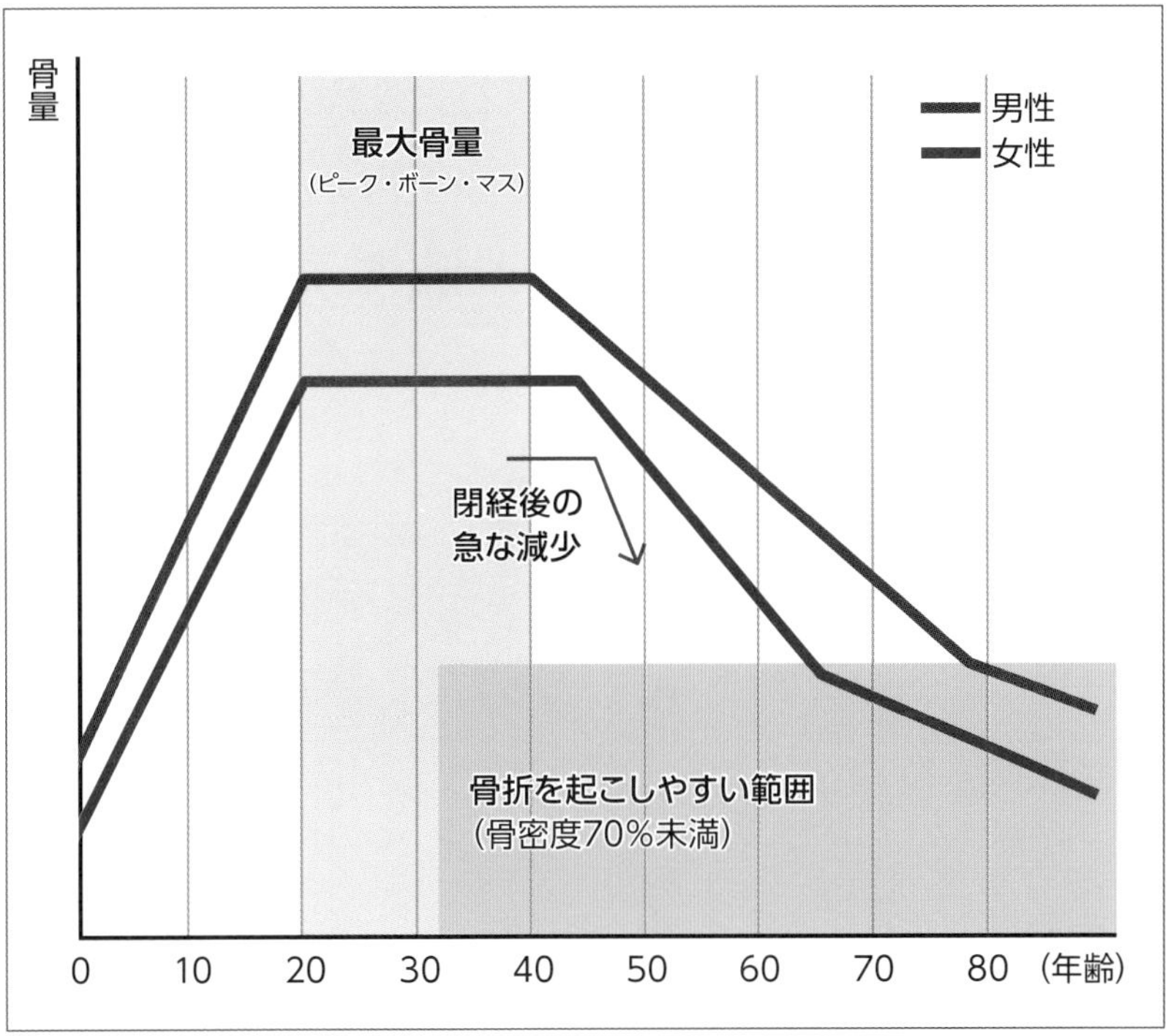

るので、適度な日光浴も効果的です。

ただし、長時間紫外線を浴びると皮膚や目にダメージを受け、健康への影響があるので注意が必要です。

また、摂取したカルシウムを効率良く骨にするためには、適度な運動も必要です。運動を行うことで骨に多少の負荷（刺激）が加わり、その負荷が骨の発達を促進し丈夫にしてくれます。

骨粗鬆症で直接死に至ることはありませんが、老年期の骨折はそのまま寝たきりになる可能性も大きく、生活の質を著しく損なわせることにつながります。年齢を重ねても丈夫で健康な身体づくりのために、常に骨を強化しておくことが大切です。

現在、骨密度がわかる検査を病院で受けることができます。一度、自分の骨の状態を確認することをお勧めします。

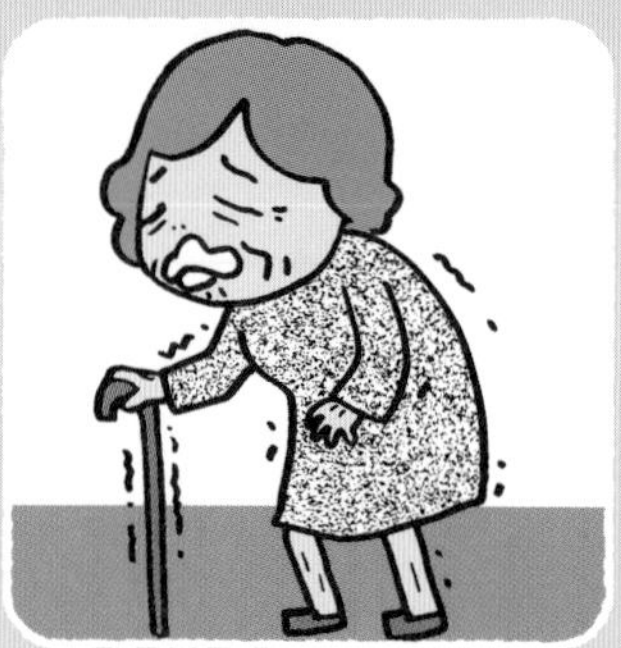

老化

身体のサビを防ぐ抗酸化物質を中心にカルシウムとDHAで骨と脳を元気に！

医学が進歩・発展し、さまざまな病気の完治が可能になっている昨今ですが、未だ止めることができないのが加齢、つまり**老化**です。

年齢を重ねるというのは、知識や経験、仲間が増えるなど、良い面もたくさんありますが、体力や記憶力など、若いころに比べて衰えを感じる面も多くあります。体力も維持した状態で年齢を重ねられたら……、と望む人も多いのではないでしょうか。

最近では、老化を「エイジング」という言葉で表現し、老化現象の進行を遅らせることを「アンチエイジング」といい、注目されています。

高齢期（多くの場合65歳以上）は、種々の老化現象が起こる年代といわれていますが、そうした原因には、ストレスによる体内の酸化、ホルモンレベルの低下、免疫力の低下、細胞機能の低下などの進行が挙げられます。

老化現象には、体型や肌の状態、体力の変化など、さまざまありますが、現在注目されているのは「体内の老化」、つまり細胞の老化を防ぐこと。

体内の老化を予防する食事は、細胞の働きを活発にする**抗酸化物質**、骨強化のためのカルシウムとビタミンD、脳の老化を防止する**ＤＨＡ**を含んだ食べものを組み合わせることです。

抗酸化物質は**活性酸素**（**フリーラジカル**）から身体を守る働きがあります。フリーラジカルは体内で常に発生するものですが、過剰に溜まってしまうと細胞や摂取した栄養素を酸化させてしまいます。これがいわゆる「体内のサビ」。抗酸化物質であるβ-カロテン、ビタミンCやE、**セレン**などは、フリーラジカルによる損傷から細胞を保護して体内の酸化を防いでくれます。また、最近は**アスタキサンチン**や**コエンザイムQ10**なども抗酸化物質として注目されています。

ＤＨＡは脳細胞を活性化させ脳の老

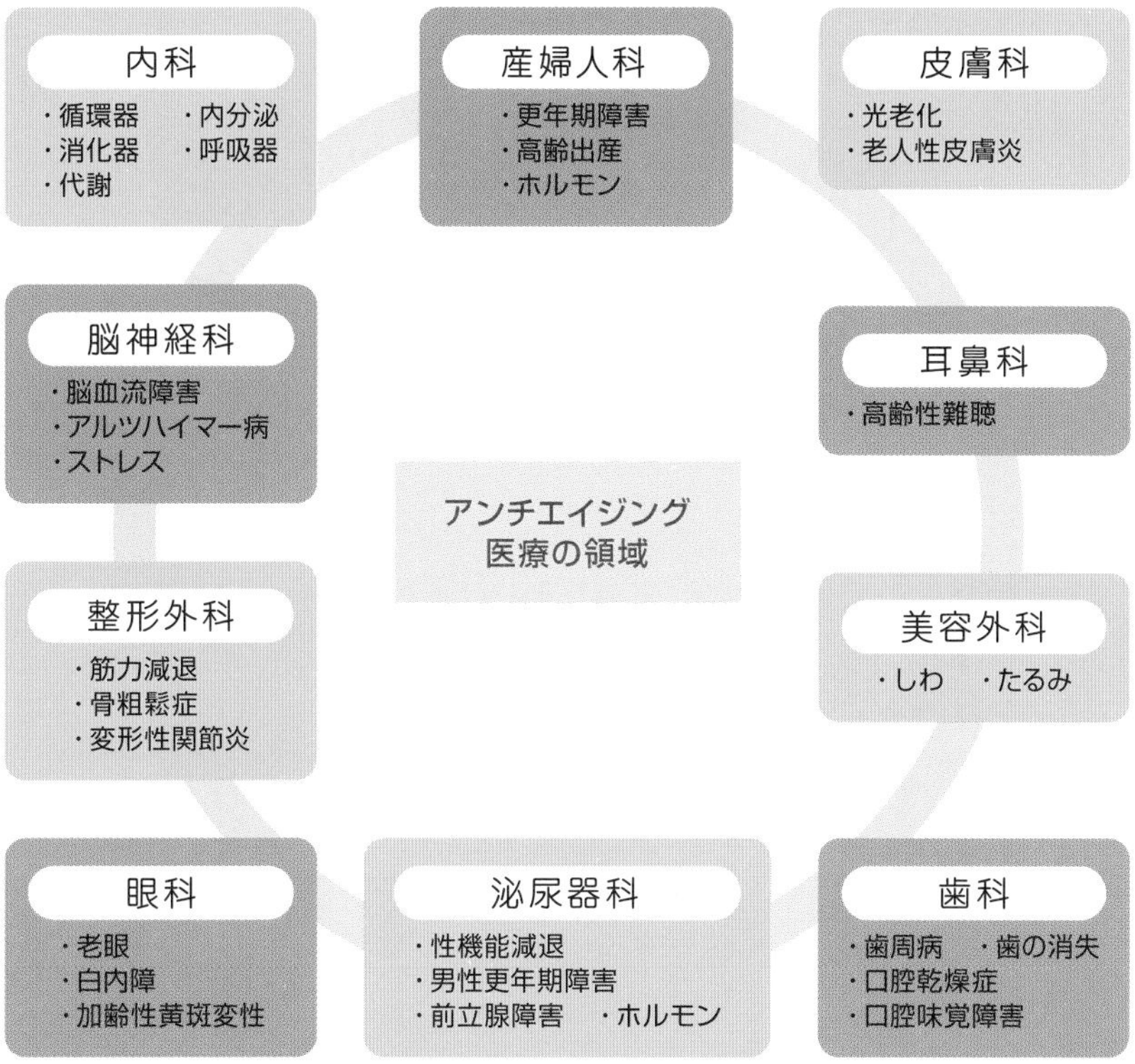

化予防に役立ちます。ＤＨＡは脳を中心とした**神経細胞**の先端にあるシナプスに多く含まれており、ＤＨＡを多く含む食品を摂ることで神経細胞の膜の流動性が高まり、情報伝達がスムーズになります。

そのほか、習慣的な運動も脳を活性化させることに加え、骨に刺激を与えることで骨を丈夫にしてくれます。

老化度の判定ができるアンチエイジングドックというものもあります。血管年齢や脳年齢、骨年齢、筋年齢もわかるので、現在の自分の身体年齢と実年齢を比較することができます。高齢者に限らず、若いうちから身体年齢を把握し、老化予防に努めるためにも活用してみることをお勧めします。

日本は長寿国としても有名です。同じ長寿なら、いつまでも若々しく、楽しい人生を送りたいもの。上手に老化をコントロールできるように、日頃から意識することが大切です。

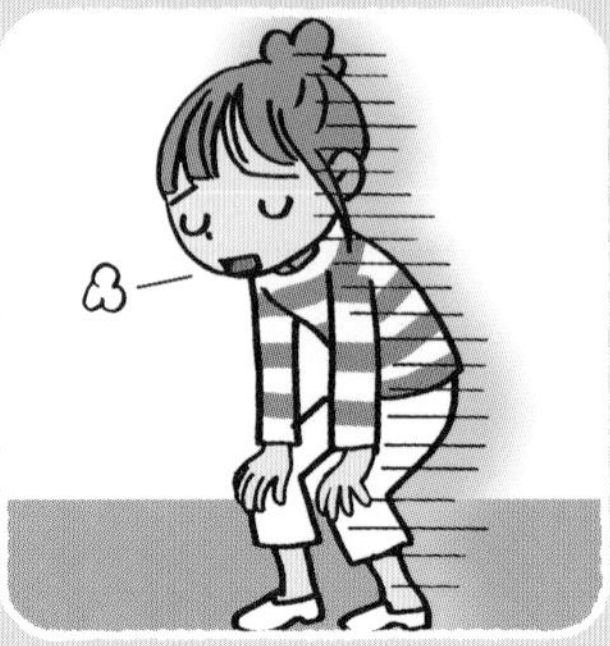

肉体疲労

すぐにエネルギーになる主食系がオススメ。ビタミンB群とC、ミネラルも忘れずに補給

疲れは誰にでも起こる生理現象。疲れたときは休むのはもちろんのこと、食事、入浴なども大切になります。ぐっすり眠って、心身ともにスッキリと回復して翌朝目覚めるのが通常です。

肉体疲労は、身体にとってマイナスな感覚に思えますが、肉体が疲労しなければ休むことなく動き続けて、やがて、死を迎えることになりかねません。

ただ、疲れを翌日に持ち越すと、眠気やだるさ、身体が重いなどの不快な症状とともに、集中力や注意力が散漫になり、仕事や日常生活でトラブルを起こす可能性も出てきます。

疲労は、身体を休ませよという警告なのです。それを無視して、徹夜などで寝不足が続いたり、過労が続いたりすると、頭も身体も重く、ボーッとしてしまいます。この場合は一過性の疲労なので、十分な睡眠をとるか、休息をとれば回復しますが、さらに疲労感が続くと、肩こりや眼の疲れ、全身のだるさ、食欲不振、便秘・下痢などの症状があらわれることがあります。

疲労回復のための食事は、消化吸収が良く、エネルギー源としてすぐ利用できる**炭水化物**、代謝を促す**ビタミンB群**や**ビタミンC**、**ミネラル**類を含んだ食べものを組み合わせることがポイントになります。

白米は消化吸収に優れ、すぐにエネルギー源として利用できるのでオススメですが、もう一歩進んで、玄米の栄養素を併せ持った胚芽米を食べると疲労回復に必要な栄養素を効率良く摂ることができます。

鶏むね肉にはイミダゾールジペプチドという抗疲労成分が豊富で、肉体だけでなく精神疲労にも有効です。１日１００g（3分の1枚強）を食べることで末梢疲労や中枢性疲労、両方に働きかけます。

また、疲労時の効果的な入浴方法は、あまり熱くない湯船に10～20分間肩ま

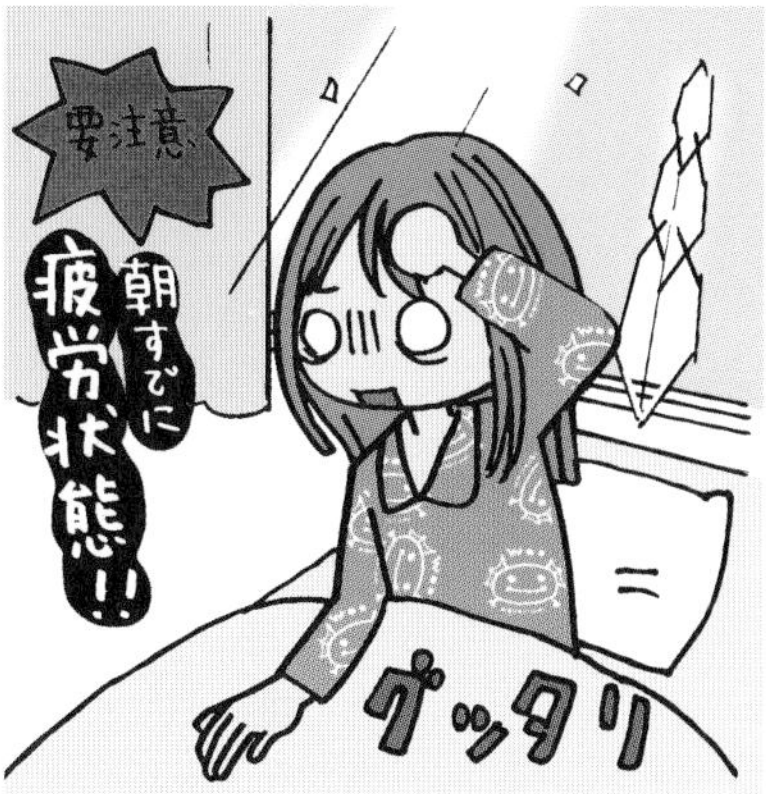

で入って手足を伸ばすこと。ぬるめのお湯は**副交感神経**を刺激するため、疲れが取れやすくなります。

気分転換も、効果的な疲労回復法。森林浴は、緑の香りの本体である「青葉アルコール」や「青葉アルデヒド」が疲労回復に役立つと科学的に証明されつつありオススメです。

また、仕事のストレスで疲労した場合は、仕事場を離れたらできるだけ忘れるようにすることが有効です。家に帰っても仕事のことを考えていると、ストレスから解放されず疲労はさらに蓄積します。適量のお酒を飲んだり、趣味の時間を持つなど、帰宅後のリラックス法を発見することが疲労軽減に役立ちます。

疲労感が日常生活に支障をきたすほど重度で、それが通常6か月以上続くと、慢性疲労症候群という病気になることがあります。慢性疲労症候群になると、朝起きた時点からひどい疲労を感じ、それが1日中続き、集中力低下、不眠、ノドの痛み、頭痛、関節痛、筋肉痛、腹痛などの症状が出ることもあります。いつまでも疲労感が続くときは、医師の診察を受けて、適切な治療を受けることをお勧めします。

Point

慢性疲労症候群患者の症状

激しい疲労や睡眠障害が長期間続く「慢性疲労症候群」（CFS）の患者約250人を厚生労働省が調査した結果、約3割（248名中75名、30.2%）がほぼ寝たきり状態の重症でした。

これ以外に、半年以上継続している症状（複数回答）は「肉体的精神的疲労」「疲労回復しない睡眠障害」が88%。「体温調節障害」（79%）や「広範な筋肉痛などの痛み」「一時的に動けないほどの疲労」（78%）、「集中力低下」（77%）と、日常生活に支障をきたすほどのものでした。

CFSを発症したきっかけは、病気以外に「過労・ストレス・環境変化・人間関係の変化」（227名 58名、25.6%）でした。また「思い当たらない・原因不明」と回答した患者も51名（22.5%）いて、日常生活から罹患した人も多数います。

出典：慢性疲労症候群患者の日常生活困難度調査結果　厚生労働省
医療機関で「慢性疲労症候群」（CFS）と診断を受けた患者251人（男性56人、女性195人、平均41.8歳）に調査を実施。

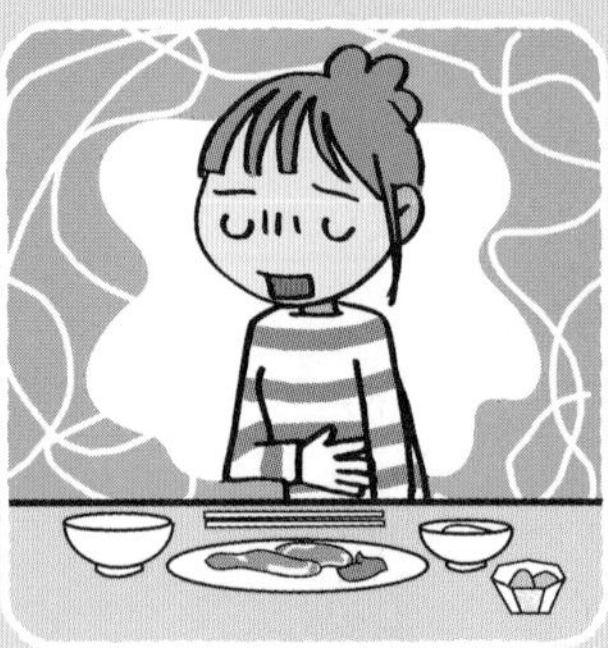

食欲不振

胃弱が原因なら、少量を数回に分けていろいろなものを食べ、回復を待つ

1日の食事は、朝昼夕の3食が一般的ですが、空腹を感じて食べるときもあれば、ただ何となく食べるときもあります。

その日の体調や活動量の変化があるため、空腹感や食欲に違いがあることは自然なことです。

しかし、まったく食欲がなく、ほとんど食べられない、食べる気が起きないといったこともあります。これが食欲不振です。

食欲は健康のバロメーターとも呼ばれ、食欲があるのは健康な証拠であり、食欲がないのは身体のどこかに具合の悪いところがあるサインともいわれています。

食欲不振の原因は、**ストレス**や精神的な緊張によるもの、体調不良によるもの、胃弱によるものなど、さまざまです。

ストレスなどの精神的な緊張が原因の場合は、ストレスの原因を取り除くこと、またはストレスを解消することが先決です。それにより、ほとんどが緩和されます。

体調不良が原因の場合は、休養や睡眠、とくに、かぜのような病気が原因の場合はそれを治すことが何よりの解決方法です。

胃弱が原因の場合は、普段よりも胃が活力を失って食欲がなくなってしまっているので、全体的に栄養素の摂取が不足気味な状態です。ビタミンやミネラル、エネルギー源になる脂質やたんぱく質、炭水化物を含んだ食べものをバランス良く食べることが大切です。

ただし、胃が弱っていますので、1回の食事でたくさん食べてしまうと消化不良を起こしてしまいます。そのため、少ない量を何回かに分けて食べるようにします。

ビタミンのなかでも、とくに**ビタミンB群**はエネルギー源になる栄養素の

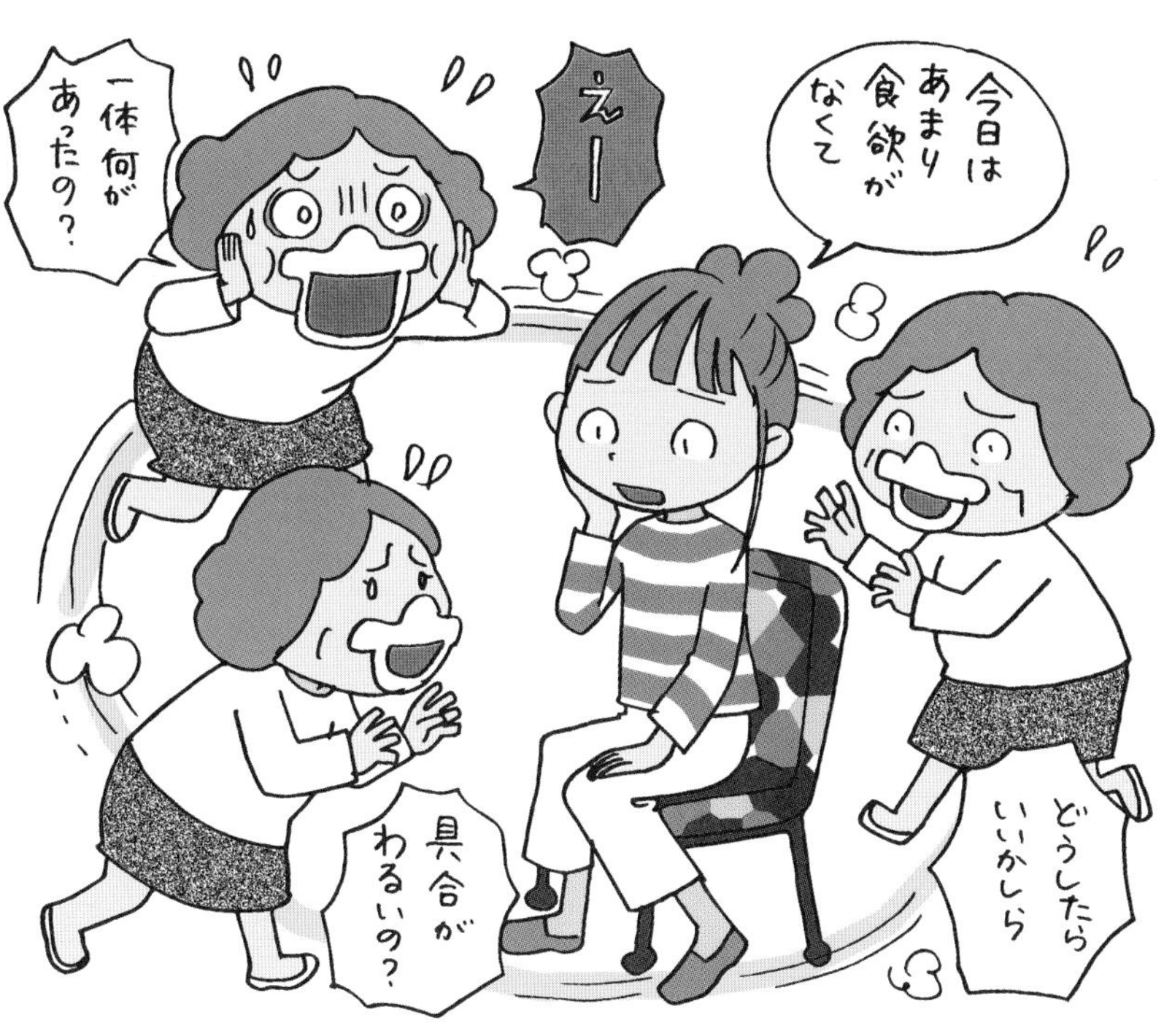
今日はあまり食欲がなくて
えー
一体何があったの?
どうしたらいいかしら
具合がわるいの?

代謝を促進させる働きがありますので、しっかり摂ることで少ないエネルギー源でも効率良く吸収することができます。

　また、胃弱のときは胃を刺激してしまうような、熱いものや冷たいもの、香辛料や酸味が強いものなどは避ける必要があります。

　食欲が落ちてしまうと体力が奪われ、肉体的にも精神的にも活動能力が低下してしまいます。食欲不振の原因はさまざまですが、原因を突き止め、解決することで早期に完治させることが可能です。

　食事には栄養素摂取のほかに、美味しいものを食べることで楽しみや喜びを得る目的もあります。食欲不振は、その両方に影響を与えます。食欲がない状態が数日間続くようなら、医師の診断を受けることも、早期回復のためには必要です。

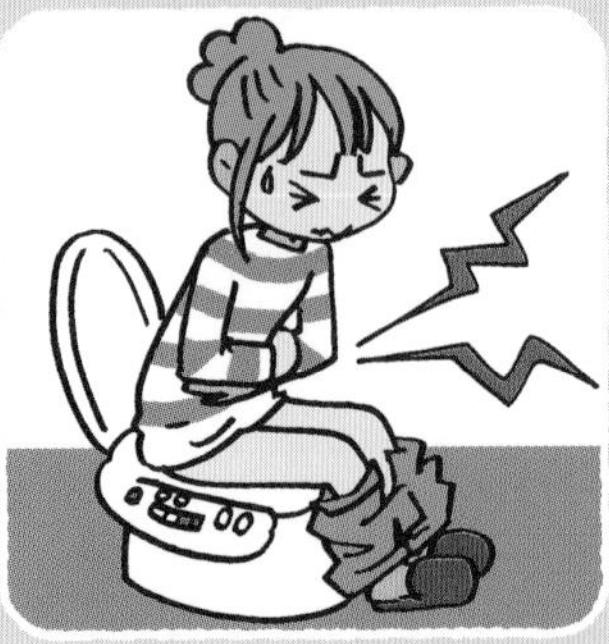

下痢

常温以上の温度で水分補給をしっかりと。胃腸を刺激する根菜類などは控える

下痢は便の**水分**量が多く、固まらずに排出される状態で、排便回数が増えることをいいます。

単に、排便回数が多いだけでは下痢ではありません。正常な状態で1日3～5回排便する人もいます。

正常な便は60～90%が水分ですが、下痢は主に水分が90%を超えた状態をいいます。

便が消化管を速く通過したり、大腸で便の水分の吸収が妨げられたり、大腸で水分が分泌されたりすると、便に過剰の水分が含まれます。

少しお腹を壊すくらい、何でもないと思う人もいますが、重度の下痢を放置しておくと、体液のバランスが崩れて、口内が渇くなどの症状が進み、意識が混濁することもありますので、油断は禁物です。

下痢の原因はさまざまですが、**ストレス**や環境の変化で起こるほか、暴飲暴食や冷たいものの食べ過ぎなど、食事が関係するものもあります。

また、肉や卵など酸性の食品は消化管を速く通過し、下痢を起こしやすくします。ほかにも、感染症や薬剤性により起こる可能性があります。

暴飲暴食や冷たいものの食べ過ぎによる下痢のときは、水分をしっかり摂ること、胃腸を刺激しない消化吸収が良いもの、温かいものを食べることがポイントです。

下痢は、通常の便と比べて水分が多いため、排便の回数が増えることで脱水症状を起こす可能性があります。脱水状態が進むと、**ナトリウム**、**カリウム**、**マグネシウム**、塩化物などの電解質が血液中から失われてしまいます。

冷たい水分は腸に刺激を与えてしまうので、常温もしくは少し温かくして、できれば電解質入りの水分で補給します。また、食事でも胃腸に刺激を与えやすい根菜類や**食物繊維**の多いものは避けて、うどんやリンゴなど消化の良

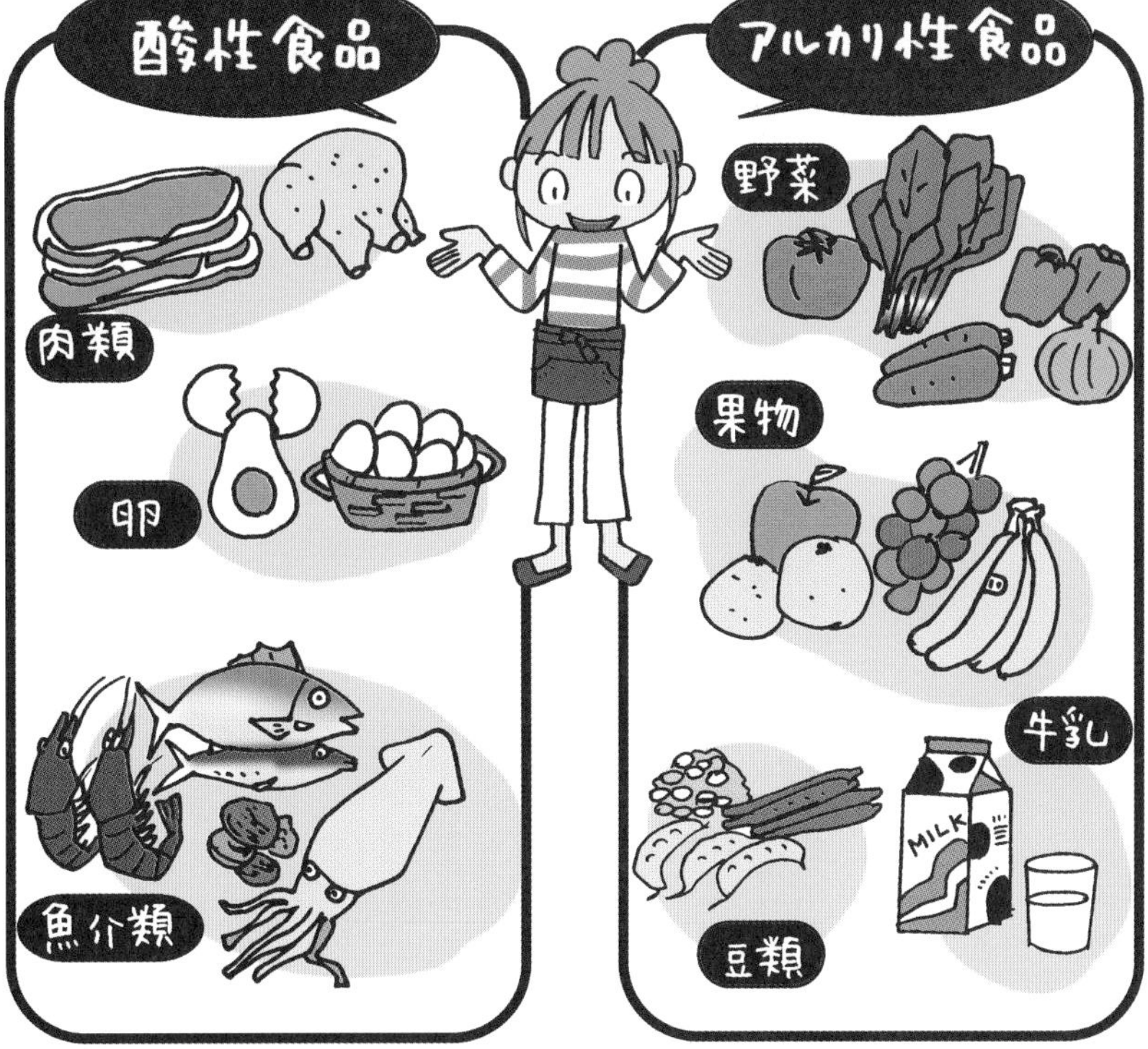

いものを選びます。特に、食品には酸性とアルカリ性がありますが、下痢のときには酸性食品の摂り過ぎにも注意。

　このとき、急に食べものをたくさん体内に入れてしまうと胃や腸が驚いてしまい消化不良を起こしますので、消化の良いものでもゆっくりと食べるようにします。

　下痢は症状であり、その対処法は原因によって異なります。ほとんどの場合、原因を取り除くだけで、下痢は治まり回復します。

　たとえば、カフェインを含むコーヒーやコーラを飲むのをやめると、慢性的であった下痢が治ることもあります。また、ウイルス感染による下痢は、通常24～48時間でウイルスが排出されると解消します。

　ただし、症状が激しいときや下痢が長く続く場合には、きちんと医師の診察を受けて、適切な治療を受ける必要があります。

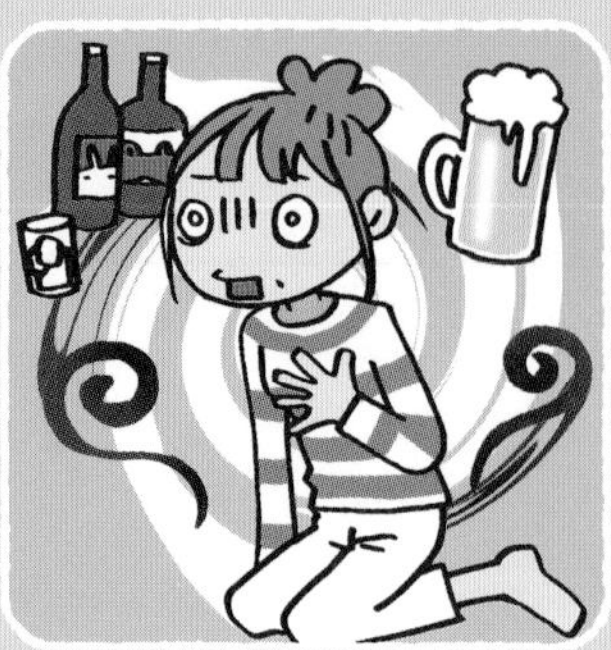

二日酔い

酔い覚ましの入浴や運動は逆効果。とにかく水分をたくさん摂ること！

お酒は百薬の長ともいわれますが、飲み過ぎれば、**脂肪肝**などの肝機能障害や**アルコール**依存症のリスクが高まります。

そこまでリスクが高まる以前に起こる、お酒の飲み過ぎによる症状といえば「二日酔い」。

二日酔いの定義や診断基準などは未だ示されていませんが、お酒を飲んだ翌日になっても、まだお酒が体内に残っていて、頭痛、目まい、吐き気、食欲不振などの不快感が続くものを二日酔いといいます。

お酒は、アルコールとして吸収され、**肝臓**に運ばれた後、アセトアルデヒドに分解され、酢酸になり、最終的には二酸化炭素と水になって無毒化されます。

肝臓でのアルコール処理能力が限界を超えると、血中のアセトアルデヒドの量が多くなり、脳をはじめとする各臓器に障害を与えます。これが酔った状態。障害の程度によって、二日酔いが起こります。

体内のアセトアルデヒドを早く体外へ排出することが、二日酔い解消の最善策です。

そのためには、とにかく水をたくさん飲むこと。血液中のアセトアルデヒドが薄まり、尿と一緒に排泄されます。また、**ビタミンC**は、肝臓の働きを助けてアセトアルデヒドの分解を早めます。

昔から「二日酔いには柿」といわれますが、柿のなかにはビタミンCに加え、肝機能を高めるアミノ酸の一種、システインや、**ポリフェノール**の一種で渋みのもとになっている**タンニン**が含まれています。タンニンは、血液中のアルコール分を外へ排出してくれる作用があります。お酒を飲む前や飲んだ後に食べると二日酔いが和らぎます。

俗にいう「チャンポン（いろいろな種類のお酒を飲む）」をすると酔いや

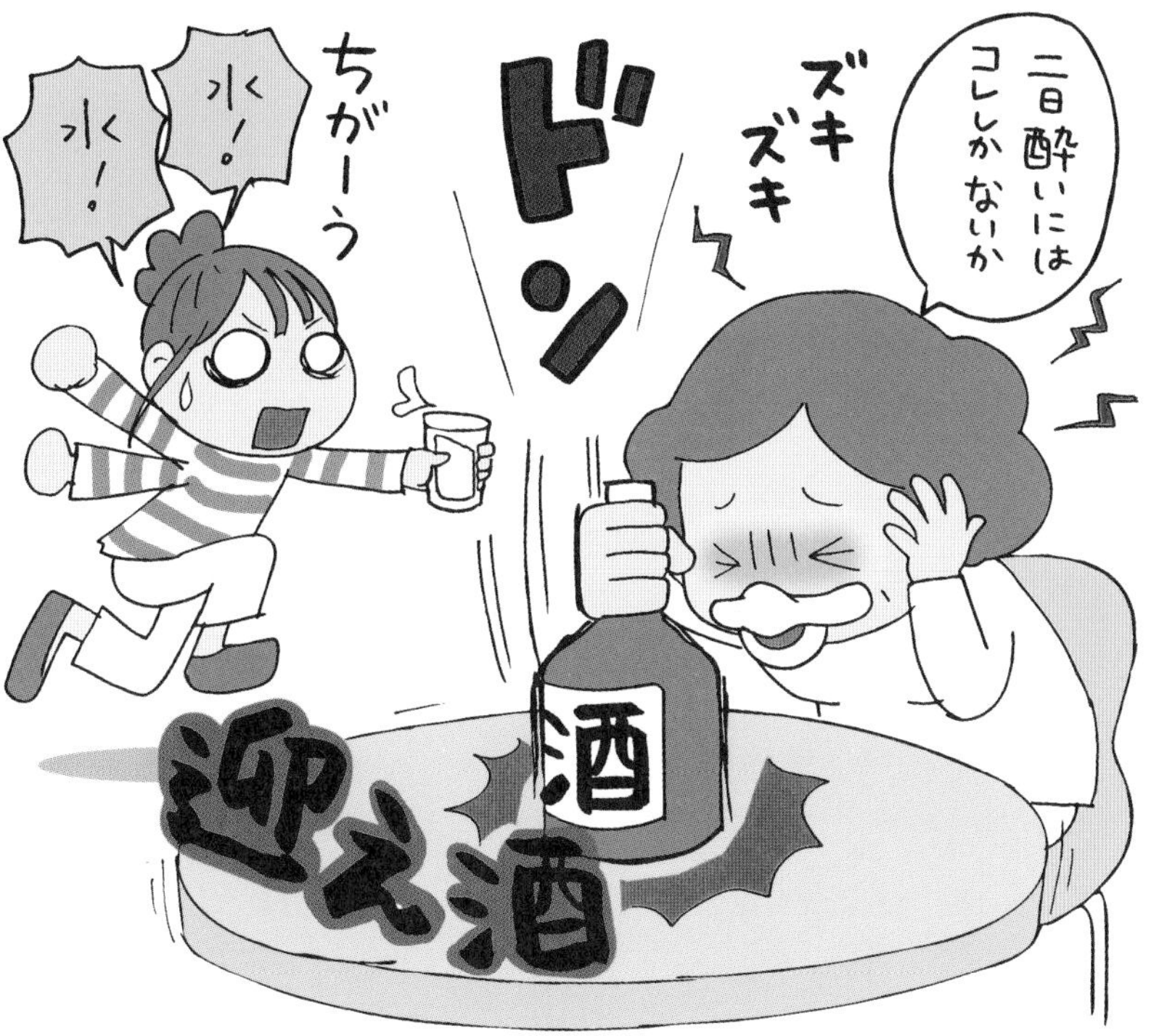
二日酔いにはコレしかないか
ズキズキ
ドン
ちがーう
水!
水!
酒
迎え酒

すいといいますが、これは、お酒の味が変わるので、つい飲み過ぎてしまうから。会席料理のように、全体でみるとボリュームがある食事でも、少量ずついろいろな料理を食べていると、味の変化のせいで、ペロっと食べられてしまうのと同様です。

注意しておきたいのは、お酒を身体から抜こうとして入浴や運動をすること。これは逆効果で、むしろアルコールの分解は遅くなります。

運動や入浴により、血液が筋肉に分散されるため、内臓に血液が集められず、アルコールの代謝速度が遅くなってしまうのです。

また、血液の循環が早くなるため、逆に酔いが回って平衡感覚が乱れるなど、予期せぬ事故や心臓発作に結びつく可能性があります。十分に注意してください。

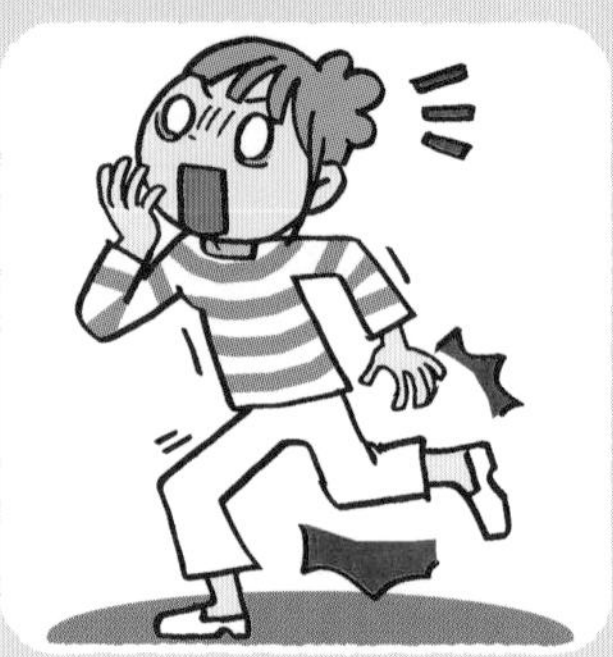

こむらがえり

野菜、果物、いも類からカリウムを摂取。同時にカルシウムと水分も補給する

　夜寝ているときに、ふくらはぎがつって目が覚めたり、運動中にふくらはぎがつってしまうことがあります。これが「こむらがえり」です。

　こむらがえりの原因は、筋肉の痙攣。ふくらはぎがつる以外に、腕や背中など身体のあらゆる部分で痙攣は起こります。

　ちなみに、「こむら（こぶらということもある）」とは「ふくらはぎ」の意味。こむらがひっくり返ったように感じることから、ふくらはぎがつることを、こむらがえりというようになったといわれています。

　こむらがえりが起こる原因は、筋肉への血流不足。そのため、例えば血液が筋肉よりも消化管へ流れる食後によく起こります。

　また、**カリウム**、**マグネシウム**などのミネラル不足により、血液中の電解質濃度が低くなることでも起こりやすくなります。血中カリウム濃度の低値は、利尿薬の投与や脱水が原因で起こります。

　こむらがえりを予防する食事は、カリウムやカルシウムなどのミネラル、水分などを含んだ食べものを組み合わせて食べること。とくにカリウムが不足していると、こむらがえりになりやいといわれています。

　カリウムは野菜類や果物類、いも類に多く含まれています。ただし、カリウムは水溶性なので生で食べられるものは生で食べ、茹でる必要のあるものは茹で汁も一緒に食べられる味噌汁やスープにすると効率良く摂取することができます。

　また、**カフェイン**（コーヒーやチョコレートに含まれる）の摂取を控え、禁煙することも予防につながります。

　先に述べたように、食後すぐの運動は控えた方が良いですが、運動前や就寝前に軽いストレッチをすることは、効果的な予防法です。ストレッチで筋

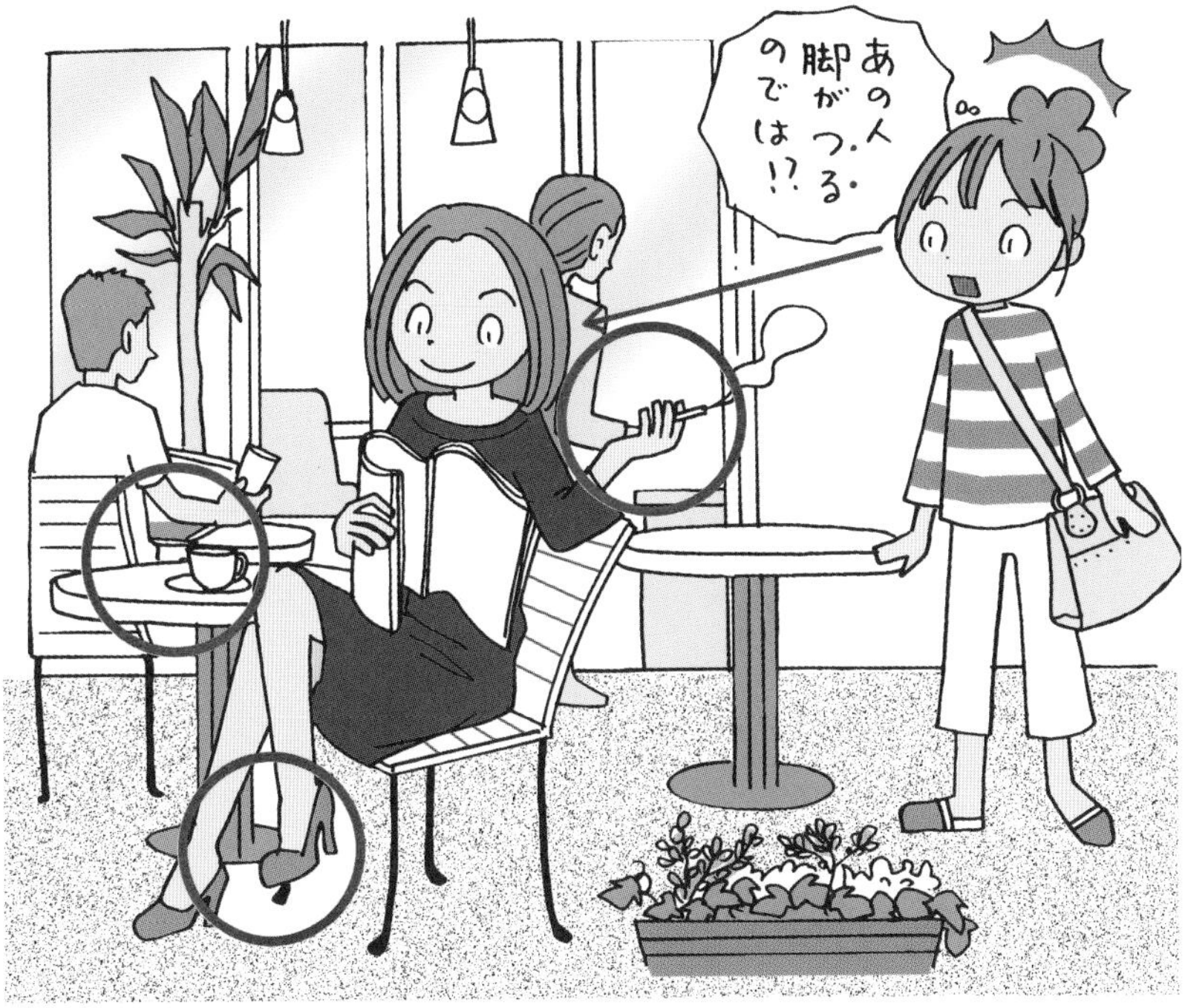

肉と腱の柔軟性を高めることで、急に筋肉が収縮する（痙攣を起こす）ことはなくなります。また、運動後に水分（とくにカリウムを含む飲料）を多く摂取するのも、痙攣の予防に有効です。

こむらがえりが起こった時は、ふくらはぎの腓腹筋（ひふくきん）を伸ばすと改善されやすくなります。つま先をすねの方へ引き上げ、ストレッチするようにしてみてください。

こむらがえり自体は重大な病気ではありませんが、睡眠や身体活動の妨げになってしまい、日常生活に支障が出る場合もあります。

ほとんどの場合、こむらがえりは普段の食事内容で予防することが可能です。

紹介した予防策を万全にとることで、こむらがえり知らずの身体を手に入れられます。

20歳代女性の5人に1人はやせすぎ！

どの年代でも“やせている”ことに憧れを持っている人は多くいます。しかし、それは本当に必要なことなのでしょうか。特に日本女性はやせ願望が強く、太っていないのに様々な“ダイエット”に取り組んでいる人を見かけます。

そもそもダイエットとは、日常的な食事・食べもののこと。しかし、実際には食事の量を制限したり、運動して減量する意味で使われています。ダイエット自体は悪いものではありませんが、極端なダイエットはリバウンドの恐れがあるだけでなく健康に害を及ぼします。

近年は低炭水化物ダイエット、ベジタリアンダイエット、断食ダイエット、グルテンフリーダイエットなど様々なダイエットが登場しました。

肥満だと病気のリスクは高まりますが、やせすぎも病気になるリスクが高まります。やせることときれいになることは決してイコールではありません。

ここ数年で問題となっているのは、20代のやせです。国民健康・栄養調査によると、20代女性の5人に1人が、BMI18.5未満の「やせ」です。これは20年以上続いており、国際的に見ても、日本人女性のやせは問題となっています。

出産時に、母親がやせの状態だと、母体から十分な栄養を赤ちゃんに送ることができず、生まれる赤ちゃんも小さくなりやすくなります。実際、日本では2500g未満で生まれる「低出生体重児」が1975年以降増え始めています。低出生体重児は、将来2型糖尿病や高血圧などの生活習慣病になりやすいこともわかっています。

現在、医療でも注目を浴びているダイエット法2つを紹介します。

まずは、糖尿病・心臓疾患等の生活習慣病の発症リスクの軽減が期待されている「地中海式ダイエット」です。

これは野菜、全粒穀物、豆類、ナッツ類、果物をバランスよく摂り、オリーブオイルを使用する食事です。鶏肉、魚、チーズ、卵、ヨーグルト、加工食品は控えめにすることが推奨されています。食べてはいけない等の制限は少ないですが、その分、食べる量やカロリーは自分で管理する必要があります。おいしく食事を摂りながら、健康的に減量するのに適したダイエット方法と考えられています。

もう一つは「DASHダイエット」です。これは高血圧予防のために考案されたもので、糖尿病や脂質異常症の改善、脳卒中や心疾患リスクの軽減も期待されています。

食事では脂質、糖質、塩分、アルコール類を控え、野菜、果物、ナッツ類、大豆製品、脂肪の少ないタンパク質を摂ります。1日30分の適度な運動を行うことも推奨されています。

ただ、これらのダイエットも、万人に適しているわけではありません。すべての人に合うダイエットはないのです。

体脂肪や体重を減らすためのダイエットは継続が重要なので、自分に合う取り組みやすい方法を見つけることが大切です。また、ただやせればいいのではなく、おいしく食べながら健康的にダイエットを行うようにしましょう。そして適度な運動も取り入れて、痩せやすい体作りをしていきましょう。 持病があったり、薬を服用している場合は必ず主治医に相談の上、行いましょう。

第4章

* * * * *

検査データからわかる

ヘルスケア栄養

* * * * *

検査項目と検査値の意味を知ろう！

身体の健康状態を知る1つの方法として血液検査や尿検査など、各種検査数値があります。

血液検査では主に肝臓や腎臓の機能、糖や脂質の沈着具合、貧血などの状態、そしてそこから栄養状態が良好なのか否かもわかります。

血液は私たちの身体の隅々を巡り、各細胞に必要な酸素や栄養素を運び、古くなった代謝産物や老廃物を運び去るという大切な働きをしているからです。

血液検査の値は年齢、性別、体質、またその時の環境、いわゆる採血の条件などにより大きな差が出ます。また検査した施設や団体、検査方法によっても正常範囲に違いが出ることがあります。

結果の正しい読み方、解釈には専門知識が必要となります。

例えば甘いものを食べると血糖値は上がりますが、この直後に検査をして血糖値が高く出たからといって糖尿病であると判断はできません。

また、多くの検査数値は1回の検査数値のみで必ずしも病気の診断ができるわけではありません。

健康診断は1年に1回受ける人がほとんどですが、異常値があれば専門の医療機関へ、基準値ギリギリであれば、3か月に1回は検査をして経過をみると安心です。

また、ライフスタイルが大きく変わった際は身体に負担がかかっていることも考えられますので、1か月後～3か月以内に一度検査をしておくのがオススメです。

栄養士などが人の健康管理をする場合、血液検査の検査値の基礎知識を身につけておくことが必要です。特にメタボ傾向のある人への健康指導には必須となるでしょう。

ここでは、健康診断などでわかる、生活習慣によって変化する基本的な検査数値の意味についてご紹介します。

検査項目と検査の意味

	検査項目	名称	単位	検査の意味
栄養状態	TP	総たんぱく	g/dl	栄養状態に加え、肝・腎機能を評価するための検査
	Alb	アルブミン	g/dl	
	血圧	けつあつ	mmHg	心臓のポンプが正常に働いているか、また高血圧・低血圧かを判断する値
腎機能	BUN	尿素窒素	mg/dl	代表的な腎機能の指標。腎機能の低下、腎不全などで高値となる
	Cr	クレアチニン	mg/dl	
	CCR	クレアチニン・クリアランス	ml/分	血清中と尿中のクレアチニンの濃度を調べることで、腎臓の糸球体の濾過能力、老廃物排泄能力をみる検査
	eGFR値	推算糸球体濾過量	ml/分	1分間に糸球体が血液を濾過する量のこと。腎機能を評価するための検査
肝機能	AST (GOT)	アスパラギン酸 アミノトランスフェラーゼ	IU/L	肝機能の指標。肝障害時のほか、骨格筋、心筋の障害時でも高値となる
	ALT (GPT)	アラニン アミノトランスフェラーゼ	IU/L	肝機能の指標。肝障害時に高値となる
	γ-GTP	ガンマージーティーピー	IU/L	肝臓や胆管の細胞などの機能をみる指標。肝炎、脂肪肝、胆石や胆管がんなどで高値となる
脂質	T-CHO	総コレステロール	mg/dl	血液中のコレステロールの総量を調べる検査。高値では動脈硬化症の危険因子となる
	HDL-CHO	HDL-コレステロール	mg/dl	一般的に善玉コレステロールと呼ばれる。低値では動脈硬化症の危険因子となる
	TG	中性脂肪	mg/dl	血液中の中性脂肪の量を調べる検査。高値では動脈硬化症や膵炎の危険因子となる。食事の影響を大きく受け、食後に上昇する
	LDL-CHO	LDL-コレステロール	mg/dl	一般的に悪玉コレステロールと呼ばれる。高値では動脈硬化症の危険因子となる
糖代謝	GLU	血糖	mg/dl	糖尿病を診断するための基本的な検査。食事の影響を大きく受け、食後に上昇する
	HbA1c	ヘモグロビンA1c	%	糖尿病の診断と経過観察に必要な検査。過去1〜3か月間の平均血糖値を反映する
痛風	UA	尿酸	mg/dl	核酸(プリン体)の最終代謝産物。高値では痛風の危険因子となる

出典：東邦大学医療センター大橋病院臨床検査部　〜血液検査の意味と基準値〜を一部改変

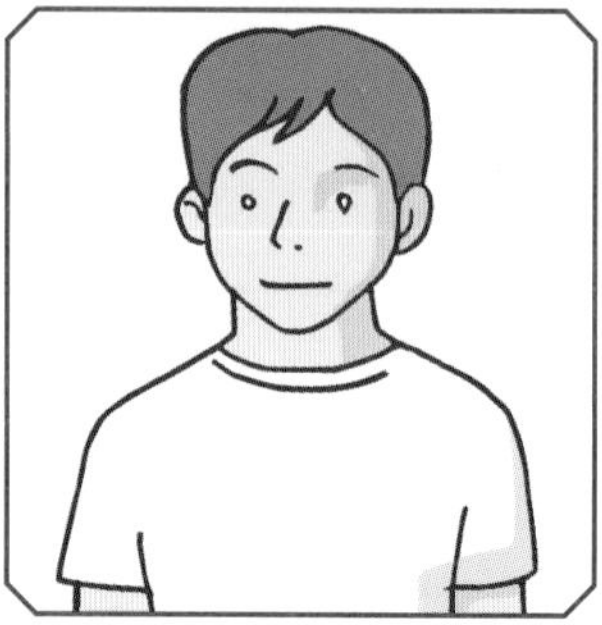

主に栄養状態がわかる検査

食習慣が正しいかどうかの判断には、自分で計算できる**体格指数**（BMI）の数値と、医療機関で行う検査（血圧、血液、尿）があります。

BMIは体重と身長から簡単に算出できます。年齢別に目標とするBMI値が定められており、数値内にあれば健康的な体格という1つの判断基準となります。

身体の栄養状態がわかる検査値は主に**総たんぱく**、**アルブミン**、**血圧**になります。

採血や検尿で血液中や尿中の構成成分量を調べ、栄養状態や病気のリスクを確認することもできる主な検査を解説します。

血液検査

総たんぱく（TP＝Total protein）

血液中の総たんぱくの量を表します。低値の場合は栄養障害、過度なダイエット、ネフローゼ症候群、がんなどが疑われ、高値の場合は多発性骨髄腫、慢性炎症、脱水などが疑われます。

早朝よりも夕方で、また運動により高い値となる傾向があります。妊娠中は低い値を示す傾向があります。

アルブミン（Alb＝Albumin）

肝臓で合成される水溶性たんぱくで、血液たんぱくのうちで約67%を占める最も多いたんぱく質がアルブミンです。アルブミンは肝臓のみで合成され、血液中に存在します。

血液中のさまざまな物質を運んだり、体液濃度を調整したりする働きを担っており、栄養状態の良い指標となります。

肝臓障害、栄養不良（過度のダイエット）、ネフローゼ症候群などで減少します。

血圧値

血圧値によって心臓のポンプが正常

BMIの計算式

BMI=体重(kg)÷身長(m)÷身長(m)

㊒
男性　170センチ　65kgの場合
65kg ÷1.7÷1.7=約22.49
……▶BMIは約**22〜23**

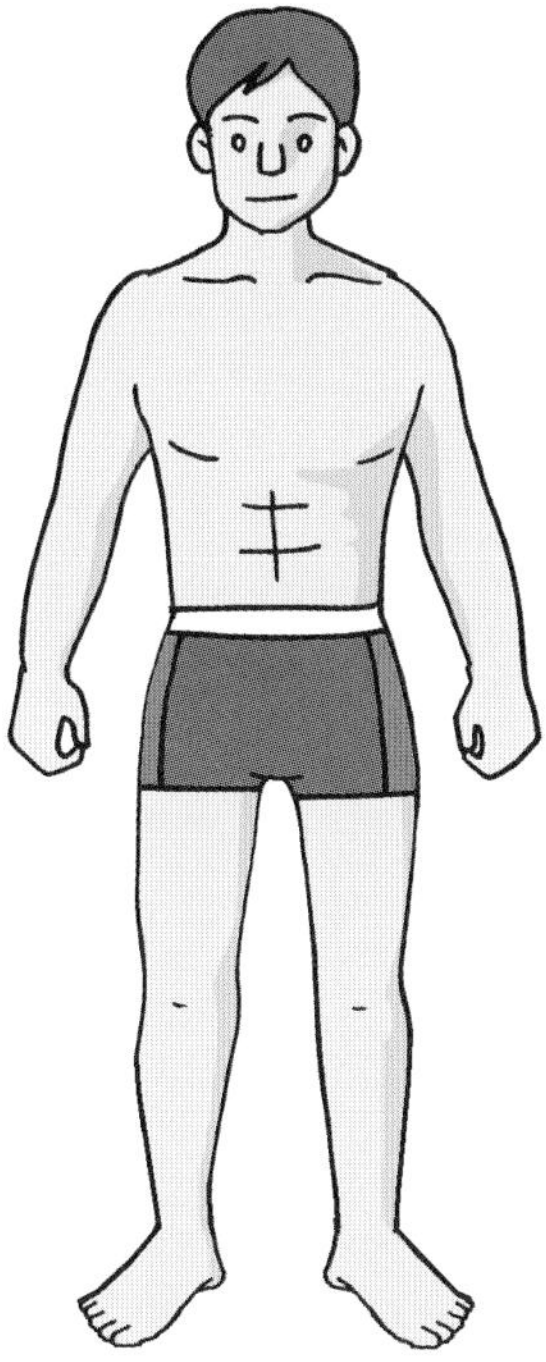

に働いているか、また**高血圧**・低血圧かを判断します。

高血圧症の95%は原因を特定できない本態性高血圧で、メタボリックシンドロームとも関係が深いといわれています。

残りの5%は特定の病気が原因となって引き起こされる高血圧です。

高血圧は血管の中を流れる血液の圧力が強くなり続けている状態のことを指します。

低血圧は主に心臓の収縮力が低下して心臓から1回に送り出される血液量が少なくなっている場合や、末梢血管に血液がたまりやすいために心臓への血液の戻りが悪くなり、血行が悪くなった場合に起こります。低血圧は春〜夏の季節や、朝〜昼に症状が強く現れます。

また血圧はストレスや歳を重ねることによっても上昇傾向になります。

そのほか、トランスサイレチン(TTR=Transthyretin)という栄養状態を最も反映するたんぱく質や、栄養状態と相関して増減する総リンパ球数(TLC=The total number of lymphocytes)、鉄の輸送たんぱくであるトランスフェリン(Tf=Transferrin)、栄養低下で低値を示すコリンエステラーゼ(ChE=Cholinester-ase)、吸収不良や栄養失調で低値を示す総コレステロール(TC)などもあります。

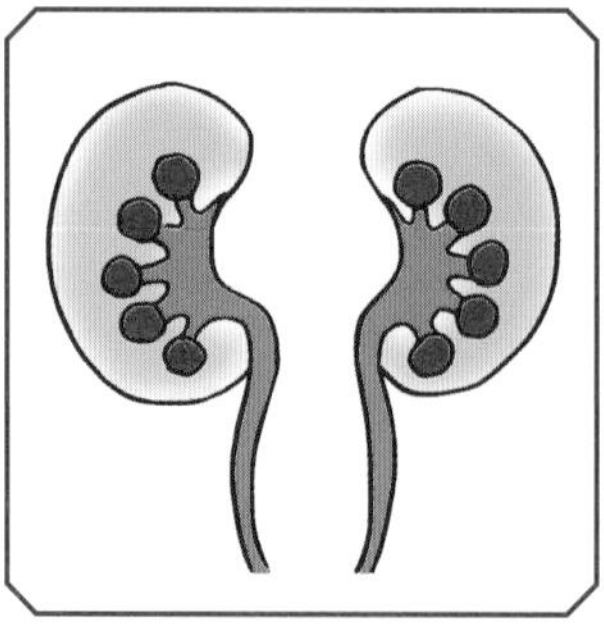

主に腎機能がわかる検査

腎臓は血液中の老廃物や不要物を濾過して、余分な水分とともに尿として体外に排出する器官です。

他にも電解質のイオンバランスを保つ、血圧の調整、造血ホルモンを分泌、骨の形成に重要な活性型ビタミンDをつくるなどの働きをしています。

腎臓は多少悪くなっていてもなかなか自覚症状が出ません。しかし、腎機能が低下すると、身体の中では老廃物がたまったり、血圧が上がったり、貧血になったり、骨がもろくなったりという症状が出てきます。

尿素窒素、**クレアチニン**、**尿酸**は体内でエネルギーとして使われたたんぱくの老廃物、いわゆる残りカスです。腎機能が低下してくると、これらを濾過し切れなくなります。血液中に含まれるこれらの値を測定し、腎機能が正常かを判断することが多くあります。

腎機能の検査

尿素窒素
(BUN= blood urea nitrogen)

尿素窒素は体内でたんぱく質を使い終わったときに発生する物質です。その90%程度が腎臓経由で尿から排出され、血液中には基本的に微量の尿素窒素のみが存在しています。検査値は障害がかなり進行しないと異常高値になりません。

仮に血中尿素窒素が異常値に達すると、腎臓がうまく血液を濾過できていない可能性が高まります。高値では腎障害、低値では重症肝障害が疑われます。

また男性の方が女性よりもやや高く、日中高く、夜低い傾向があります。

尿素窒素は食事やむくみなどの影響を受けるので、クレアチニンや尿たんぱくなどの結果と併せて診断されることが多くあります。

腎機能に問題がない健常者の場合、一時的な食事の影響は、0～5mg/dl程度です。

クレアチニン（Cr＝Creatinine）

クレアチニンはアミノ酸の一種であるクレアチンが代謝されたあとの老廃物で、腎臓で濾過され尿中に排泄されます。

正常であれば、血液内へ再吸収されずにほとんど尿中へ排泄されますが、腎機能に問題がある場合、濾過し切れずに再吸収されます。この量を測ることで腎機能の濾過能力がわかり、高値の場合、腎臓の機能が低下していることを意味します。

筋肉量が多いほどその量も多くなるため、基準範囲に男女差があります。低値の場合は、筋肉量の減少も考えられます。

クレアチニンの値は食事の影響や、腎臓以外の因子の影響を受けにくい反面、糸球体の機能が一定以上低下しないと数値に変化が見られないため、早期の腎機能異常の判定には適していません。

クレアチニン・クリアランス（CCR＝Creatinine clearance）

血清中と尿中のクレアチニンの量を測定して比較し、腎臓の糸球体が老廃物などを取り除く力がどれくらいあるかを確認する検査です。これにより腎機能の働きがわかります。

クレアチニン・クリアランスの検査値が高値になると、初期の糖尿病、先端巨大症、妊娠などが考えられます。

しかし、この検査で問題になるのは、検査値が低値の場合です。検査値が低い、つまり濾過された血液量が少なければ、腎臓の老廃物を取りのぞく能力が低下していることを意味します。

このことから疑われる病気は、糸球体腎炎、腎硬化症、糖尿病性腎症、膠原病による腎障害、尿路閉塞による腎障害などです。女性より男性の方がやや高めになります。

eGFR値（推算糸球体濾過量）

eGFR値とは、腎臓の中にある糸球体がどれくらい老廃物を濾過することができるかを示す値で、腎臓の機能を把握できます。

腎障害や腎機能の低下が慢性的に続く状態を「**慢性腎臓病**（CKD＝Chronic Kidney Disease）」と呼びます。初期の段階では自覚症状が乏しいですが、このeGFR値を確認することで早期発見ができます。

慢性腎臓病は透析を必要とする腎不全の予備軍であるだけでなく、心筋梗塞や脳卒中などの心血管疾患の非常に強い危険因子となります。

※注　eGFR（estimated Glomerular Filtration Rate）とは、GFR量（糸球体濾過量）を血清クレアチニン値、年齢、性別から推算する値。

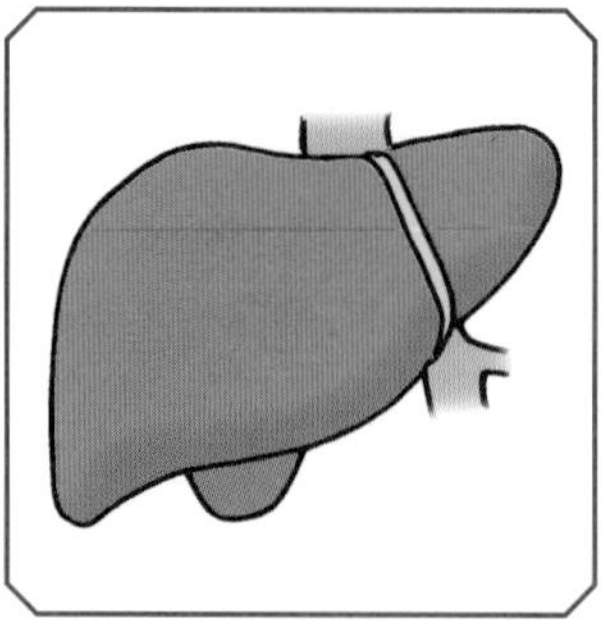

主に肝機能がわかる検査

肝臓は重さ約1000～1200gと、身体の中で最大の臓器です。主に代謝や解毒、消化液の分泌や生成に携わっています。

たくさんの細胞が肝臓の血液の通り道に接しているため、肝細胞や胆管細胞に問題が起きると、肝臓内の物質が血液中に漏れ出します。

そのため肝臓から漏れ出た物質の種類と量を、血液を採取して測ることで肝機能の状態を確認できます。

※注）肝臓は解毒する機能もあるので、服薬中の人も肝臓の検査では肝機能数値は上がりやすい。

肝機能の検査

AST（GOT）とALT（GPT）

AST（GOTともいう）は心臓、筋肉、肝臓に多く存在する酵素です。ALT（GPTともいう）は肝臓に多く存在する酵素です。

この2つは**アルコール**やウイルスなどによって肝細胞が異常をきたすと、血液中に流れ出します。数値が高ければ高いほど、肝細胞が異常をきたしているということがわかります。

ASTは肝臓障害、心筋梗塞、溶血などの診断に有効な検査になります。ALTは肝細胞の変性や壊死に鋭敏に反応するので、肝臓・胆道系の病気の診断に有効な検査です。ALTのみが高いときは肝臓にのみ慢性的な炎症が考えられます。

ただし、ASTは肝臓以外の臓器にも存在するため、値の増減が必ずしも肝臓に関係しているとは限らず、AST値のみが高値を示す場合は、肝臓以外の病気である可能性もあります。高値の場合は急性肝炎、慢性肝炎、**脂肪肝**、肝臓がん、アルコール性肝炎などが疑われます。

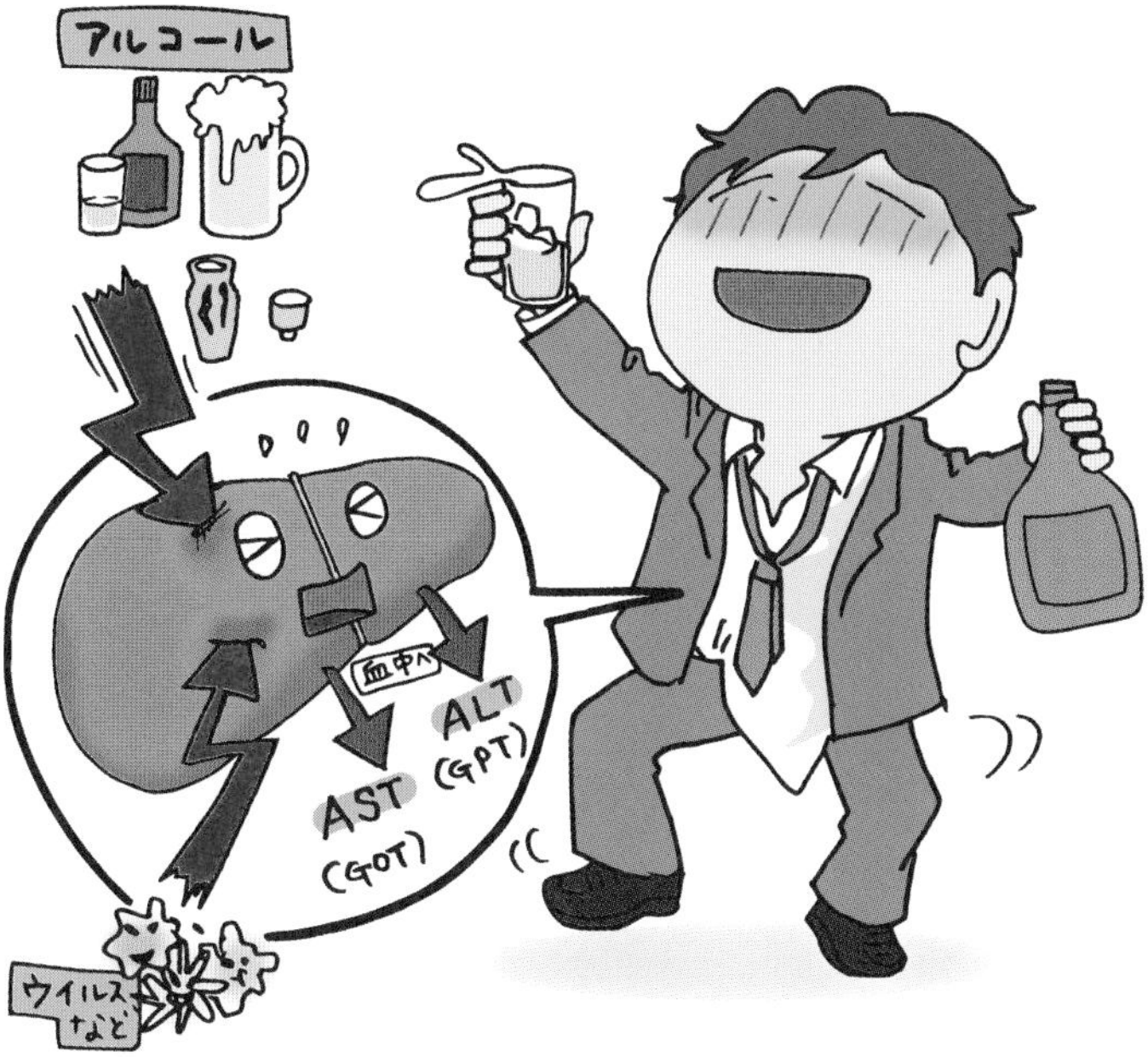

γ-GTP

γ-GTPは解毒作用に関係している酵素で、肝臓や腎臓などでつくられています。肝臓では通常、肝細胞や胆管細胞に存在していますが、胆汁中にも存在し、たんぱく質を分解・合成する働きをします。

お酒の飲み過ぎ・肥満、服薬などにより敏感に反応し、γ-GTPがたくさんつくられ、血液中に流れ出します。

また、胆汁うっ滞や胆管細胞の破壊が生じ、肝臓や胆管の細胞が死んでしまうと、細胞内や胆汁に存在するγ-GTPが時に血液中に流れ出します。このように肝臓や胆道に異常があると血液中の数値が上昇します。

高値の場合はアルコール性肝障害、慢性肝炎、胆汁うっ滞、薬剤性肝障害が疑われます。

肝機能は、アルコールが原因で悪くなると思われがちですが、近年はアルコールを飲まなくても肝機能の数値が悪くなる非アルコール性脂肪肝炎も増えてきています。

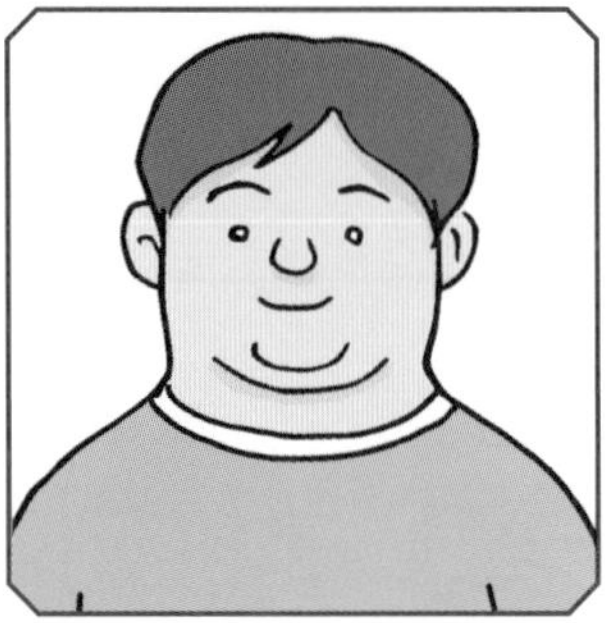

体内の脂質量がわかる検査

脂質は1gにつき約9kcalのエネルギーを放出し、エネルギー源として重要な働きをしているほか、細胞の膜の成分や、ホルモンの原料になります。

近年日本では食習慣の変化により、油を摂りすぎる傾向があります。脂質の摂取量が多くなると、動脈硬化や心筋梗塞など、命に関わる病気を発症するリスクが高まります。

脂質の一種であるコレステロールは中性脂肪とともに血流にのって全身へ運ばれます。その際、血液に円滑にのれるよう「アポたんぱく」という特殊なたんぱく質と結合し、「リポたんぱく」という粒子状の物質になって、血液中に存在し移動しています。

脂質の検査

総コレステロール（TC= Total cholesterol）

血液中には**コレステロール**という脂質が含まれています。ホルモンや細胞膜をつくる上で大切なものですが、増えすぎると動脈硬化が進行し、心筋梗塞などにつながります。

高値の場合、動脈硬化、脂質代謝異常、甲状腺機能低下症、家族性高コレステロール血症などが疑われます。低値の場合は栄養吸収障害、低βリポたんぱく血症、肝硬変などが疑われます。女性はホルモンの関係から、閉経後は上昇傾向になります。

最近はコレステロールの多い食事をしても血中コレステロールへの影響は少ないといわれており、食事摂取基準からも除外されています。

HDLコレステロール（高比重リポたんぱく）

HDLコレステロールは善玉コレステロールとも呼ばれています。組織で余った血液中の悪玉コレステロール（LDLコレステロール）を回収する役割があります。

低値の場合、血管の壁にたまったコ

レステロールを肝臓に戻すことができなくなり、動脈硬化のリスクが高まります。そのほか糖尿病、肝臓疾患、腎臓疾患、バセドウ病、虚血性心疾患なども疑われます。喫煙者や運動不足の人もHDLコレステロール値が下がります。

高値の場合、遺伝による影響が多く、異常値コレステロールエステル転送たんぱく(CETP)欠損症、HDL代謝に関与する酵素やたんぱくの異常などがあります。

HDLコレステロールが高く、LDLコレステロールが低ければ、動脈硬化を始めとした病気の可能性は低くなります。

LDLコレステロール（低比重リポたんぱく）

悪玉コレステロールと呼ばれる**LDLコレステロール**は、肝臓から各臓器へ血液を介してコレステロールを運ぶ役割があります。コレステロールが過剰となると、血管壁に蓄積されてしまうため、悪玉と呼ばれています。

高値では**脂質異常症**、高血圧、動脈硬化、糖尿病、腎臓疾患、甲状腺機能低下症、心疾患などが疑われます。

LDL／HDL比が高くなるにつれ、動脈硬化が進行します。低値では甲状腺機能亢進症、吸収不良症候群、肝機能障害（重度）なども考えられます。

nonHDLコレステロール

nonHDLコレステロールは2012年、新たな脂質管理目標値としてガイドラインに導入されました。総コレステロール値からHDLコレステロール値を引いた値をnon（ノン）HDLコレステロールといいます。

LDLコレステロール値はトリグリセリドが高いと、測定値の信頼性が低いという問題がありました。nonHDLコレステロール値は動脈硬化のリスクを総合的に管理できる指標として設けられました。

nonHDLコレステロール値はカイロミクロン（CM＝chylomicron）、VLDL（超低比重リポたんぱく）、レムナントなどを含めたすべての動脈硬化惹起性リポたんぱく中のコレステロール値を表しています。

中性脂肪（TG=Triglyceride トリグリセリド）

体内でもっとも多い脂肪で、砂糖などの糖質（炭水化物）、動物性脂肪をエネルギーとして、脂肪に変化したものです。多く摂りすぎると、皮下脂肪の主成分として蓄積されます。

高値では脂質異常症、高血圧、動脈硬化、糖尿病、腎臓疾患、脳疾患、心疾患などが疑われ、低値では低βリポたんぱく血症、低栄養、免疫力低下、バセドウ病、うつ病などが疑われます。同時にLDLコレステロールが高いと、糖尿病や心疾患のリスクが高まります。

コレステロールと中性脂肪のほかに、人の血液中に含まれる脂質にはリン脂質と脂肪酸もあり、全部で4種類が存在しています。これらの脂肪がリポたんぱくによって運ばれています。

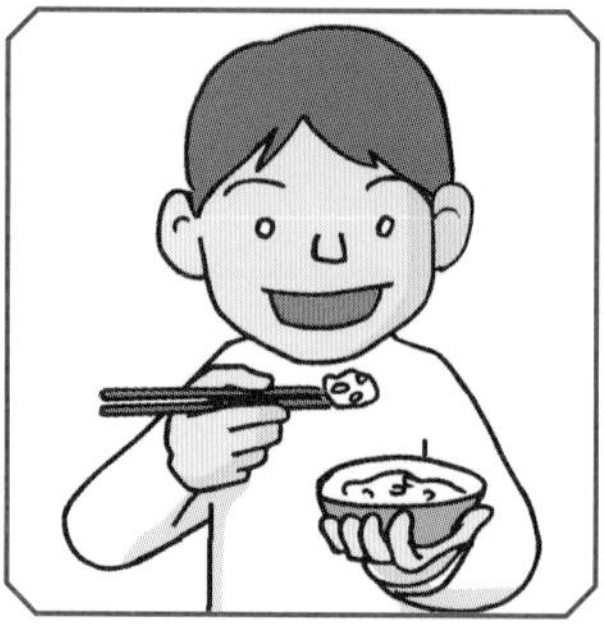

主に糖代謝がわかる検査

糖とは血液中の**ブドウ糖**のことで、身体で速やかに代謝され、エネルギー源として全身の細胞で利用されます。ほかにも、肝臓や筋肉にグリコーゲンとして貯蔵され、体の中で脂肪となって蓄積されます。

通常食事をすると、血液中に糖（ブドウ糖）が増え、健康な人は膵臓から**インスリン**を大量に分泌させて、その働きで糖を代謝します。それらはエネルギー源として使われ、食後2時間くらいで血糖値はもとに戻ります。しかし、インスリンが不足するもしくは働きが不十分だと血液中の糖は増えたままの状態の「高血糖」になります。

反対にインスリンの働きが過剰になると、血糖値が低下しすぎて、手の震え、意識障害やけいれんなどに進行する低血糖症状が起こります。

日本人は、欧米人に比べてインスリン分泌が障害されやすい体質といわれています。

糖代謝の検査

血糖値
（FPG= Fasting plasma glucose）

血糖値の測定により、ブドウ糖がエネルギー源として適切に利用されているかがわかります。検査方法は血液中に含まれるブドウ糖の濃度を測り、1dl（1デシリットル：100㏄）の血液に何㎎のブドウ糖が含まれているかを確認します。

血糖値は食事摂取以外でも運動不足やストレスで上昇し、1日の中でも日内変動があります。また年を重ねても上昇傾向になります。

数値が食事によって反映されやすいので、通常10時間以上何も食べずに（水は飲んで良い）、血糖値がもっとも低くなる時に測る「空腹時血糖値」を測定します。

高値の場合は**糖尿病**、慢性膵炎、膵

食後の血糖値の変化

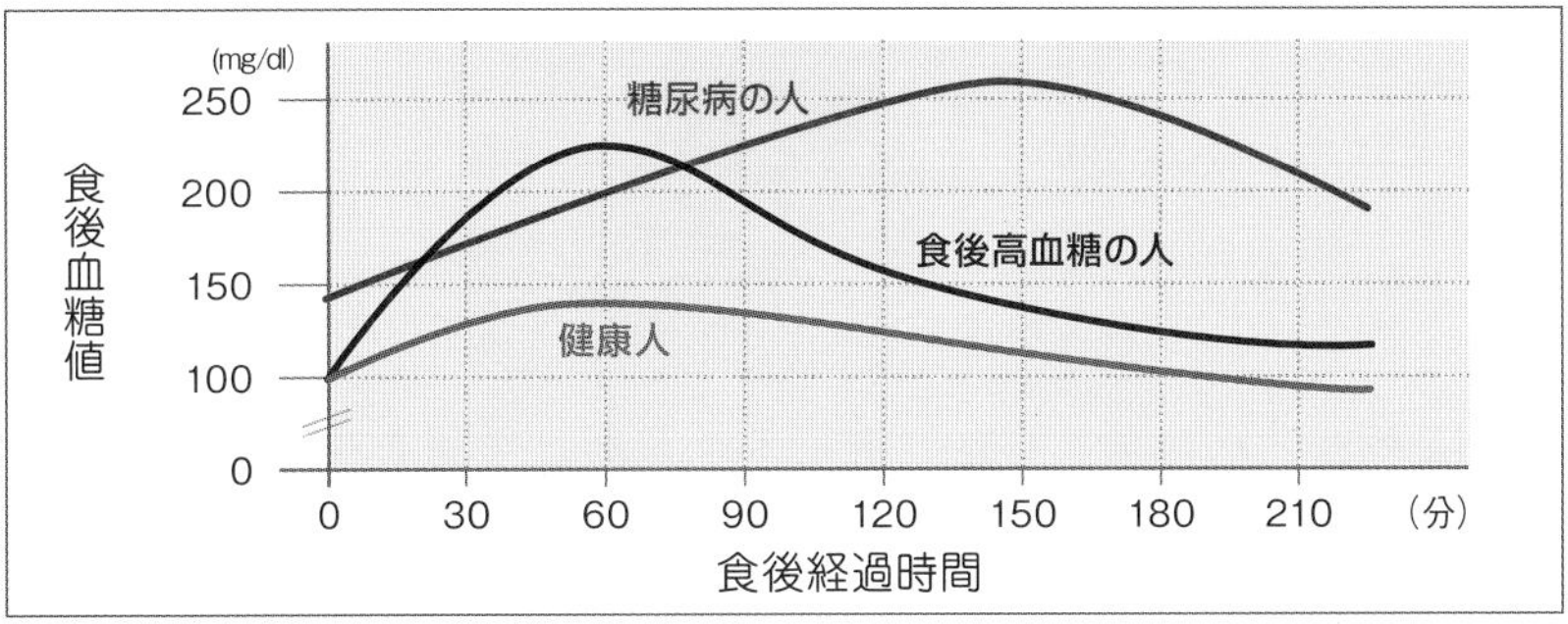

臓がん、ホルモン異常が疑われます。低値の場合は甲状腺機能低下症、下垂体機能低下症などが疑われます。

ほかにも血糖コントロールの状態、特に食後高血糖があるかどうかをみるために「食後2時間血糖値」を測定したり、食事タイミングとは関係なく、診断や血糖コントロールの指標のために「随時血糖値」を測定したりします。

HbA1c
（ヘモグロビン・エイワンシー）

ＨｂＡ１ｃは、血液中の赤血球に含まれるたんぱく質の一種で、体内に酸素を運ぶ**ヘモグロビン**にブドウ糖が結合したものです。赤血球の寿命は１２０日間で、結合したＨｂＡ１ｃもそのままの状態であるため、過去１～２か月の血糖の平均的な状態が反映され、長期の血糖コントロールの状況がわかります。

高値の場合は糖尿病、腎不全、異常ヘモグロビン血症などが疑われます。低値の場合は消化管のがんや肝硬変、溶血性貧血などが疑われます。

ほかにも尿で糖代謝を測定することがあり、尿中に糖が出ている場合は「糖尿病」が疑われます。血液と同様、検査前夜に糖分の多い食事を多く摂ったりすると、陽性になる場合があります。

また体質的に尿糖が陽性になる「腎性糖尿」の場合もあります。そのほか、甲状腺機能亢進症、脳血管障害でも尿糖が出ることがあります。

ほかに経口ブドウ糖負荷試験（ＯＧＴＴ）、フルクトサミン、インスリン測定、Ｃ-ペプタイドなども糖代謝の検査として活用されます。

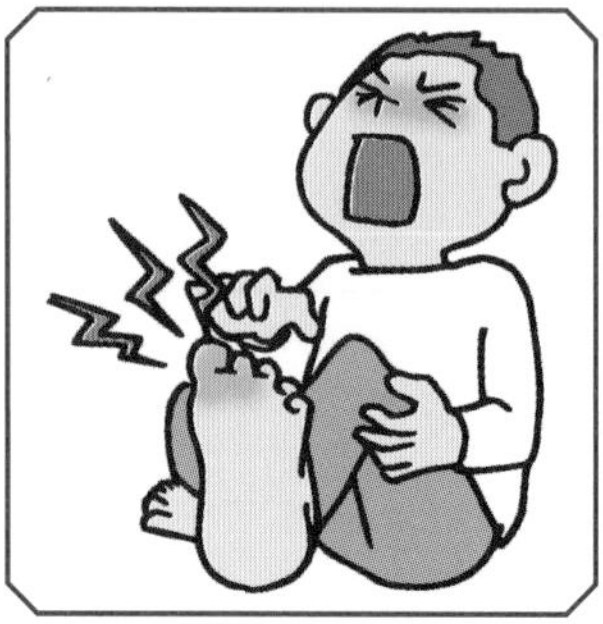

痛風（プリン体）がわかる検査

血液内の尿酸値が高い状態が長く続き、「高尿酸血症」となり、それを放置すると、尿酸が体の中にたまってきます。たまった尿酸が結晶になって発症するのが、激しい関節炎を伴う**痛風**です。

発症には遺伝と環境の両方が関係しますが、尿酸の血液中の濃度（血清尿酸値）が女性では男性より低いため、男性の方が、尿酸値が高くなりがちです。これには女性ホルモンに腎臓からの尿酸の排泄を促す働きがあることも関係しています。

高尿酸血症と診断されても、すぐに痛風などの関連する病気になるわけではありません。しかし、放っておくと、血液中に多量の尿酸がある状態が続くことや、尿酸の結晶が体内に徐々に蓄積されることで、やがてさまざまな病気を引き起こすようになります。

痛風の検査

尿酸（UA＝uric acid）

尿酸は、たんぱく質の一種である**プリン体**という物質が代謝された後の老廃物です。血液1dl（100ml）の中に尿酸が何mg含まれているかを表したものが尿酸値となります。

この検査では尿酸の産生・排泄のバランスがとれているかどうかを調べます。

尿酸値が高くなるのは、左記の3つのタイプがあります。

●**尿酸産生過剰型**

排泄量は正常で、産生量が多いタイプ

●**尿酸排泄低下型**

産生量は正常で、排泄量が少ないタイプ

●**混合型**

産生量が多く、排泄量が少ないタイプ

高値の場合は、高尿酸血症のリスクがあります。高い状態が続くと、結晶として関節に蓄積していき、突然関節

尿酸の産生と排泄の仕組み

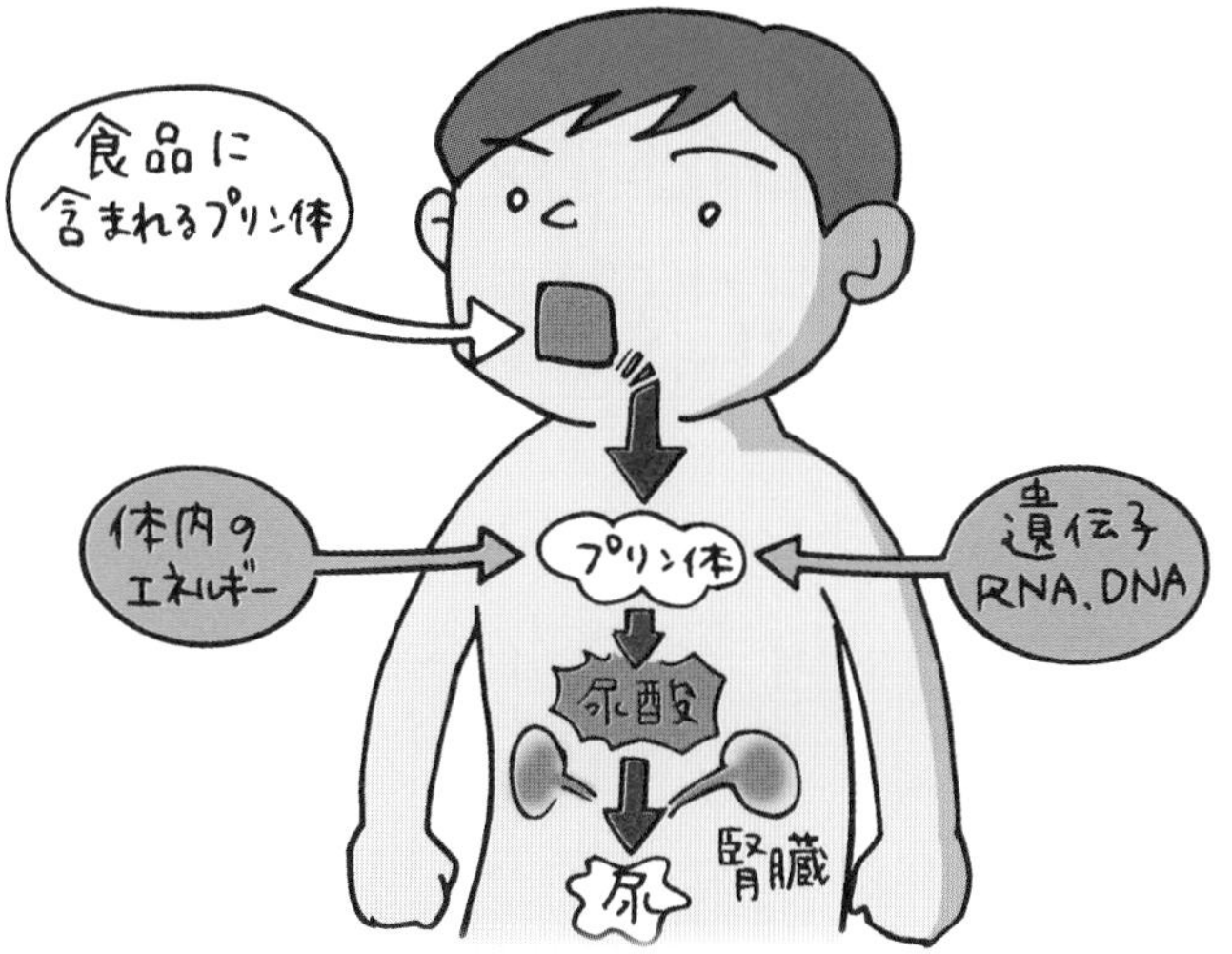

痛風発作が起きやすい場所

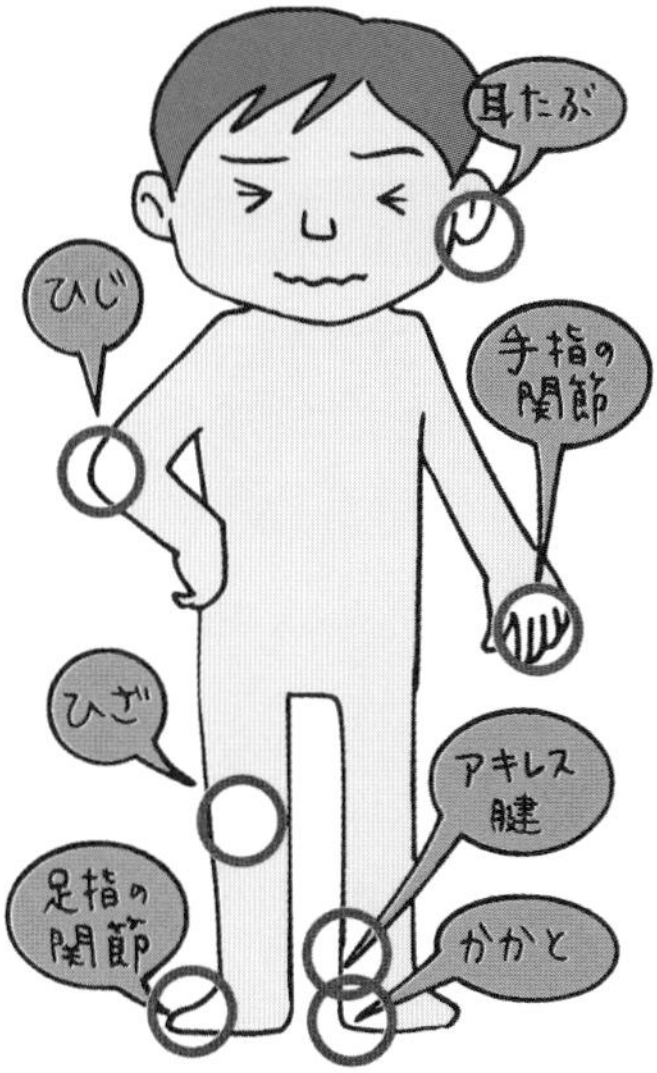
耳たぶ
ひじ
手指の関節
ひざ
アキレス腱
足指の関節
かかと

痛を起こします。これを痛風発作といいます。主に足の親指第1関節が痛むことが多く、尿路結石もつくられやすくなります。

さらに尿酸の結晶が腎臓内で徐々に蓄積していき、その働きを低下させる「痛風腎」や慢性の腎臓障害、メタボリックシンドローム、高血圧、脂質異常症、糖尿病などの生活習慣病を合併しやすくなります。

低値の場合は、低尿酸血症、肝障害（重症）などが疑われます。

検査値からわかる食習慣
こんな食事が検査に影響する

検査数値の中でも、特に食事内容によって影響を受けやすい検査数値があります。

主に血糖値・HbA1c・中性脂肪は、糖質の量、糖質の質、糖質を摂取するタイミングなどによって影響を受けます。

また中性脂肪は脂質の量や質によって影響があるほか、AST、ALT、γ-GTPはアルコール、摂取エネルギーの影響を受けます。

普段の食事の内容によって、どんな検査値が上がりやすいのか記しました。

肉料理が多い、野菜の摂取量が少ない、飲酒量が多いなどの食生活を見直す指標にしてください。

総たんぱく／アルブミン

こんな食事だと高値になる

- たんぱく質の過剰摂取
- 水分の摂取量が少ない

※そのほか、運動直後でも高くなります。

こんな食事だと低値になる

- 過度のダイエット
- 低栄養状態
- たんぱく質の摂取不足

※アルブミンの原料となるたんぱくが不足すると低値になるので、食事制限や食事の摂取量の不足などが原因となります。
そのほか、加齢、妊娠、朝方の時間帯でも低値となります。

血圧

こんな食事だと**高値**になる

- 塩味の濃い料理や食品（加工食品、インスタント食品、練り製品、調味料など）の過剰摂取
- 酒量：お酒の量、飲む回数が多い
- 肉料理の過剰摂取
- 油の多い料理や食品の過剰摂取
- 魚料理の摂取が少ない
- 野菜、きのこ、海藻類の摂取が少ない
- 水分の摂取が少ない

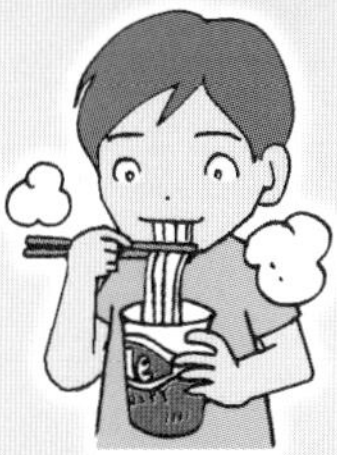

※そのほか運動不足、ストレス、肥満、加齢、急激な寒暖差、遺伝、喫煙、寝不足でも高くなることがあります。また通常、検査前は血圧に負担を与えないよう、落ち着いた状態で検査をします。

クレアチニン／クレアチニン・クリアランス／eGFR値（推算糸球体濾過量）

こんな食事だと**高値**になる

- 肉魚料理の過剰摂取
- 卵料理の過剰摂取
- 塩分の過剰摂取（加工食品、インスタント食品、練り物）
- たんぱく質の過剰摂取

※そのほか運動不足、筋肉を酷使した後、肥満、脱水、喫煙、加齢、高血圧でも高値となります。

中性脂肪

こんな食事だと**高値**になる

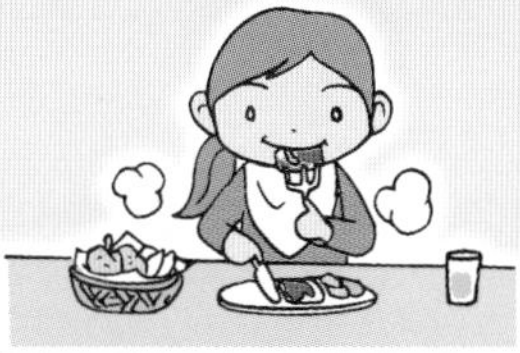

- 主食の摂取量過剰
- 間食のボリューム大：清涼飲料水（炭酸飲料、糖分入り缶コーヒー、ジュースなど）や菓子の過剰摂取
- 果物（特に夜）過剰摂取
- 酒量：お酒の量、飲む回数が多い
- 油の多い料理や食品の過剰摂取
- 就寝前の食事（夜食など）

※主に炭水化物、脂質、アルコールで高値になります。
そのほか運動不足、ストレス、肥満、遺伝、喫煙でも高くなることがあります。

LDLコレステロール

こんな食事だと**高値**になる

- 肉料理の過剰摂取
- 卵（魚卵を含む）料理の過剰摂取
- 油の多い料理や食品の過剰摂取
- 牛乳や乳製品の過剰摂取
- 魚料理（特に白身）の摂取量が少ない
- 野菜、きのこ、海藻類の摂取量が少ない
- 大豆・大豆製品の摂取量が少ない

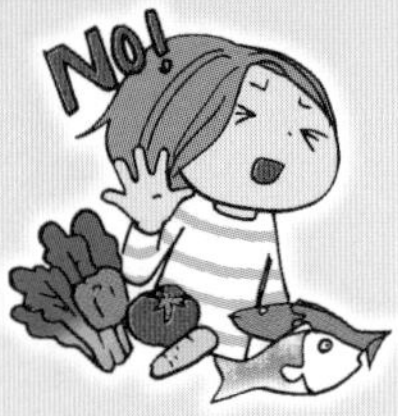

※コレステロールは基本食事による影響が少ないといわれています。しかし、明らかに異常値な場合は、上記の食生活も意識するようにしたいものです。そのほか運動不足、喫煙、肝機能の低下、加齢（特に女性の加齢）でも高値になります。

HDLコレステロール

こんな食事だと**低値**になる

- 肉料理の過剰摂取
- 油の多い料理や食品の過剰摂取
- 牛乳や乳製品の過剰摂取
- 魚料理の摂取量が少ない
- 野菜、きのこ、海藻類の摂取量が少ない
- 大豆製品の摂取量が少ない

※ＬＤＬコレステロール同様、ＨＤＬコレステロールは基本、食事による影響が少ないといわれています。しかし、明らかに異常値な場合は、これもまた、食生活を見直したいものです。そのほかとして運動不足や中性脂肪の値が高いこと、喫煙によってもＨＤＬコレステロールが低くなります。

γ－GTP／AST／ALT

こんな食事だと**高値**になる

- 酒量（お酒の量、飲む回数）が多い
- １日の全体のエネルギー量の過剰摂取
- 油の多い料理や食品の過剰摂取
- 野菜、きのこ、海藻類の摂取が少ない

※そのほか運動不足、喫煙、暴飲暴食、肥満、遺伝、服薬でも高くなることがあります。

血糖値、HbA1c

こんな食事だと**高値**になる

- 1日の全体のエネルギーの過剰摂取
- 主食のボリューム大、主食同士の組み合わせ（ラーメン+ライスなど）
- 間食の回数・質：清涼飲料水（炭酸飲料、糖分入り缶コーヒー、ジュースなど）や菓子の過剰摂取
- 甘い味つけ（砂糖、みりん）の料理が多い
- 酒量（お酒の量、飲む回数）が多い
- 就寝前の食事（夜食など）
- 食事時間や回数が不規則
- どか食い、ダラダラ食べ
- 野菜、きのこ、海藻類の摂取量が少ない

※糖分の摂取にて高値となります。その他、運動不足、不規則な生活、ストレス、肥満、喫煙、加齢、家庭環境や遺伝でも高くなることがあります。通常、検査前の摂食も高値にするので、検査前は空腹の状態で測ることが一般的です。

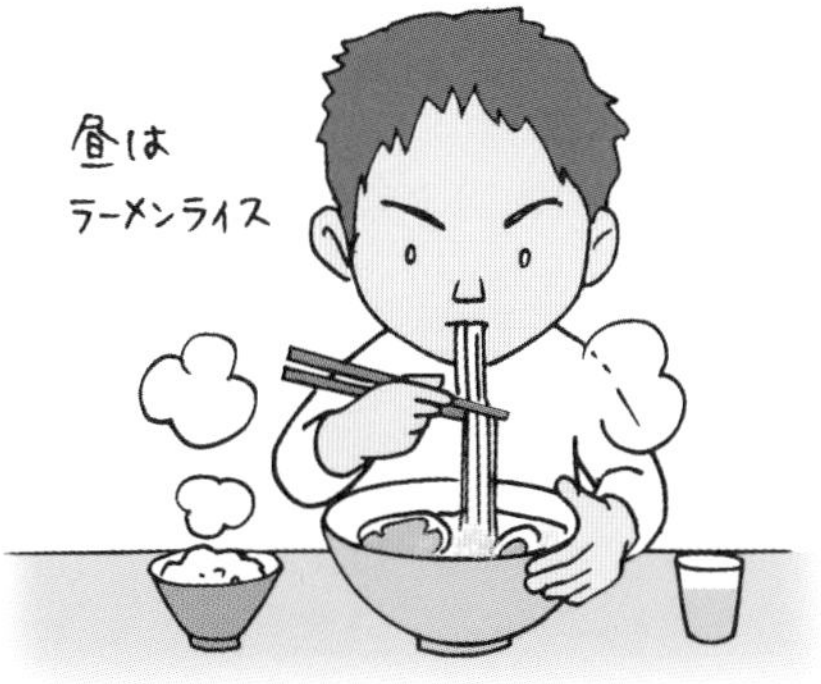

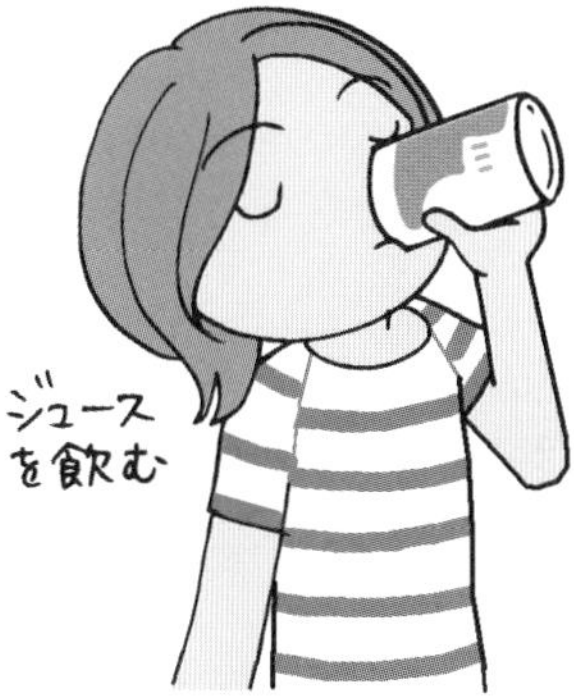

尿素窒素

こんな食事だと**高値**になる

- 肉類（内臓系）の過剰摂取
- 青魚・赤身魚の過剰摂取
- 麺類のスープの過剰摂取
- 酒類の過剰摂取
- 水分の摂取量が少ない
- 野菜の摂取量が少ない

※主にプリン体は体内で代謝される過程で「尿酸」をつくり出しますが、その80%は体内にあるプリン体を原料にしてつくられていますので、食事からの影響は少量ですが、過剰に摂るのは控えましょう。そのほか、ストレスや性別（男性）、腎機能の低下、薬剤によって高値になることもあります。

昨今の日本における「がん」事情

近年、日本のがんの死亡者数と罹患者数は、ともに増加し続けています。高齢はがんの危険因子のひとつであるため、高齢化が進行している現代の日本においては当然のこととともいえます。しかし、高齢化の影響を除いて死亡率と罹患率を算出する「年齢調整率（1985年の人口ピラミッドの年齢分布を標準人口として計算）」でみると、がんの死亡率は1990年代半ばをピークに減少、罹患率は1980年代以降増加しています。

年齢調整罹患率が増加しているのは、単にがんに罹患する人が増えたというよりも、がんが発見されやすくなったからともいえます。それは、がんを発見する医療技術の進化と同時に、がんに関する情報を様々なメディアから得られる機会が増えたことで、がん検診や医療機関を受診する人が増加したためだと考えられます。

しかし、部位によっては死亡率が増加しているがんもあります。男女ともに死亡率が増加しているのが膵臓がんです。膵臓がんの原因としては、膵臓の疾患、生活習慣（喫煙や飲酒）、遺伝的要因があげられ、また糖尿病や肥満も原因とされています。

膵臓がんは、特異的な自覚症状が少ないため早期に発見されにくく、遠隔転移しやすい特徴もあるため重症化の可能性が高いがんです。さらに、化学療法や放射線治療が効きにくいことも死亡率が高くなる要因といわれています。

女性では、子宮に関するがんが死亡率、罹患率ともに増加しています。特に、若い女性に増えているのが子宮頸がんです。20～30歳代での発症は、この20年ほどで3倍に増えています。

その原因の1つが、低年齢化している初交年齢です。性交渉で感染するヒトパピローマウイルス（HPV）が子宮頸がんの原因となるため、低年齢化にともなって若年で発症しやすくなります。HPVは数年を経てがん化するため、定期的にチェックすることでがん化を防ぐことができますが、子宮頸がん検査の受診率は20歳代で約20%、30歳代で約40%と低いのが現状です。

また、乳がんや子宮体がんの罹患率と死亡率も増えています。これらのがんは、女性ホルモンのエストロゲンの影響が原因といわれ、早い初潮、遅い閉経、初産の高齢化、出産回数の減少などでエストロゲンが多くつくられる月経の回数が増えることが要因としてあげられています。

近年、食生活の欧米化による動物性脂肪の摂取増加などによって、初潮が低年齢化していることもあり、乳がんや子宮体がんの若年化も進んでいます。

また、女性の社会進出による晩婚化で出産年齢が高くなるにつれて、30歳代以降での発症も多くなっています。以前のような40歳を過ぎてからの検査では手遅れになる可能性もありますので、20歳代からの受診を心がけることが大切です。

2015年11月に国立がん研究センターのがん予防・検診研究センター予防研究グループが、多目的コホート（JPHC）研究からヘモグロビンA1c（HbA1c）とがんリスクとの関連を検討した研究結果を発表しました。それによると、糖尿病であってもなくてもHbA1c値の高い群ですべてのがんリスクが高いことがわかりました。

HbA1cの値を正常に保ち、がんのリスクを減らすためには、生活習慣病予防と同様に日頃から栄養バランスのよい食事を心がけ、定期的に運動を行うことが効果的です。

※参考　国立研究開発法人国立がん研究センターがん対策情報センター

★健康検定協会推奨★

練習問題

本書の理解度をチェックするための練習問題です。
本書全般から70問出題しました。
○か×で答えてください。
間違えたところは、きちんと復習しておきましょう。

Q01 コレステロールは身体に悪いもの？

答え. ○ ×

Q02 日本人はミネラルが不足している傾向がある？

答え. ○ ×

Q03 糖質は9kcalのエネルギー産生をする？

答え. ○ ×

Q04 体温が36℃以下は低体温症である？

答え. ○ ×

Q05 「ニンジンには栄養がたくさんある」は、正しいいい方？

答え. ○ ×

Q06 脂肪が不足すると血管が弱くなる？

答え. ○ ×

Q07 脳のエネルギー源は1つ？

答え. ○ ×

Q08 脂肪を溜め込むタンパク質B-MAL1は、朝一番少ない。

答え. ○ ×

Q09 同じ摂取量なら1日3食より2食の方が太りやすい？

答え. ○ ×

Q10 1日30品目摂らなければいけない？

答え. ○ ×

Q11 50度まで計れる水銀体温計がある？

答え. ○ ×

Q12 基礎代謝は年齢を重ねるほど高くなる？

答え. ○ ×

Q13 日によって消化吸収の状態は変わる？

答え. ○ ×

Q14 植物性の油は摂れば摂るほど身体に良い？

答え. ○ ×

Q15 甘いものは老化を早める？

答え. ○ ×

Q16 キュウリはすぐにビタミンCを壊す？

答え. ○ ×

Q17 トンカツとキャベツは悪い食べ合わせ？

答え. ○ ×

Q18 コエンザイムQ10とコレステロールは
つくられる過程が途中まで一緒？

答え. ○ ×

Q19 たんぱく質は熱に強い？

答え. ○ ×

Q20 固食とは固い食べものばかり
食べることをいう？

答え. ○ ×

Q21 体内で一番多いミネラルはカルシウム?

答え. ○ ×

Q22 食べもののほとんどは胃で吸収される?

答え. ○ ×

Q23 ビタミン様物質はビタミンと同じ働きをする?

答え. ○ ×

Q24 コレステロールを多く含む食べものを食べると、
血中コレステロール値も上がりやすい?

答え. ○ ×

Q25 二枚貝によって壊されるビタミンがある?

答え. ○ ×

Q26 うま味は満腹感を得やすい?

答え. ○ ×

Q27 ストレスがあるとビタミンCも消耗される?

答え. ○ ×

Q28 ビタミンCは鉄の吸収を高める?

答え. ○ ×

Q29 ビタミンもエネルギー源の1つ?

答え. ○ ×

Q30 果物を食べ過ぎると中性脂肪が上がりやすい?

答え. ○ ×

Q31 セレンはビタミンB_{12}の構成成分となるミネラル？

答え. ○ ×

Q32 太っていても栄養素が不足することがある？

答え. ○ ×

Q33 1日15分ほどの日光浴は免疫力を整える?

答え. ○ ×

Q34 おやつは必要ではない?

答え. ○ ×

Q35 骨のなかのカルシウムは一定に保たれている?

答え. ○ ×

Q36 空腹は眠りを妨げる?

答え. ○ ×

Q37 排便の頻度が1週間に3回だと便秘?

答え. ○ ×

Q38 賞味期限とは、比較的短い期間に設定された品質表示？

答え. ○ ×

Q39 空腹時間が長いと脂肪がつくられやすい?

答え. ○ ×

Q40 ホウレンソウのビタミンC含有量は冬より夏が多い?

答え. ○ ×

Q41 サプリメントは医薬品？

答え. ○ ×

Q42 キュウリは緑黄色野菜？

答え. ○ ×

Q43 1日を通して体温は1度近く変動する？

答え. ○ ×

Q44 日本人は牛乳を飲まない方が良い？

答え. ○ ×

Q45 すべてのチーズはナチュラルチーズがもとになっている？

答え. ○ ×

Q46 牛肉と豚肉と鶏肉では、鶏肉が一番傷みやすい？

答え. ○ ×

Q47 ウインナーとフランクフルトは呼び名の違いだけ？

答え. ○ ×

Q48 腹八分目とは、料理1人前の8割を食べること？

答え. ○ ×

Q49 深い眠りの時に夢を見やすい？

答え. ○ ×

Q50 牛乳を良く噛むと、口内で消化されやすくなる？

答え. ○ ×

Q51 朝型より夜型の方が日中のエネルギー代謝が良い?

答え. ○ ×

Q52 カフェインはコーヒーにしか入っていない?

答え. ○ ×

Q53 尿酸値が高くなって痛風になると、
足の親指第1関節が痛むことが多い?

答え. ○ ×

Q54 カロリーゼロの表示があっても
エネルギーはある?

答え. ○ ×

Q55 軟水は料理に向いている?

答え. ○ ×

Q56 お酒は飲めば飲むほど強くなる?

答え. ○ ×

Q57 皮下脂肪は生活習慣病と関係は薄い?

答え. ○ ×

Q58 身体のほとんどはカルシウムでできている?

答え. ○ ×

Q59 塩少々よりも塩ひとつまみの方が量が多い?

答え. ○ ×

Q60 冷たい食べものの方が、塩味を強く感じる?

答え. ○ ×

Q61 身体最大の臓器は腎臓である?

答え. ○ ×

Q62 DHAは脳の栄養分?

答え. ○ ×

Q63 緑色のトマトは冷蔵庫で保管すると良い?

答え. ○ ×

Q64 砂糖は食品を長持ちさせる働きがある?

答え. ○ ×

Q65 10分歩いても、脂肪は燃えない?

答え. ○ ×

Q66 糖質の摂取が多いと血糖値が上がりやすい?

答え. ○ ×

Q67 短距離走や筋トレは
酸素を全く使わない運動?

答え. ○ ×

Q68 タバコの一酸化炭素は有毒ではない?

答え. ○ ×

Q69 食中毒は一年中注意が必要?

答え. ○ ×

Q70 料理の「さしすせそ」、「し」はしょうゆ?

答え. ○ ×

解答

間違った問題は、参照ページを併記しましたので、
しっかりと復習をして「健康力」をアップさせましょう！

01	×	(参照→P.44〜45)
02	○	(参照→P.42〜43)
03	×	(参照→P.38〜39)
04	×	(参照→P.168〜169)
05	×	(参照→P.38〜39)
06	○	(参照→P.138〜139)
07	○	(参照→P.60〜61)
08	×	(参照→P.16〜17)
09	○	(参照→P.60〜61)
10	×	(参照→P.144〜145)
11	×	(参照→P.168〜169)
12	×	(参照→P.70〜71)
13	○	(参照→P.58〜59)
14	×	(参照→P.138〜139)
15	○	(参照→P.34〜35)
16	×	(参照→P.148〜149)
17	×	(参照→P.150〜151)
18	○	(参照→P.126〜127)
19	×	(参照→P.168〜169)
20	×	(参照→P.58〜59)
21	○	(参照→P.42〜43)
22	×	(参照→P.50〜51)
23	×	(参照→P.46〜47)
24	×	(参照→P.44〜45)
25	○	(参照→P.148〜149)
26	○	(参照→P.116〜117)
27	○	(参照→P.136〜137)
28	○	(参照→P.150〜151)
29	×	(参照→P.40〜41)
30	○	(参照→P.232〜235)
31	×	(参照→P.42〜43)
32	○	(参照→P.64〜65)
33	○	(参照→P.26〜27)
34	×	(参照→P.54〜55)

解答

53	◎	(参照→P.230〜231)
54	◎	(参照→P.66〜67)
55	◎	(参照→P.112〜113)
56	◎	(参照→P.156〜157)
57	◎	(参照→P.92〜93)
58	✕	(参照→P.52〜53)
59	◎	(参照→P.118〜119)
60	◎	(参照→P.116〜117)
61	✕	(参照→P.224〜225)
62	◎	(参照→P.80〜81)
63	✕	(参照→P.132〜133)
64	◎	(参照→P.130〜131)
65	✕	(参照→P.82〜83)
66	◎	(参照→P.232〜235)
67	✕	(参照→P.82〜83)
68	✕	(参照→P.94〜95)
69	◎	(参照→P.134〜135)
70	✕	(参照→P.114〜115)

35	✕	(参照→P.136〜137)
36	◎	(参照→P.72〜73)
37	✕	(参照→P.170〜171)
38	✕	(参照→P.124〜125)
39	◎	(参照→P.60〜61)
40	✕	(参照→P.146〜147)
41	✕	(参照→P.56〜57)
42	✕	(参照→P.96〜97)
43	◎	(参照→P.68〜69)
44	✕	(参照→P.152〜153)
45	◎	(参照→P.108〜109)
46	◎	(参照→P.128〜129)
47	✕	(参照→P.100〜101)
48	✕	(参照→P.140〜141)
49	✕	(参照→P.72〜73)
50	✕	(参照→P.154〜155)
51	✕	(参照→P.68〜69)
52	✕	(参照→P.110〜111)

お・わ・り・に

この本を手に取り、そしてこのページまで読み進めてくださいました皆さまに、まずは深く感謝申し上げます。

本書は『世の皆さまに健康で楽しい毎日を送ってほしい！』という想いから制作をスタートさせましたが、いかがでしたでしょうか。

昨今、健康にまつわる情報は、雑誌や本、テレビ、インターネットなど、さまざまなメディアに溢れています。しかし、信用できる内容は一体どれ程あるのでしょうか？ もちろん、それらの説を否定するつもりは毛頭ありません。それぞれに考えがあってのことと理解しています。しかし、医学の見地からは、はなはだ恐ろしい内容、根拠が疑わしいものも存在し、本当に信用できる内容と出会うには、情報の受け手側にもある程度の知識が求められていると感じています。そのなかで、最も重要なのが「栄養学」であると考えています。

残念ながら、一般的に栄養学は難しい、縁遠いといったイメージを持たれることが多いようですが、私たちが毎日食べているものの栄養素から身体はつくられ、健康が支えられています。栄養学は非常に身近であり、それ故に、ひとつでも多く学ぶことで、これからの人生を健康に過ごせる力＝「健康力」を高めることができるのです。栄養学は健康力のベースとなるものなのです。

私が関与しております「健康検定協会認定試験」も、そうした理由から、栄養学を軸として問題を作成しております。

最後になりますが、本書の制作に尽力くださいました保科慎太郎様、小田原銀座クリニックの皆様をはじめ、ご協力くださったすべての方に感謝申し上げます。本書が皆さまに愛される本になれましたら幸いです。

著者を代表して　**岡村博貴**

参考文献・資料

本書の執筆にあたり、以下の文献・資料を参考にいたしました。

吉川敏一、辻 智子編：医療従事者のための機能性食品（サプリメント）ガイド完全版、講談社

日本サプリメントアドバイザー認定機構編：サプリメントアドバイザー必携(第3版)、薬事日報社

奥田拓道、水沼俊美監修：クスリになる食べもの百科、主婦と生活社

尾岸恵三子監修：看護に役立つ栄養の基本がわかる事典、成美堂出版

柏崎良子著：栄養医学ガイドブック、学研教育出版

管理栄養士国家試験の要点2011年版、中央法規出版

厚生労働省 :「平成10年技術革新と労働の実態調査」

日本肥満学会：肥満症治療ガイドライン

文部科学省ホームページ

厚生労働省ホームページ

農林水産省ホームページ

日本栄養士会ホームページ

一般社団法人 日本乳業協会ホームページ

財団法人 日本食肉消費総合センターホームページ

日本眼学会ホームページ

財団法人 日本アレルギー協会ホームページ

環境省ホームページ

社団法人 アルコール健康医学協会ホームページ

著者

木村　康一

山野美容芸術短期大学　元副学長　教授
医学博士　教育学修士

健康検定協会副理事長、日本美容福祉学会理事、日本ユニバーサルカラー協会理事を務めるほか、日本公衆衛生学会、日本衛生学会、日本健康教育学会、日本学校保健学会、等の会員。

東京学芸大学大学院修了後、群馬大学医学部、順天堂大学医学部の公衆衛生学教室助手等を経て、現在に至る。

研究内容は、耐暑性や耐寒性の発達、騒音の睡眠への影響、肥満指標としてのウエスト値の有用性など、健康管理に関する領域が中心。

主な著書には「学生のための健康管理学（南山堂）」、「保健衛生ノート—保健科教育にいかす諸科学—（ぎょうせい）」、「健康科学概論（廣川書店）」等がある。その他、多数の論文、書籍にて執筆、講演など幅広く活躍中。

古畑　公

和洋女子大学　教授
健康科学博士

東京農業大学大学院 環境共生専攻 博士課程修了、元・厚生労働省健康局栄養・食育指導官（食育推進室長併任）、文部科学省食育推進研究事業委員会委員、東京都製菓衛生師試験委員、千葉県市川市浦安市地域・職域推進協議会委員（副委員長）、神奈川県生活習慣病対策委員会委員、日本食育学会理事、日本栄養改善学会評議員、日本民族衛生学会評議員、日本臨床栄養学会会員、日本栄養・食糧学会会員、日本公衆衛生学会会員、健康検定協会理事　等多方面で幅広く活躍中。

望月　理恵子

管理栄養士
株式会社Luce代表取締役
健康検定協会理事長

臨床栄養協会評議員、服部栄養専門学校特別講師、サプリメントアドバイザー、ダイエット指導士。調剤薬局で栄養指導、機能性食品販売に携わり、栄養改善学会での発表など、研究も行う。その後、健康食品化粧品会社で学術業務に従事し、健康食品の書籍製作等に関わる。2009年株式会社ＨＢＲを設立。栄養冊子、雑誌等での栄養相談・執筆、ヨガを行いながらの栄養相談など、多岐に渡る楽しい栄養情報を提供。健康・栄養情報を資格という一つの区切りにし、日常生活に密着した健康知識を自然に身につけてもらう、健康検定協会認定試験を主催。2012年株式会社Luce代表取締役に就任。

岡村　博貴

医学博士
株式会社DrH 代表取締役
健康検定協会エグゼクティブプロデューサー

医療法人小田原博信会理事、日本抗加齢医学会評議員、日本臨床栄養学会評議員、日本臨床栄養協会評議員、元服部栄養専門学校講師。埼玉医科大学卒業後、埼玉医科大学大学院にて皮膚病理、とくに毛胞幹細胞を研究。化粧品健康食品大手メーカーに入社後、学術本部を発足させサプリメントと薬の飲み合わせデータベースを構築。その後、株式会社DrHにて美容皮膚、サプリメントの研究を行い多数の論文を執筆。学会発表、講演活動、また医療コンサルタントなどでも活躍中。

健康検定協会について

著者4名が推奨する健康検定協会は、一般の方々が楽しく健康の知識を学べるよう、健康検定認定試験を実施しています。問題は「栄養」「運動」「休養」を中心に、健康に関する最新情報からも出題されていますので、身につけた知識をすぐに日常生活に活かすことができます。
詳しくは協会のホームページ
https://www.kenken-kyoukai.jp/をご覧ください。

●健康検定協会認定試験についてのお問い合わせ●
info@kenken-kyoukai.jp

食品成分表八訂対応《しょくひんせいぶんひょうはちていたいおう》
食《しょく》と健康《けんこう》のトピックを読《よ》むだけで実践的《じっせんてき》な知識《ちしき》が身《み》につく
健康管理《けんこうかんり》する人が必《かなら》ず知《し》っておきたい
栄養学《えいようがく》の〇《まる》と×《ばつ》 改訂版《かいていばん》

NDC596

2021年 4月 19日 発 行

著 者 古畑 公《ふるはたただし》／木村康一《きむらこういち》／岡村博貴《おかむらひろたか》／望月理恵子《もちづきりえこ》
発行者 小川雄一
発行所 株式会社 誠文堂新光社
〒113-0033 東京都文京区本郷 3-3-11
（編集）電話 03-5805-7762
（販売）電話 03-5800-5780
https://www.seibundo-shinkosha.net/

印刷所 星野精版印刷 株式会社
製本所 和光堂 株式会社

ISBN978-4-416-52198-4